教育部高等学校生物医学工程类专业教学指导委员会规划教材
康复科学与技术系列

视听觉功能康复工程
—— 辅助与替代技术

主　编：柴新禹

副主编：查定军　周传清　梁　平　李　恒

参　编：（以姓氏笔画为序）

　　　　仁寸寸　林　颖　郑海华

电子工业出版社

Publishing House of Electronics Industry

北京·BEIJING

内 容 简 介

"视听觉功能康复工程"可以作为生物医学工程专业本科生和研究生的专业基础课，旨在使学生了解听觉与视觉康复领域的相关技术及其发展现状，提高学生医学与工程技术相结合的交叉科学研究能力，培养具有较强学习能力与创新能力的复合型人才。本书围绕听觉与视觉的功能康复，共 12 章，分为三大部分。第一部分介绍声学和光学的物理基础。第二部分为听觉的辅助与替代，首先介绍听觉生理基础和临床常用的听觉诊断技术，而后按照听觉传导通路的顺序介绍助听器、人工中耳和人工耳蜗的原理及临床应用。第三部分为视觉的辅助与替代，首先介绍视觉生理基础和临床常用的视觉诊疗技术，而后按照视觉传导通路的顺序介绍低视力助视器、人工晶体和视网膜假体的原理及临床应用。

本书适合作为高等院校生物医学工程专业高年级本科生或研究生相关课程的教材或教学参考书，也可供有关教师、临床医师或科技人员参考。

图书在版编目（CIP）数据

视听觉功能康复工程：辅助与替代技术 / 柴新禹主编. —北京：电子工业出版社，2022.1
ISBN 978-7-121-40350-7

Ⅰ. ①视⋯　Ⅱ. ①柴⋯　Ⅲ. ①视觉功能－康复医学－医学工程－高等学校－教材
②听觉－康复医学－医学工程－高等学校－教材　Ⅳ. ①R774.09②R764.09

中国版本图书馆 CIP 数据核字（2020）第 264401 号

责任编辑：张小乐
印　　刷：涿州市般润文化传播有限公司
装　　订：涿州市般润文化传播有限公司
出版发行：电子工业出版社
　　　　　北京市海淀区万寿路 173 信箱　邮编　100036
开　　本：787×1 092　1/16　印张：18　字数：461 千字
版　　次：2022 年 1 月第 1 版
印　　次：2023 年 4 月第 3 次印刷
定　　价：69.00 元

凡所购买电子工业出版社图书有缺损问题，请向购买书店调换。若书店售缺，请与本社发行部联系，联系及邮购电话：（010）88254888，88258888。

质量投诉请发邮件至 zlts@phei.com.cn，盗版侵权举报请发邮件至 dbqq@phei.com.cn。

本书咨询联系方式：（010）88254462，zhxl@phei.com.cn。

序 一

21世纪最令人关注的领域之一就是健康。健康水平高已经成为一个国家兴盛的标志，也是大健康产业发展的原动力。新的健康概念是指人与环境和谐统一的状态，即《黄帝内经》所说的"天人合一"。人和环境的不和谐就是功能障碍（失能），即非健康状态。失能是我们每个人或迟或早、或长或短都要经历的生存状态。影响健康的因素不仅是疾病、外伤、先天畸形、心理等病理因素，也包括衰老、妊娠/分娩、发育问题等生理因素，此外还受外因和内因的影响。外因主要包括医疗服务、硬件和环境、社会态度和习俗、政策等因素；内因主要有年龄、性别、人种、主观能动性等。健康的维度包括运动（行动）能力、生活自理能力、言语/吞咽能力、大小便处理能力、清洁自身能力、社会交往能力、工作能力、学习能力等。康复针对所有的失能及其关联因素，促使失能者功能改善和提升至最高可能的水平。康复与每个人都息息相关。

康复的路径包括功能改善（康复训练和治疗）、代偿（矫形器和辅助器具）、替代（假肢、轮椅、电动车等）和环境改造（无障碍设施、政策、习俗和态度等）。康复工程技术是所有康复路径的重要基础之一。随着21世纪的科技进步，许多新康复技术不断涌现，如神经调控技术、虚拟情景技术、康复机器人技术等。这些新技术丰富了康复医疗的内涵，逐步凸显其特殊的临床价值。

信息与5G提供的高速信息通路结合，可以克服过去远程医疗装置可视可说不可动和信息时延长的弊端，使得远程功能评估、诊断（体检、超声等）、注射治疗（封闭、神经阻滞、穴位注射等）、手法（推拿、按摩、针灸等）、理疗、康复训练和指导等康复医疗可以有效进行。

以可穿戴式生理信息和设备信息采集、5G传输、云平台、大数据和人工智能分析为特征的智慧康复机器人，可以实现医院-家庭/个人的无缝连接，促使居家康复和机构康复有机地整合，实现康复功能评定-方案制定-任务分配-疗效评定-方案再调整的自动反馈闭环。

21世纪是以健康与生命科学为中心的时代。健康是科技革命和社会发展最强大的推动力。康复工程技术作为人类大健康产业最重要的技术之一，无疑将为医学（包括预防医学、临床医学和康复医学）提供创新性的手段和路径，使得过去不可见的成为可见，不可能的成为可能。也将为医学体制改革、医学模式的更新和人类健康寿命的延长提供强劲的动力。

"康复科学与技术"系列教材是康复工程方向的基础教材，对于推动康复工程专业技术人员的教育将起着不可低估的作用，对于康复医学和临床医学领域的专业技术人员也有重要的参考价值。

美国国家医学院国际院士
南京医科大学第一附属医院康复医学中心主任

序　二

　　康复科学与技术是一个年青而又充满生机的新兴学科。它以人为本，从系统工程的角度，探讨促使功能障碍者身心全面康复、回归社会的路径，以及所需要的知识。康复科学与技术又是一个跨学科的综合研究领域。它涉及康复辅具的设计、制造和适配服务，因而也涉及工程、材料、环境、心理和社会等多个方面的理论、技术和方法。"康复科学与技术"系列教材也是应此需求而设计的。它参考康复领域一流大学"康复科学与技术"专业的课程体系设置，结合当今国际康复领域科技发展状况和国情，吸取了近20年国内高等院校在开设康复工程专业教学中的经验和领悟，精选出了一系列教材。

　　编写"康复科学与技术"系列教材是一项艰苦而细致的工作。它需要传播国际康复科学与技术领域的新理念、新技术和新方法，又需要凝练出国内康复科学与技术发展的体系，以及领域内科研和教学中的精髓、知识点和经验。该系列教材由我国康复工程领域著名学者领衔，在全国范围内遴选了主编、副主编和编委会成员。我相信，通过康复领域专家们的协同努力，一定会为以康复工程为主导的专业体系编写出高质量、系统性的教材。它不仅为高等院校生物医学工程专业、康复科学与技术专业、康复医学工程专业和精密仪器专业的本科生、研究生提供教材和教学参考书，也可作为医科大学康复医学与理疗学专业的教师、研究生及临床科研人员、理疗师、作业治疗师的教学或临床研究参考书；此外，还可作为广大从事康复工程和辅助技术设计等专业技术人员的参考工具书。

　　我期望有志于在康复科学与技术领域有所作为的同志，通过阅读该系列教材，吸收精华，促进我国以康复工程师与康复医生密切合作为基础的康复服务业的发展，促进康复科学与技术多学科交叉知识、技能的传播和实践。同时，充分思考康复工程，乃至康复科学与技术领域未来的发展方向，共同推进我国康复事业的进步。

中国工程院院士

西安交通大学

序 三

　　康复科学与技术是生物医学工程领域的重要组成部分。"康复"概念的提出比"生物医学工程"概念的提出还要早。康复科学与技术是系统地应用工程学的方法去设计、开发、调整、测试、评估和应用技术方案，解决失能或残疾人所面临的问题，帮助这些人最大限度地开发潜能，尽可能地恢复其独立生活、学习、工作、回归社会、参与社会的能力。康复科学与技术需要康复医学基础、机电一体化、生物力学、人体工程学、运动学、神经科学、心理学、仿生学、计算机科学与技术、大数据、人工智能、传感技术等相关领域的知识，需要康复医学与工程技术相结合的基本技能，需要在临床康复科学与技术领域从事现代康复器械、康复辅具、功能训练器等的设计和临床应用与管理的专门人才。为此，教育部高等学校生物医学工程类专业教学指导委员会（下简称"教指委"）与电子工业出版社经过深入调研，精心设计，成立了"教育部生物医学工程类专业教学指导委员会规划教材"编审委员会，启动了规划教材建设项目。项目汇集了一批兼具丰富教学和科研经验的专家学者，经深入研讨，规划出版符合《生物医学工程类专业教学质量国家标准》的系列教材。其中，"康复科学与技术"系列教材较全面地覆盖了康复科学与技术的各个方面。这套系列教材的出版，将满足康复科学与技术专业人才培养的迫切需要，推动我国康复事业的发展。

　　教指委和规划教材编审委员会感谢各位专家给予的支持和帮助！感谢所有参与编审的学者！希望这套系列教材能让学生热爱康复科学与技术，并扎根于此，做出贡献。

　　希望读者能对这套教材的不足之处提出宝贵意见和建议，以便再版时更正。

万遂人

教育部生物医学工程类专业教学指导委员会规划教材编审委员会主任委员

东南大学

前　言

感觉器官是人类认知世界的重要途径，90%以上的外界信息来源于视觉与听觉。视力和听力受损会严重影响患者的生活质量，给社会及其家庭带来负担。据世界卫生组织的最新报道，截至 2017 年 2 月，全球约有 5%的人口，即 3.6 亿人患有残疾性听力损伤（其中 3.28 亿成年人，3200 万儿童）；截至 2019 年 10 月，全球约有 22 亿人视力受损（其中近一半的视力损伤是可预防的或尚未干预的）。听觉与视觉的辅助与替代技术，如助听器、人工中耳、人工耳蜗、助视器、人工晶状体和视网膜假体等，能够帮助患者恢复部分听视觉功能，提高患者的生活质量，使其具备独立生活和参与社会活动的能力。

"视听觉功能康复工程"可作为生物医学工程专业本科生和研究生的专业基础课，其目的是培养学生：（1）基本掌握听觉与视觉康复工程领域的相关技术及了解他们的发展现状，（2）利用这些康复技术，帮助视听觉损伤患者解决临床和生活中的遇到的实际问题，提高医学与工程技术相结合的交叉科学研究能力。为了编写本教材，编者在多年讲授相关课程教案的基础上，又进行了广泛的资料收集和文献调研，并参考借鉴了国内外出版的多本优秀著作和教材，以及最新的研究文章。本书内容涉及生物医学、神经科学、物理学、计算机信息科学、微电子学等多学科交叉，适合作为高等院校生物医学工程专业高年级本科或研究生相关课程的教材或教学参考书，也可供有关教师、临床医师或科技人员参考。

本书围绕听觉与视觉的功能康复，共 12 章，分为三大部分。第一部分（前两章）介绍声学和光学的物理基础。第二部分（第 3 章～第 7 章）为听觉的辅助与替代，首先介绍听觉生理基础和临床常用的听觉诊断技术，而后按照听觉传导通路的顺序介绍助听器、人工中耳和人工耳蜗的原理及临床应用。第三部分（第 8 章～第 12 章）为视觉的辅助与替代，首先介绍视觉生理基础和临床常用的视觉诊疗技术，而后按照视觉传导通路的顺序介绍低视力助视器、人工晶体和视网膜假体的原理及临床应用。其中已对物理基础和生理基础熟练掌握的读者可以跳过相应部分。每章末附有思考题，供读者练习选用。

本教材由国内从事生物医学工程及临床医学相关研究并具有丰富教学经验的专家学者多次集体讨论后分工编写而成。具体编写分工如下：柴新禹教授编写第 1 章和第 3 章，周传清研究员编写第 2 章和第 9 章，柴新禹教授、查定军教授编写第 4 章至第 7 章，李恒博士、柴新禹教授编写第 8 章和第 12 章，梁平教授编写第 10 章，郑海华教授编写第 11 章。全书由柴新禹教授统稿。

感谢上海交通大学生物医学工程学院和电子工业出版社的大力支持和资助。在此，对参与本教材编写的专家、学者们表示衷心的感谢。此外，特别感谢博士、硕士研究生孙鹏程、苏小帆、郭佳卉、芦卓凡、梁俊玲、纪晓勇、黎铮艺等为本书的编写提供的资料搜集、图片绘制和书稿校对帮助。由于视听觉功能康复工程是一门仍在不断发展更新的学科，多种多样的方法理论和技术不断涌现。再加之编著者知识水平及时间有限，书中难免存在一些歧义和不足，恳请读者批评指正。

柴新禹

目　录

第1章 声学基础

声学是研究声波的产生、传播、接收、特征和利用等问题的物理学分支。声学特性的研究对于听觉产生机理、听觉系统诊断技术及听力辅助与替代技术的研究十分重要。本章主要介绍声学的基础知识,包括:声波产生与传播的基本规律,人耳可听的声音的基本特性,听力测试中常用的声学信号。最后介绍超声特性及超声生物效应等相关知识,为后续听觉康复技术与设备的介绍提供基础。

1.1 声波的产生与传播

1.1.1 声波的产生

声是由物体振动产生的。发声体(声源)产生的振动通过弹性介质(气体、液体或固体)以声波的形式传播。声源的振动首先会带动与之相邻的弹性介质中的质点,在其平衡位置附近振动,然后进一步引发与之相接触的质点振动,从而形成传递振动的声波。声波是一种机械波,在传播过程中,介质中的粒子不会随声波一起传播,其平均位置不会改变,声波的传播实质上是能量在介质中的传递,其传播的空间称为声场。

振动的物体需要具有质量和弹性。最简单的一类振动是质点的自由振动,其物理模型如图 1-1 所示,一个质量为 M_{m} 的坚硬物体(可看作质点)系于弹性系数(或劲度系数)为 K_{m} 的理想弹簧上,构成一个单振子系统。

假定无外力扰动时,物体重力与弹簧弹力相平衡,系统相对静止。取质点 M_{m} 静止位置(平衡位置)为坐标原点,若某一时刻突然有一外力在竖直方向拉动(或推动)质点,使弹簧产生伸长(或压缩),随即释放,之后质点在弹簧弹力的作用下,在平衡位置附近做往复运动,也称为质点做自由振动。假设质点 M_{m} 被拉离平衡位置的位移很小,弹簧的伸缩未超出弹性范围,根据胡克定律,弹力与位移成正比,即

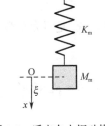

图 1-1 质点自由振动模型

$$F_{\mathrm{K}} = -K_{\mathrm{m}}\xi \qquad (1\text{-}1)$$

式中, F_{K} 是弹簧弹力; K_{m} 是弹簧劲度系数; ξ 是质点离开平衡位置的位移。由牛顿第二定律,可得

$$M_{\mathrm{m}}\frac{\mathrm{d}^2\xi}{\mathrm{d}t^2} = -K_{\mathrm{m}}\xi \qquad (1\text{-}2)$$

式中, M_{m} 是质点质量。引入 $\omega_0{}^2 = K_{\mathrm{m}}/M_{\mathrm{m}}$,则式(1-2)可改写为

$$\frac{\mathrm{d}^2\xi}{\mathrm{d}t^2} + \omega_0{}^2\xi = 0 \qquad (1\text{-}3)$$

式中, ω_0 是质点振动的角频率。式(1-3)为质点的自由振动方程,通过对该式求解,可得

$$\xi = \xi_a \cos(\omega_0 t - \varphi_0) \tag{1-4}$$

式中，ξ_a 是位移振幅，即 ξ 的最大值；φ_0 是振动起始时刻的初始相位，若初始为平衡位置则为 0。从式（1-4）可看出，位移 ξ 随时间 t 的变化规律呈余弦形式，这种振动形式称为简谐振动。简谐振动的频率公式为

$$f_0 = \frac{1}{2\pi}\sqrt{\frac{K_m}{M_m}} \tag{1-5}$$

式中，f_0 是振动频率，即质点在 1 s 内可以完成振动的次数，该值与质点振动一次所需的时间（周期 T）成反比。式（1-5）表明，质点做自由振动时，其振动频率仅与系统的固有参量有关，而与初始条件无关，即只要系统的质量与劲度系数一定，则其振动频率一定，与初始位移、速度无关。因此，该频率称为系统的固有频率。同时，该式也表明，对于一个质点振动系统，质量 M_m 越大，劲度系数 K_m 越小，则固有频率越低；反之，M_m 越小，K_m 越大，则固有频率越高。以音叉振动为例，长而细的音叉质量小、劲度系数大，敲击时振动频率高；短而粗的音叉质量大、劲度系数小，敲击时振动频率低。

自由振动是一种理想的振动形式，其忽略了阻尼现象，认为振动的能量是保持恒定、永不消失的。现实生活中，任何实际系统在振动时都会出现能量衰减的过程，即系统在振动时始终会受到一种阻尼力（简称阻力）的作用，使得振动物体与介质产生粘滞摩擦（或自身内摩擦），将振动能量转化为热能，或向周围介质辐射声波，将能量转化为声能，使得系统产生能量损耗。在质点自由振动模型的基础上，假设其振动过程中有一与速度成线性关系的阻力 F_R，即

$$F_R = -R_m \frac{\mathrm{d}\xi}{\mathrm{d}t} \tag{1-6}$$

式中，R_m 是阻力系数。则自由振动方程式（1-3）可改写成

$$\frac{\mathrm{d}^2\xi}{\mathrm{d}t^2} + 2\delta\frac{\mathrm{d}\xi}{\mathrm{d}t} + \omega_0^2\xi = 0 \tag{1-7}$$

式中，$\delta = R_m/(2M_m)$ 是衰减系数。式（1-7）称为质点的衰减振动方程。同理，解该方程得

$$\xi = \xi_0 \mathrm{e}^{-\delta t}\cos(\omega_0' t - \varphi_0) \tag{1-8}$$

式中，$\xi_0 \mathrm{e}^{-\delta t}$ 是振幅，随时间不断衰减，衰减系数越大，振幅衰减越快；$\omega_0' = \sqrt{\omega_0^2 - \delta^2}$ 是系统的固有频率，其具体值小于非阻尼振动的固有频率。

阻尼振动中，振动系统振幅由于阻力的存在不断减小，要保持其振动的持续，需要不断从外部获得能量，这种受外部持续作用而产生的振动称为强迫振动。质点强迫振动的特性与外部作用力的特性相关，设作用于系统的外力为

$$F_F = F_a \cos(\omega t) \tag{1-9}$$

式中，F_a 是外力幅值；ω 是外力角频率。将此力加到质点衰减振动系统，则振动方程为

$$M_m \frac{\mathrm{d}^2\xi}{\mathrm{d}t^2} + R_m \frac{\mathrm{d}\xi}{\mathrm{d}t} + K_m \xi = F_a \cos(\omega t) \tag{1-10}$$

该方程称为质点的强迫振动方程。解该方程得位移振幅 ξ_a 满足

$$\xi_a = \frac{F_a}{\omega\sqrt{R_m^2 + \left(\omega M_m - \dfrac{K_m}{\omega}\right)^2}} \tag{1-11}$$

引入 $Q_m = \omega M_m / R_m$，称为力学品质因数；设 $\xi_{a0} = F_a / K_m$，为 $\omega = 0$ 时的位移振幅（静态位移振幅）；并引入 $z = \omega/\omega_0 = f/f_0$，即外力频率与固有频率的比值，于是可得位移振幅比值 A 满足

$$A = \frac{\xi_a}{\xi_{a0}} = \frac{Q_m}{\omega\sqrt{z^2 + (z^2-1)^2 Q_m^2}} \tag{1-12}$$

由式（1-12），当 $Q_m > 1/\sqrt{2}$ 时，$z = z_r$ 位置会出现峰值，在此频率下，质点位移可能大大超过静态位移，这一现象称为系统的位移共振，出现峰值时的频率称为位移共振频率。当 $Q_m < 1/\sqrt{2}$ 时，系统不会发生共振，位移振幅随频率升高单调下降；当 $Q_m > 1/\sqrt{2}$ 时，共振频率可表示为

$$f_r = f_0\sqrt{1 - \frac{1}{2Q_m^2}} \qquad \left(Q_m > \frac{1}{\sqrt{2}}\right) \tag{1-13}$$

式中，f_0 是系统的固有频率。故可知，系统位移共振频率与固有频率并不相等，只有当 Q_m 很大时，两者才近似相等。

以上介绍了几种简单的质点振动模型，实际中声源的形状、振动方式可能更加复杂，但可将其简化为上述模型的组合，或采用类似的分析方法研究声源的振动特性。

1.1.2 声波的传播

声源产生振动后，带动其周围介质中的粒子振动，使声波得以在介质中传播。声波在传播过程中遵循惠更斯原理，波源产生的振动在介质中传播，经相同时间所到达的各点共同组成波阵面，简称波面。同一波面中各点振动相位相同，故波面也称为等相面。波面有无穷多个，波面中处在最前面的波面称为波前；与波面垂直的线称为波线。介质中波动传播到的各点都可以视为发射子波的波源，子波的波速、频率与其波源相同，此后任意时刻，这些子波的波面包络组成新的波阵面，介质中任意一处的波动状态由各处波动共同决定。

根据声波传播过程中波面的形状，可将声波划分为平面波、柱面波和球面波（见图 1-2）。平面波的波阵面为一个平面，其传播过程中，振幅不随传播距离变化（假设没有能量衰减）；柱面波的波阵面为圆柱面，其声源可视为现声源，其传播时振幅与传播距离的平方根成反比；球面波的波阵面呈球形，若声源尺寸远小于辐射声波的波长，则可近似认为声源为点声源，其传播时振幅与传播距离成反比。对于一个有限大的平面声源，近场可视为平面波，远场可近似为球面波。

根据质点振动方向与波传播方向的关系，可将波划分为纵波和横波两类（见图 1-3）：若质点振动方向与波传播方向平行或一致，则称为纵波；若质点振动方向与波传播方向垂直，则称为横波。声波可以通过空气、水和固体等介质作为纵波传播，也可以在固体中作为横波传播。纵向声波也称为压缩波，其传播时会导致介质中质点沿传播方向振动，从而引起局部介质的密度呈疏密相间的交替变化；而横波是质点振动方向与传播方向成直角的交变剪切应力波。由于气体和液体（统称为流体）不能承受剪切应力，故声波在流体中传播时不可能为横

波；而固体既可以承受压力，也可以承受剪切应力，故在固体中同时存在横波和纵波两种传播方式，如地震波（次声波）。

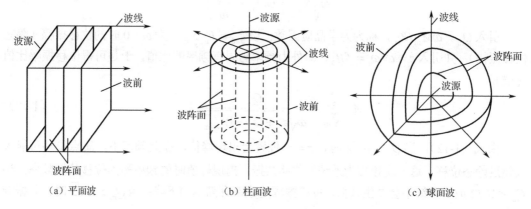

（a）平面波　　　　　　（b）柱面波　　　　　　（c）球面波

图 1-2　不同类型的波阵面比较

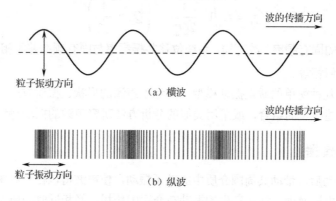

图 1-3　横波与纵波的比较

声波在介质中的传播规律可通过数学形式来表述，满足基本的波动方程。为简化表述，这里以一维平面声压的波动方程为例进行介绍。假定与纵波相比，介质中传播的横波可以忽略不计，声强不太大，声波传播过程中介质密度变化不太大，且声波传播过程中无热量交换（绝热过程），不考虑介质吸收引起的衰减，在以上前提下，一维平面波声压的波动方程为

$$\frac{\partial^2 p}{\partial x^2} = \frac{1}{c^2}\frac{\partial^2 p}{\partial t^2} \tag{1-14}$$

式中，p 是声压；t 是时间；x 是一维空间坐标；c 是声速。对于该平面波，波动方程的特解为

$$p = A_1 e^{j(\omega t - kx)} + A_2 e^{j(\omega t + kx)} \tag{1-15}$$

式中，参数关系如下：

$$\lambda = \frac{2\pi}{k} = \frac{c}{f} \tag{1-16}$$

式中，λ 是声波的波长；c 是声速；f 是声波的频率。对于球面波及柱面波，其波动方程形式稍复杂，在此处不予列出。

声波的传播需要具有质量和弹性的介质。真空中没有任何弹性介质，故声波无法传播。

声波在介质中的传播速度称为声速，其单位为米·秒$^{-1}$（m·s^{-1}）。声速在不同的介质中有所不同，介质分子密度越高，内耗特性越小，声速越快；反之，介质分子密度越低，声速越慢。声波在固体中传播速度较快，液体中次之，空气中最慢。由于介质分子运动的活跃程度与温度相关，故声速的大小也随温度改变而改变，空气中声速 c 与温度 t 的关系可表示为

$$c = c_0 \sqrt{1 + \frac{t}{273}} \tag{1-17}$$

式中，c_0 是声波在 0℃空气中的传播速度，其大小约为 331 m·s^{-1}；t 是空气的温度（℃）。当 t 远小于 273℃时，式（1-17）可近似化简为

$$c = c_0 + 0.6t \tag{1-18}$$

由式（1-18）可知，环境温度每变化 10℃，声速会相应地改变 6 m·s^{-1}。在 20℃的空气中，声速约为 343 m·s^{-1}，人的外耳道中声速大致如此。在 0℃时，声波在水中的传播速度约为 1402 m·s^{-1}，在肌肉中的传播速度约为 1580 m·s^{-1}，在骨骼中的传播速度约为 3370 m·s^{-1}。

1.1.3　声波的特性

自然界中的声音通常比较复杂，产生振动的声源不一定是简单的质点，传播声波的介质也不是绝对均匀的，故在描述声波时，通常采用简化的正弦波来描述声波的基本特性，包括振幅、周期、波长、频率、相位等。

声波的振幅表示声波传播过程中，质点离开平衡位置的距离，反映声波携带能量的多少。声波振幅的大小与声源振动的强弱有关，以声在空气中传播为例，声源振动越剧烈，其带动空气分子产生的振动也就越剧烈，振幅越大。

声波的频率是指单位时间内，传播声波的介质中质点振动的次数，以赫兹（Hz）为单位。声源的材料、结构、尺寸及振动方式均影响其振动频率。振动系统本身的质量和劲度系数决定系统的固有频率，固有频率与系统质量的平方根成反比，与劲度系数的平方根成正比，质量越大，固有频率越低；劲度系数越大，固有频率越高。物体在周期性外力作用下产生的振动称为受迫振动，当外力频率与系统固有频率相似时，系统受迫振动的振幅趋于最大，产生共振。

声波的周期，即声源的振动往复循环一次所需的时间，单位为秒（s），与声波的频率互为倒数关系。振动频率越高，周期越短；反之，频率越低，周期越长。

声波在介质中传播时，声速（c）与频率（f）和波长（λ）的关系为 $c = \lambda f$。当介质一定时，声速为一固定值，此时频率与波长成反比。气温为 20℃时，空气中声速约为 343 m·s^{-1}，当声波频率为 1000 Hz 时，其波长 $\lambda = c/f = 343 \text{ m·s}^{-1}/1000 \text{ Hz}$，约为 0.34 m；而当声波频率为 100 Hz 时，波长约为 3.4 m。

在振动或波动时，质点在一个周期之内，每一时刻的运动状态（位移和速度）是不相同的，描述其在某一时刻 t 的运动状态的物理量称为相位，其单位是角度。

在声波的传播过程中，弹性介质内声波存在的区域称为声场。为了便于描述空间声场的分布，人们还提出了一些声场表征值，如声压、声强、声阻抗等。

声源的连续振动，带动空气分子不断交替地压缩和松弛，使大气压迅速产生起伏，这种气压的起伏部分就称为声压（sound pressure），其单位为帕（Pa，1 Pa=1 N·m^{-2}）。声压不是该

点的绝对气压，而是当前气压减去一个大气压后的变化部分，即为大气压强的余压。用公式可表达为

$$p = p_1 - p_0 \tag{1-19}$$

式中，p 是声场中某点的声压；p_1 是声场中某点在某时刻的压强；p_0 是没有声波传播时该点的压强。若声场中传播的是平面余弦波，则某时刻某质点的位移为

$$x = A\cos\left[\omega\left(t - \frac{y}{c}\right)\right] \tag{1-20}$$

则声压的数学表达式为

$$p = p_\mathrm{m}\sin\left[\omega\left(t - \frac{y}{c}\right)\right] \tag{1-21}$$

式中，$p_\mathrm{m} = \rho\omega cA$，是声压的幅值；$\rho$ 是介质密度；c 是声速；A 是质点的振幅；ω 是质点振动的角频率；t 是时间；y 是质点到波源的距离。

声强是指单位时间内通过垂直于声波传播方向的单位面积上的声能量，常用 I 表示，其单位是瓦·米$^{-2}$（W·m^{-2}）。对于平面余弦波，声强的表达式为

$$I = \frac{1}{2}\rho\omega^2 A^2 c = \frac{p_\mathrm{m}}{2\rho c} \tag{1-22}$$

由式（1-22）可知，声场中声强与声压振幅的平方成正比，与角频率的平方也成正比。

声功率是指单位时间内通过某一面积的声能，单位为瓦（W）。声音的能量范围极广，对于频率为 1000 Hz 的声波，引起人耳听觉的最小声压为 20 μPa，对应声强为 10^{-12} W·m^{-2}，而引起人耳痛觉的最小声压为 20 Pa，声强为 1 W·m^{-2}，二者声压相差 10^6 倍，声强则相差 10^{12} 倍。为了描述方便，通常用声压级（sound pressure level）来描述声音的强度，将待测声压 p 与参考声压 p_0 之比的平方取常用对数再乘以 10，即

$$L_\mathrm{P} = 10\lg\left(\frac{p}{p_0}\right)^2 = 20\lg\left(\frac{p}{p_0}\right) \tag{1-23}$$

式中，L_P 是声压级，其单位是分贝（dB）；p_0 是参考声压（基准声压），空气中 p_0 一般取 2×10^{-5} Pa，这个数值是正常人耳对 1000 Hz 声音刚刚能察觉的声压值。当声压为 1 Pa 时，由式（1-23）可计算其声压级为 94 dB。人耳能听到的最小声音为 0 dB，普通交谈时的声音约为 60 dB，汽车在马路上穿梭时的声音约为 85 dB，而飞机起飞时的声音高达 120 dB，这种声音可能会引起人耳的疼痛。除声压级外，声强和声功率也可以用对数形式来描述，声强级（sound intensity level）为声场中某点声强与基准声强比值的对数，声功率级（sound power level）为声功率与基准声功率的比值的对数，它们的表达式为

$$L_\mathrm{I} = 10\lg\left(\frac{I}{I_0}\right) \tag{1-24}$$

$$L_\mathrm{W} = 10\lg\left(\frac{W}{W_0}\right) \tag{1-25}$$

式中，L_I 是声强级，L_W 是声功率级，其单位均为分贝（dB）；I 是声强；I_0 是基准声强；W 是声功率；W_0 是基准声功率。空气中基准声强为 1 pW·m^{-2}，基准声功率为 1 pW。

声阻抗是声学测量中常见的属性之一，是描述介质对声波能量传递的阻尼作用的物理

量，其单位为帕·秒·立方米$^{-1}$（Pa·s·m^{-3}）。它的定义是波阵面一定面积上的声压与通过该面积的体积速度（声通量）的复数比值，公式为

$$Z_a = \frac{p}{U} = \frac{p}{vS} = R_a + jX_a \tag{1-26}$$

式中，Z_a 是声阻抗；p 是声压；U 是体积速度；v 是质点振动速度；S 是面积。声阻抗以复数形式表示，实部 R_a 表示声阻，虚部 X_a 表示声抗。与电路理论类比，声压可类比为电压，体积速度可类比为电流，实部相当于电阻，虚部相当于电抗。但与电学中电阻的含义不同，声阻抗仅表示声能量的传递而非损耗，它是衡量介质声学性质的重要参量。由于声阻抗是一个与介质面积相关的物理量，故一般情况下，采用声阻抗率（与面积无关的量）来描述介质的声学特性

$$Z_s = \frac{p}{v} = Z \tag{1-27}$$

式中，Z_s 是声阻抗率，表示介质中某点声压与质点振动速度的比值，通常也用 Z 表示（不做特殊说明，Z 表示声阻抗率，而不是声阻抗）。对于无衰减的平面声波，声阻抗率等于介质密度与声速的乘积，即

$$Z = \frac{p}{v} = \rho c \tag{1-28}$$

式中，ρ 是介质密度；c 是介质中的声速。平面声波的声阻抗率是一个与频率无关的实数。

当声波从一种介质射入另一种介质时，若两种介质的声阻抗特性不同，就会产生反射、透射和折射。声波的反射是指声波在入射时，部分能量由两种介质间的分界面返回原介质的过程，反射回去的波称为反射波；同时，另一部分能量透过分界面，在另一种介质内继续传播，称为透射波。如图 1-4 所示，以平面声波垂直入射到分界面为例，入射声压 p_0 从介质 1 进入介质 2，产生了反射波 p_r 和透射波 p_t，假设分界面两侧声压相等，即 $p_t = p_r + p_0$，同时，分界面两侧质点振动速度相等，则反射、透射规律与声阻抗的关系如下：

$$r = \frac{p_r}{p_0} = \frac{Z_2 - Z_1}{Z_2 + Z_1} \tag{1-29}$$

$$t = \frac{p_t}{p_0} = \frac{2Z_2}{Z_2 + Z_1} \tag{1-30}$$

式中，r 是声压反射率；t 是声压透射率。根据上式可知，$t - r = 1$。同理，由于对平面声波 $Z = \rho c$，故声强关系如下：

$$R = \frac{I_r}{I_0} = \frac{\dfrac{p_r^2}{2Z_1}}{\dfrac{p_0^2}{2Z_1}} = \frac{p_r^2}{p_0^2} = r^2 = \left(\frac{Z_2 - Z_1}{Z_2 + Z_1}\right)^2 \tag{1-31}$$

$$T = \frac{I_t}{I_0} = \frac{\dfrac{p_t^2}{2Z_2}}{\dfrac{p_0^2}{2Z_1}} = \frac{Z_1}{Z_2} \frac{p_t^2}{p_0^2} = \frac{z_1}{z_2} t^2 = \frac{4Z_1 Z_2}{(Z_2 + Z_1)^2} \tag{1-32}$$

式中，R 是声强发射率；T 是声强透射率。R 与 T 满足：$R + T = 1$。根据上述关系可知：当

$Z_1 \approx Z_2$（或 $Z_1 = Z_2$）时，$r = 0$，$t = 1$，$R = 0$，$T = 1$，即两种介质声阻抗特性相似时，分界面近似相当于不存在，声波全部透射到另一种介质中，不存在反射波。若 $Z_2 > Z_1$，说明介质 2 比介质 1 在声学性质上更"硬"，这种边界称为硬边界。在硬边界上，反射波声压与入射波声压同相位，反射波质点速度与入射波质点速度相位相差 $180°$。若 $Z_1 > Z_2$，说明介质 2 比介质 1 在声学性质上更"软"，这种边界称为软边界。在软边界上，反射波声压与入射波声压相位相差 $180°$，质点速度及相位相同。若 $Z_2 \gg Z_1$，说明介质 2 相比于介质 1 来说，十分"坚硬"，此时，$r \approx 1$，$t \approx 2$，介质 1 中质点在碰到分界面时完全被弹回，反射波质点速度与入射波质点速度大小相等、方向相反，在分界面上合成的质点速度为 0，反射波声压与入射波声压大小相等、相位相同，在分界面处合成声压为入射波声压的 2 倍。此时，声波能量全部从分界面处返回，这种现象称为全反射。在介质 1 中，反射波与入射波叠加，形成驻波。驻波与行波相对，行波是指波在介质中传播时波形不断向前推进的现象，驻波指由频率和振幅均相同、振动方向一致、传播方向相反的两列波叠加后形成的波，传播时波形不会向前推进，驻波声压幅值最大处称为声压的波腹，声压振幅为 0 处称为波节。在这种全反射情况下，分界面处质点振动速度为波节，声压则为波腹。例如，在水下，人们几乎听不到外面人的声音，就是因为声波由空气入水时，发生了全反射。同理，人耳的外耳道为气体介质，内耳中为液体介质，声阻抗差距很大，若没有中耳系统的声阻抗匹配机制，则声波几乎全部反射，我们将无法听到声音。若 $Z_1 \gg Z_2$，则 $r \approx -1$，$t \approx 0$，同样发生全反射。此时，分界面处质点振动速度为波腹，声压为波节。

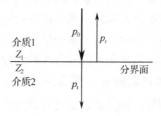

图 1-4 平面声波垂直入射到分界面的反射与透射

如图 1-5 所示，当声波从介质 1 斜入射进入介质 2 时，由于在两种介质中声速不同而导致声波传播方向改变的现象称为折射。声波的折射与几何光学中光线的折射类似，也满足折射定律

$$\frac{\sin\theta}{\sin\theta'} = \frac{\lambda_1}{\lambda_2} = \frac{c_1}{c_2} \tag{1-33}$$

此时，声压的反射率与折射率分别为

$$v_p = \frac{\rho_2 c_2 \cos\theta - \rho_1 c_1 \cos\theta'}{\rho_2 c_2 \cos\theta + \rho_1 c_1 \cos\theta'} = \frac{Z_2 \cos\theta - Z_1 \cos\theta'}{Z_2 \cos\theta + Z_1 \cos\theta'} \tag{1-34}$$

$$\tau_p = \frac{2\rho_2 c_2 \cos\theta}{\rho_2 c_2 \cos\theta + \rho_1 c_1 \cos\theta'} = \frac{2Z_2 \cos\theta}{Z_2 \cos\theta + Z_1 \cos\theta'} \tag{1-35}$$

式中，v_p 是声压的反射率；τ_p 是声压的透射率。由上式可知，垂直入射是入射角为 $0°$ 时的特殊情况；声波的折射与透射不仅与介质声阻抗率相关，还与入射角相关；当 $Z_2 \cos\theta = Z_1 \cos\theta'$ 时，声压反射率为 0，入射波全部透射；当 $\sin\theta > c_1/c_2$ 时，折射角 θ' 大于 $90°$，折射波全部返回介质 1，发生全反射。

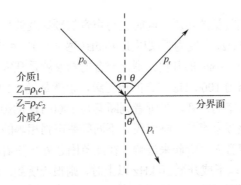

图 1-5　平面声波斜入射到分界面的反射与折射

　　此外，声波在传播过程中还具有一些其他性质，如叠加原理、衍射性质、衰减性质等。当两个或多个声波在同一介质中传播时，无论是否相遇，都将保持各自特性向前传播，若这几个波在空间某处相遇，相遇处质点振动为各个波单独作用时引起振动的矢量和，这就是波动叠加原理。当多个人同时讲话或多个乐器同时演奏时，我们仍能够分辨出每个人讲话的声音及不同乐器的发声，这便是声波叠加原理的体现。当声波从一种介质传入另一种介质时，由于声阻抗特性不同，可能会发生反射和折射。在两种介质分界面处，一部分声波会向原方向返回，产生反射，介质声阻抗相差越大，反射越强；当声波在声阻抗不同的介质中传播时，不同介质中声速不同而引起声传播方向改变的现象称为折射。声传播遇到障碍物时，能够绕过障碍物而产生衍射，衍射强度与声波波长及障碍物尺寸有关，波长越长，衍射能力越强，我们可以隔着门缝听到声音就是由于声波衍射现象的存在。声波在传播过程中，波阵面随传播距离增加而增大，能量不断分散，且由于反射、折射、衍射、散射等，声能量会产生一定的耗散，导致能量衰减。

　　声波的性质包含声源及传播过程中的各种信息，这些信息被人耳利用，从而可以分辨出发声体想要表达的信息、发声体位置、声传播环境的特性等，利用这些信息，人们可以认识世界，互相交流。声波的存在是引起听觉的客观原因，能够被人耳捕获和感知到的声波称为声音，其频率在 20 Hz～20 kHz 之间。也就是说，即使有声波传入人耳，人也不一定能感知到声音的存在，声波的幅度或频率不在人耳可听的范围内，或者人听觉系统中的部分出现损伤，都有可能导致听不到声音。下面进一步介绍人耳可感知的声音，包括声音的特性及一些声音信号的特征。

1.2　声音的特性

　　声波作为一种机械波，能被人或动物的听觉器官所感知，称为可听压力波。一定幅度的、频率在 20 Hz～20 kHz 之间的声波可以被人耳识别。声波的振幅、频率、传播速度，声源的材料、结构等，都会影响其最终在人耳中形成声音感知时的性质。本节将介绍人耳可听到的声音，即我们感知到的声音的某些特性及其与声波物理特性之间的关系。

　　声波的振幅决定了其在空间产生的声压，反映声音的大小。声压、声强及声功率等概念均是客观描述声音强度的物理量，可用物理仪器来测量；而人主观上感觉到的声音的大小称为声音的响度，是一定强度的声波作用于人听觉器官所引起的一种辨别声音强弱的感觉。响度的大小主要取决于引起听觉的声压，同时也与声音的频率及波形有一定关系。响度的单位为宋（sone），频率为 1000 Hz、强度为听阈以上 40 dB（感觉级）的纯音所产生的响度为 1 sone，其他声音若被听者判断为 1 sone 的几倍，则该声音的响度就是几宋。响度级（loudness level）是听力正常者判断为等响的 1000 Hz 纯音的声压级，也就是说，1000 Hz 的纯音的响度级等于声压级，而对于其他频率的声音，当听者判断其与 1000 Hz 的纯音一样响时，该 1000 Hz 纯音对应的声压级就是该频率声音的响度级。不同频率声强相等的声音，在人耳听来响度不同，1000～4000 Hz 的声音人耳听起来最响。在此范围之外，随着频率的降低或升高，响度越来越弱，当降至 20 Hz 以下或升至 20 kHz 以上时，则很难听到。这反映了人耳对不同频率声音的敏感程度，当听不到声音时，并不意味着没有声波作用于人耳，而是人耳对它的敏感度很低，无法产生听觉感受。

声波的频率是客观描述声波的物理量，声音入耳后，人主观上感觉到声音高低的属性称为音调，人的听觉系统可接收的频率范围为 20 Hz～20 kHz，其中，对 1～4 kHz 的声音最为敏感。频率大于 20 kHz 的声波称为超声波，低于 20 Hz 的称为次声波，一些动物，如海豚、蝙蝠，可以发出和接收超声波，大象则可以通过次声波交流；而一些自然灾害，如地震、海啸、火山喷发时也可发出次声波。某些次声波的频率与人体器官的固有频率接近，可能引发共振，从而对人的身体造成损伤。

人耳感受到的音调高低主要取决于声音的频率，也与声压、波形等有关。自然界中的声音往往不是单纯的正弦波，而是多个频率、振幅、相位等不同的正弦波的叠加。经傅里叶变换后，任何波都可以被分解为正弦波的叠加。对于一些周期重复的复合波，其可分解为某频率和若干其整数倍频率的正弦波，其中，频率最低的正弦波称为基频，其他波称为谐波，根据其频率从小到大依次称为一次谐波、二次谐波……人的听觉系统区分同样响度、音调的两个声音之所以不同的属性称为音色。音色主要由声音的频谱决定，也与波形、声压等有关，根据音色的不同，我们可以区分不同人、不同乐器发出的声音。

声音的持续时间用来描述声音的"长"或"短"，通常是指声音从首次被注意，到声音被识别为改变或停止所持续的时间。人耳对声音持续时间的感知与引起神经反应的声音产生的起始和偏移信号相关。有时这与声音的物理持续时间没有直接关系。例如，在嘈杂的环境中，有间隙的声音听起来好像是连续的，由于相同带宽中的噪声干扰，使得偏移消息被错过了。这对于理解诸如受到干扰的无线电信号等失真消息具有很大益处，由于这种效应，消息听起来好像是连续的。

空间位置表示声音在环境中的认知位置，包括在水平和垂直平面上声音与声源的距离及声波环境的特性。在复杂的声音环境中，空间位置与音色识别的组合可用来识别多个声源，例如，我们能够在管弦乐队中识别出双簧管的音色，在鸡尾酒会上可以听到目标交谈人士的声音。

1.3　语音信号

语音是指由人的发音器官发出的，表达一定社会意义的声音，包括说话声、歌声等，其目的是用来进行社会交际。人类在正常交谈时，发出语音的响度约为 40～60 dB，频率约为 300～3400 Hz，人体能够发出语音依赖于发音器官的协调与配合。

发音器官是指人体参与发音活动的器官，根据其在发音过程中的作用，可分为呼吸器官、发声器官、共鸣器官和吐字器官。

呼吸器官是发音的动力器官，通过呼吸产生气流，为声源振动提供动力。呼吸器官包括口、鼻、咽、喉、气管、支气管、肺及一些辅助呼吸的肌肉（如肋间肌、膈肌、腹肌等）。吸气时，吸气肌收缩牵引肺体积增大，肺内气压减小，使得气体入肺；呼气时，呼气肌收缩，肺体积减小，挤压气体出肺，气流经气管、喉、咽后，从口、鼻呼出。呼气的强度可影响发出声音的响度，平静呼气时，呼出气流较缓，对声带的冲击力较弱，发出的声音响度较低；而大声说话、喊叫时，一般需要通过用力呼气或快速呼气，增强对声带冲击气流的强度，以增大其振幅，从而提高发声响度。

发声器官包括喉头和声带，是发音时的主要振动器官（声源），在呼吸产生的空气动力推动下，可发出供吐字器官和共鸣器官加工的声音。喉位于颈前正中部，呈圆筒状，由环状软骨、杓状软骨、甲状软骨和会厌软骨组成。声带是位于喉头的中间带状薄膜，前连甲状软骨，后连杓状软骨（见图1-6）。声带由声韧带、声带肌和黏膜组成，左右各一片，互相对称，结构致密且富有弹性。两侧声带及杓状软骨底之间的矢状裂隙称为声门裂，是喉腔最狭窄的部位。声门裂的前2/3位于两侧声襞之间，称为膜间部；后1/3位于两侧杓状软骨的底和声带突之间，称为软骨间部。声带和声门裂合称为声门。声带由喉头内的软骨和肌肉调节：呼吸时两声带放松、张开，声门裂开启，气体可顺利通过；发声时，两声带拉紧，声门裂变窄甚至关闭，声带在呼气气流的冲击下振动，发出声音。声带的长短、松紧以及声门裂的大小，均能影响声音音调的高低。成年男性声带长而宽（长度约18～24 mm），固有频率低；女性声带短而窄（长度约14～18 mm），固有频率高，所以女性一般比男性发出声音的音调高。我们说话或唱歌时，声带随着杓状软骨的活动拉紧或放松，控制音调的变化，配合共鸣器官及吐字器官的作用，能够发出不同的元音、辅音，最终达到沟通交流、表达情绪等目的。

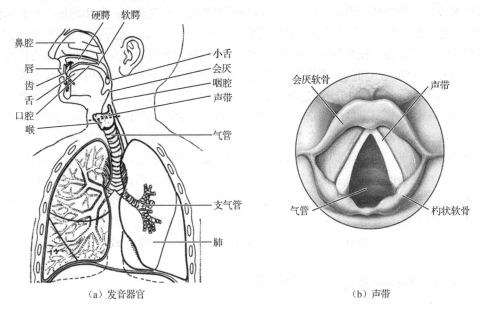

（a）发音器官　　　　　　　　　　　　　（b）声带

图1-6　发音器官及声带结构示意图（图（b）为图（a）虚线所示位置的剖面结构）

共鸣器官包括胸腔、口腔和头腔，通过共鸣作用，能够增强声带振动产生的音量，同时调节音色，辅助语音的形成。胸腔包括喉以下的气管、支气管和整个肺部；口腔包括喉、咽腔及口腔；头腔包括鼻腔、上颌窦、额窦、蝶窦等。不同的共鸣腔体会对声带振动发出的声音进行调制，使得原来的谐波振幅不再随频率的升高而依次递减，而是有些频率成分由于共振作用被加强，有些被减弱，从而形成不同的声音谱。在唱歌时，合理运用共鸣腔体可有效提高声音响度，达到不同的发声效果。一般来说，唱低音时，胸腔共鸣发挥的作用最大；唱中音时，口腔共鸣应用得较多；而唱高音时，则主要靠头腔共鸣发挥作用。

吐字器官也称为语言器官，包括唇、舌、齿和上腭等。发声时，通过改变吐字器官的位置与形态，发出不同的辅音和元音。口腔分上腭、下腭两部分，上腭的前 2/3 称为硬腭，后1/3 称为软腭，口腔和鼻腔之间通过小舌调节。软腭和小舌上升，气流从口腔呼出，形成口音；软腭和小舌下降，气流从鼻腔呼出，发出鼻音；软腭和小舌中悬，气流从口腔、鼻腔同时呼出，便可发出鼻化元音。

语音由辅音与元音复合而成。以英语为例，英语音标包含 48 个音素，其中元音音素 20 个，辅音音素 28 个。辅音与元音配合，产生音节，组成语言的多样化发音。元音是指发音时，声带振动，气流在呼出时，不受任何阻碍而发出的声音。元音属于浊音，发音清晰、响亮，声带发出的声音受到不同形态共鸣腔体的调制，便产生不同的元音。元音的频谱一般含有基频带及2~3 个共振峰，频率范围为 500~3000 Hz。辅音是指气流在呼出时，通过咽头、口腔受到阻碍而发出的音。辅音在发音时，形成阻碍的部位特别紧张，其他部位则不紧张，且辅音呼出的气流比较强。根据辅音发音时气流是否冲击声带，可将辅音分为清辅音和浊辅音，前者气流通过声门时不冲击声带，声音一般不响亮；后者则包含声带振动及气流噪声，声音较响亮。

语音是声音和意义的结合体，声音是语言的物质载体，语言借助声音来实现其交际功能，表达其中包含的意义。语音的物理本质是声波，其物理属性主要包括音高、音强、音长、音色，这也是构成语音的四要素。音高指的是声音的高低，它取决于发音体在单位时间内振动次数的多少，即发音体的振动频率高低。振动频率越高，音高越高；频率越低，音高越低。这与声带的长短、厚薄及松紧有关。音强是指声音的强弱，它取决于发音体振动幅度的大小。振幅越大，声音越强；振幅越小，声音则越弱。音强的大小取决于发音体所受外力作用的大小，即与呼气气流大小相关。音长指声音的长短，它取决于发音体振动时间持续的长短。音色指声音的个性特色，取决于声波振动的形式，与发音体、发音方法及发音时共鸣器官的形状均相关。一切语音都可以根据这 4 个要素来分析它的物理属性，例如，普通话语音主要靠音色、音高来区别不同的意义，音强、音长在语调中可以起到表达感情的作用。

除物理属性外，语音还具有社会属性，具有交流思想的职能，这也是语音与其他声音的本质区别。自然界的其他声音，如风声、雨声，不是由人发出的，无法表达语言和意义，不能称为语音；即使是人类发出的声音，若不能表达意义，也不能称作语音，如初生婴儿发出的声音，人咳嗽的声音等。人们通过约定不同语音中包含的意义，以借助语音实现交流，表达感情。除了说话，人们也可以通过唱歌来表达感情，交流思维，故歌声也属于语音。

1.4 听力测试中常用的声学信号

1.4.1 测听信号

在听力学测试中，从分析听觉的频率与时间分辨机制的角度出发，理想的刺激声音信号应是时域上持续时间极短，频域上频段极窄的信号。然而，现实中的信号无法兼具这两个条件：作用时间短的声音，其频谱较宽；而频率成分简单的声音时长较长。所以，听力测试中常用的刺激声信号，需要在二者间作折中，同时根据实际需求对其重要性进行取舍。

纯音（pure tone）又称为单音，是指瞬时值为一简单正弦时间函数的声波（声压与时间成正弦函数关系），其频谱为单一频率。从听觉角度判断，纯音是单一音调的音。在实际应用中，认为设定一个持续时间大于 1 s、伴随数十毫秒建立和结束时间的时窗，这个时窗截取的纯音段，可被近似认为是纯音。

纯音具有音高和响度两个基本特征。前者主要取决于发音体振动的频率，后者主要取决于振动的振幅。自然界很少有纯音。不同频率的纯音只是实验室内常用的声音信号。音叉和声频信号发生器可产生不同频率的纯音。临床上用于气导和骨导听阈测试的声音信号是各种频率的纯音。

时程，即声音的持续时间，持续时间小于 200 μs 的刺激声信号称为短时程测试信号，包括短纯音（tone-burst）和短声（click），多用于瞬态耳声发射和听觉诱发电位等方面的听力诊断测试。

短纯音也称为猝发音，为持续时间小于 200 μs 的纯音信号。描述短纯音特性的物理量包括频率、振幅、持续时间、上升时间、下降时间。其中，频率是指短纯音信号的频率，振幅即为该信号最大声压级，上升时间是指从其包络振幅的 10% 上升至 90% 所需要的时间，下降时间是指从其包络振幅的 90% 下降至 10% 所需要的时间，持续时间是指短纯音包络上升时间与下降时间中点间的时间。

短声是一种频谱覆盖范围较宽、持续时间小于 200 μs 的瞬态声音信号，也称为宽带短声。通常由单个 50~200 μs 的矩形波电脉冲输出到扬声器或耳机产生。短声持续时间的长短取决于扬声器或耳机的频率响应特性。

调制声也是一类常用的听力测试信号。其定义如下：由调制信号将声音信号中某一参量按照一定时间特性进行调制，其他参量保持相对恒定而产生的声音信号。调制信号可以是正弦波、矩形波、梯形波、语音或者其他波形，调制方式可以为频率调制、幅度调制、相位调制。调制声是一种可调参数较多且容易准确控制的复杂声，因此被应用于听觉机制研究中，包括听觉稳态反应记录、纯音测听、声场测听等。

1.4.2 噪声

噪声的定义有心理学和物理学两个层面。从心理学主观角度判断，凡是妨碍人们正常休息、学习和工作的声音，以及对人们要听的目标声音产生干扰的声音都属于噪声。从物理学角度定义，发音体无规则振动产生的声音称为噪声。虽然噪声可能会使人烦躁，引人不适，甚至危害人体健康，在很多情况下需要通过一定手段滤除，以降低对人体产生的不适，减小对目标声音的干扰。但是，在声音感知中，它通常可以用来帮助识别声音的来源，并且是音色感知的重要组成部分；在一些声学测听手段中，噪声可作为掩蔽声使用。

噪声掩蔽的定义是：由于噪声的存在，人耳对另外一种声音听觉的灵敏度会降低，从而使听阈发生迁移的现象，即人耳听阈受噪声影响而提高的现象。因为噪声掩蔽使听阈提高的分贝数称为掩蔽值。例如，频率为 1000 Hz 纯音，当声压级为 3 dB 时，正常人就可以听到（低于 3 dB 时人耳无法听到），即 1000 Hz 纯音的听阈为 3 dB。然而，在一个有 70 dB 的噪声存在的环境中，1000 Hz 纯音的声压级需要提高到 84 dB 才能被听到，听阈提高的分贝数为 81 dB（84 dB-3 dB）。因此，此噪声对 1000 Hz 纯音的掩蔽值为 81 dB。

在日常生活中，噪声掩蔽的存在有弊有利。例如，噪声可能会掩蔽人们交谈的声音，从而影响正常活动，或者掩蔽警报信号，影响人们的安全；而在特定的情况下，噪声（如背景噪声）的存在可以减弱远处其他声音的干扰，并起到一定的保密效果。

用一个声音来掩蔽另一个声音，其效应取决于这两个声音的声压级和频谱。如果两个声音同时存在，而掩蔽声较强，频率相近，则所产生的掩蔽效应最大。用低频声掩蔽高频声有效，而用高频声来掩蔽低频声较难。听觉测听中常用的噪声主要有以下几种。

（1）白噪声　是指用固定频带宽度测量时，频谱连续且均匀的噪声。白噪声的功率谱密度不随频率改变而改变，各等宽频带所含的噪声能量相等，即使用等宽的滤波通带，以对数分布的频率作为横坐标，频谱基本呈水平线分布；若采用等比带宽的滤波通带，仍以对数分布的频率作为横坐标，白噪声的频谱分布为每倍频程上升 3 dB 的斜线。

（2）粉红噪声　是指用正比于频率的频带宽度测量时，频谱连续且均匀的噪声。粉红噪声的功率谱密度与频率成正比关系，即使用等比带宽的滤波通带，以对数分布的频率作为横坐标，频谱呈水平线分布。若采用等带宽的滤波通带，以对数分布的频率作为横坐标，则其频谱分布为每倍频程下降 3 dB 的斜线。

（3）通带噪声　具有连续谱和恒定功率谱密度的白噪声，经过带通滤波器后产生通带噪声，可分为宽带噪声和窄带噪声。宽带噪声的特性类似白噪声。在纯音听阈测试中，有时利用窄带噪声作为对非测试耳的掩蔽噪声，其中心频率与测听的纯音信号频率一致；在声场测听中，窄带噪声常被用作声场校准和测听的声音信号。

（4）言语噪声　是指白噪声经过滤波后，在 250～1000 Hz 为等能量，在 1000～6000 Hz 为每倍频程递减 12 dB 的噪声。言语噪声在临床言语测听等项目中，常被用作掩蔽声。

（5）脉冲噪声　是指持续时间短（小于 0.5 s）、不连续的（间隔时间大于 1 s）、声压变化在 40 dB 以上的不规则声音。从频谱上看，脉冲噪声通常具有较宽的频谱，一般从低频一直延续到高频，但频率越高，能量越小。脉冲噪声的峰值声压一般很高，可达 130～140 dB，甚至更高。枪、炮等武器发射、爆炸，工业中的气锤、冲床等发出的声音都属于脉冲噪声。与连续性噪声相比，脉冲噪声对人体危害较大。

（6）环境噪声与背景噪声　环境噪声是指某一环境中所有噪声的总和，由一个或多个不同位置的声源产生。背景噪声是指在发声、检查、测量或记录系统中与目标信号无关的一切干扰信号。

1.5　超声波基础

人耳能感受到的声音频率在 20 Hz～20 kHz 之间，低于 20 Hz 的声波称为次声波，高于 20 kHz 的声波称为超声波。超声波虽然不能被人耳"听"到，但也真实存在，一些动物（如海豚）可以发出和接收超声波。超声波具有波长短、能量高、方向性好等物理特性，广泛应用在医学诊断、治疗、制药、超声清洗、军事侦察等方面。本节将介绍超声波的基础知识，包括超声波的基本特征、在介质中的传播特性及超声波的生物效应。

1.5.1 超声波的特性

超声波的本质与可闻声波相同，均是由声源振动产生的，在介质中的传播也满足波传播的特性，但由于其频率高，与普通声波及次声波相比，具有方向性好、能量高、穿透能力强等特性，在医疗、军事、工农业等领域应用广泛。

1．方向性好

超声波频率较高，波长较短，与频率较低的声波及次声波相比，其方向性更好，能量更易于集中。频率越高的超声波方向性越好，可用于定向发射、聚焦定位等。

2．能量高

在幅度相等的情况下，声波携带的能量与频率的平方成正比，因此超声波携带的能量更高。将超声波施加于水罐中，剧烈的振动会使罐中的水破碎成许多小雾滴，通过风扇将雾滴吹入室内，可增加室内空气湿度，这就是超声波加湿器的原理。超声波加湿原理可用于将药液雾化，让病人吸入，使得药物到达患病部位，以治疗咽喉炎、气管炎等疾病，提高疗效。利用超声波的巨大能量还可以使人体内的结石做剧烈的受迫振动而破碎，从而减缓病痛，达到治愈的目的。

3．穿透能力强

超声波的穿透能力较强。与电磁波相比，超声波在水中衰减更少，传播距离更远，因此超声波作用于人体组织可用于诊断和治疗。

4．传播特性

超声波与普通声波的传播特性（反射、折射、衍射、散射等）类似，作为一种波动形式，超声回波承载着被测物的信息，可用作探测及诊断；作为能量形式，当其强度超过一定值时，可与介质相互作用，影响、改变或者破坏介质的状态、性质或结构，用于理疗、治疗、焊接、切割等。

不同频率的超声波应用不同，常见的超声波频段及其应用如图 1-7 所示。

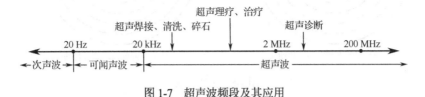

图 1-7 超声波频段及其应用

1.5.2 多普勒效应

当波源、介质、观察者（接收装置）之间相对静止时，接收到波的频率与波源发出的频率一致。但当波源、观察者、介质之间有相对运动时，可能会影响观察者接收到波的频率变化，这种现象称为多普勒效应，变化的频率称为多普勒频移。在日常生活中，我们都会有这种经验：当一列鸣着汽笛的火车经过时，会发现火车汽笛的声调由高变低。1842 年，奥地利物理学家和数学家克里斯蒂安·多普勒首先发现了这种效应。多普勒效应适用于所有类型的波，包括声波、电磁波等。以声波为例，多普勒效应的几种情况如下。

1. 观察者以速度 v 相对于介质运动，声源（波源）相对于介质静止

如图 1-8（a）所示，假定观察者朝向声源移动，此时单位时间（1 s）内，原观察处的波单位时间内向右传播了 c，观察者本身向左运动了 v，则单位时间内观察者所接收的波数，即频率 f' 为

$$f' = \frac{c+v}{\lambda} = \frac{c+v}{cT} = \left(1 + \frac{v}{c}\right)f \qquad (1\text{-}36)$$

式中，c 为声速；v 为观察者相对于介质的速度；T 为周期；f 为频率。由式（1-36）可知，此时观察者接收到的频率为声源振动频率的 $(1+v/c)$ 倍。

2. 声源（波源）以速度 u 相对于介质运动，观察者相对于介质静止

如图 1-8（b）所示，假定声源朝向观察者移动，此时波阵面不再是同心球面。当下一个振动从声源发出时，声源已经向右运动了一段距离 uT，相当于波长缩短了 uT，观察者所在处的波长为

$$\lambda' = \lambda - uT = (c-u)T \qquad (1\text{-}37)$$

则单位时间内观察者所接收的波数，即频率 f' 为

$$f' = \frac{c}{\lambda'} = \frac{c}{(c-v)T} = \frac{c}{(c-u)}f \qquad (1\text{-}38)$$

此时，观察者接收到的频率为声源振动频率的 $c/(c-u)$ 倍。

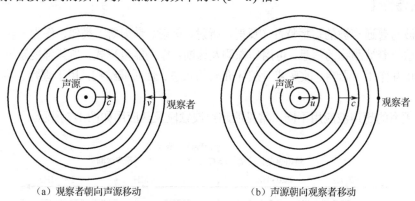

（a）观察者朝向声源移动　　　　　　　　（b）声源朝向观察者移动

图 1-8　多普勒效应

3. 声源（波源）与观察者同时相对于介质运动

结合上述两种情况，当声源和观察者相向运动时，速度分别为 v、u，则观察者接收到波的频率为

$$f' = \frac{c+v}{c-u}f \qquad (1\text{-}39)$$

式中，c 为介质中的声速；v 为观察者相对于介质的速度，若观察者朝向声源，则该值取正，

反之取负；u 为声源相对于介质的速度，当声源靠近观察者时，该值取正，反之取负。

应用超声波的多普勒效应，可探测血液流动状态，检测心脏、血管等的生理状态。由于血管内的血液是流动的物体，故超声波源与相对运动的血液间会产生多普勒效应。当血管内血液朝向声源运动时，反射波的波长被压缩，频率增加；当血液离开超声波源运动时，反射波波长变长，频率降低。反射波频率的变化量与血流速度成正比，因此，可根据超声波回波的频移量测定血流的速度。

1.5.3 超声波的生物效应

同其他形式的能量一样，当超声波作用于人体达到一定剂量时，会与人体组织之间通过一定的作用机制，使人体组织或器官产生一些生化、免疫、结构或功能上可逆或不可逆的变化，这便是超声波的生物效应。超声波的生物效应主要包括：机械效应、热效应、空化作用、生物化学效应，以及弥散效应、触变效应等，下面将对这几种效应做简要介绍。

1．机械效应

由于超声波的传播是机械振动能量的传播过程，故其作用于生物组织时会产生一定的机械效应。波在介质中传播时，介质中质点在平衡位置附近振动，超声波频率高，故其传播介质中质点振动振幅虽小，但频率很高，加速度很大，介质中质点交替压缩与拉伸形成交变声压，使得生物组织中的细胞及其内容物随之运动，引起组织的功能、生理过程甚至结构发生变化。当声强较低时，生物组织在这种机械效应下产生弹性振动，引发组织细胞内物质运动，使细胞质流动、细胞振荡、旋转、摩擦，从而产生细胞按摩的作用，也称为"内按摩"。这是超声波治疗所独有的特性，可以改变细胞膜的通透性，刺激细胞半透膜的弥散过程，促进新陈代谢，加速血液和淋巴循环，改善细胞缺血缺氧状态，同时能够改善组织营养，改变蛋白合成率，提高再生机能等，可用于治疗某些局部血液循环障碍的疾病。同时，低剂量的超声波还能使神经兴奋性降低，神经传导速度减慢，因而对一些周围神经疾病，如神经炎、神经痛等具有镇痛作用。大剂量的超声波能够使坚硬的结缔组织延伸、松软，若作用于神经末梢，可能引起血管麻痹，组织细胞缺氧，导致其坏死。当声强足够大时，机械振动产生的剪切力可能会超过组织细胞的弹性振动界限，使其断裂或粉碎，超声手术刀、超声碎石等均利用了这一效应。

2．热效应

超声波在组织中传播时，部分声波能量会被组织吸收，转化为热能，这便是超声波的热效应。超声波作用于组织时，可能引发组织中分子振动和转动的能量增加，通过分子间的相互作用，使组织升温，这种变化是可逆的；但若组织温度升高得足够高，可能会使组织分子结构发生不可逆的改变，造成组织损伤，如蛋白质变性。热量的产生情况与超声波的声强、介质的声压吸收系数及单位体积内超声波的作用时间有关。理疗超声、癌症治疗的高热疗法及高强度聚焦超声的灼热疗法，主要都是利用超声波的热效应。在利用超声波进行诊断时，由于多使用脉冲超声波，可能会引起瞬态温度升高，对人体产生损害。

人体不同组织吸收声能的能力不同，吸收相同能量温度升高的情况也不同。在整个组织中，超声波产生的热量不均匀，在相同强度超声波的作用下，骨组织和结缔组织升温显著，而脂肪和血液升温较少。超声波在两种不同组织交界面处产热较多，特别是在骨膜处，可产生局部高热，这对于关节、韧带等运动创伤的治疗具有很大意义。低剂量超声波的热效应可使得组织温度升高，血液循环加快，代谢更加旺盛，同时可以增强细胞的吞噬能力，提高机体防御能力，促进炎症的吸收；此外，还能够降低肌肉和结缔组织的张力，放松肌肉，以达到减轻肌肉疲劳、缓解疼痛的目的。但超声波用于理疗、治疗时，应避免温度过高而损伤组织，例如，对于眼，其组织血液循环慢，散热较慢，容易因热能聚集而导致损伤；生殖器官对于超声波较敏感，热效应易引发生殖腺组织损伤，因此对孕妇下腹部禁用；睾丸对超声波很敏感，高强度作用可能导致器质性损坏而不育。通常用于诊断的超声波，平均声强不超过 $0.1\ \mathrm{W \cdot cm^{-2}}$，在体内引起的温度升高不超过 $1℃$，一般认为，诊断级超声波是安全的。超声波对人体的作用不像 X 射线具有累积效应，且超声波能量不足以引起 X 射线那样的电离损害，所以，超声波诊断相较于 X 射线诊断具有一定的优势。

3. 空化作用

超声波的空化作用是指充有气体或水蒸气的空腔，在声场作用下发生振荡的现象。超声波空化可分为稳态空化和瞬态空化。超声波作用于液体时可产生大量的小气泡。一个原因是液体内局部出现拉应力而形成负压，压强的降低使原来溶于液体的气体过饱和，而从液体逸出，成为小气泡。另一个原因是强大的拉应力把液体"撕开"成一空洞，称为空化。空洞内为液体蒸气或溶于液体的另一种气体，甚至可能是真空。因空化作用形成的小气泡会随周围介质的振动而不断运动、扩大或突然破灭。破灭时周围液体突然冲入气泡而产生高温、高压，同时产生激波。与空化作用相伴随的内摩擦可形成电荷，并在气泡内因放电而产生发光现象。在液体中进行超声波处理的技术大多与空化作用有关。超声波空化作用产生的高温、高压及剧烈的振动，可在瞬间杀死病变组织，在临床治疗中起到一定的作用。

4. 生物化学效应

超声波在生物组织中传播时，其压力和温度的变化可引起组织化学特性发生变化，可能会影响酶的活性，加速细胞新陈代谢，刺激人体细胞合成等。

5. 弥散效应

超声波可以提高生物膜的通透性，超声波作用后，细胞膜对钾、钙离子的通透性发生较大的改变，从而增强生物膜弥散过程，促进物质交换，加速代谢，改善组织营养。

6. 触变效应

在超声波作用下，凝胶可转化为溶胶状态。超声波对肌肉、肌腱具有软化作用，还可能造成一些与组织缺水有关的病理改变，因而可应用于类风湿性关节炎病变，以及关节、肌腱、韧带的退行性病变的治疗。

超声波的生物效应既可被利用，如应用于超声治疗；也可能对人体造成负面影响，造成组织或器官坏死。因此，在医学超声应用中需要考虑其安全剂量，以降低对人体的不利影响。研究表明，当超声波声强小于 $0.1\ \mathrm{W \cdot cm^{-2}}$ 时，不会引起明显的生物效应，因此这是超声诊断（利用脉冲超声波的反射进行疾病诊断）时常用的剂量范围。但对于一些如胚胎、生殖细胞等脆弱、易受损伤的细胞和组织，该剂量是否安全还需进一步研究。超声波的强度超过

0.1 W·cm^{-2}时，会引起人体组织发生功能性或器质性改变。超声波对生物体产生的器质性改变分为可逆性和不可逆性的。一般认为，0.2～2.5 W·cm^{-2}的低强度超声波剂量对组织产生的影响是可逆的，因此采用其治疗的方法称为非损伤性疗法；而超过 3 W·cm^{-2}的剂量对某些组织可能会产生不可逆性的器质性改变，称为高强度的损伤性超声疗法，在超声碎石、超声手术刀、超声治疗癌症等方面有所应用。高强度聚集超声（High Intensity Focused Ultrasound, HIFU）通过将体外低能量超声波聚焦于体内靶区，在肿瘤内产生瞬态高温（60℃以上），并与生物组织发生空化、机械、生物化学等作用，以杀死靶区内的肿瘤细胞，其强度可高达 7500 W·cm^{-2}。

　　了解不同超声波强度作用于人体时的生物效应，可以帮助我们在超声诊断中控制安全的剂量，在超声治疗中达到按摩、镇痛、杀菌或清除病变组织等目的，在临床诊断治疗中具有重要的意义。

本章小结

　　本章主要介绍了声波的产生原理及其在介质中传播的基本规律；可被人耳听到的声音的基本特性，其物理特征与人耳感知到声音特征的关系；人类发出语音信号的生理基础及各种属性，与声音、语言的关系；听力测试中常用声学信号的类型、特点，以及它们在临床诊断中的应用；超声波的主要特性、生物效应，以及在医疗领域的应用。

习题

1. 简述声波、声音、语音的概念，并说明它们之间的联系与区别。
2. 简述噪声的心理学及物理学定义，描述噪声的危害与作用。
3. 简述超声波的特性，并阐明超声波在临床诊断、治疗应用中需要注意哪些问题。

第2章 光学基础

光学基本理论是学习视觉机理、视觉光学、眼科诊断技术和视觉功能辅助与替代技术不可缺少的预备知识。本章共含 3 节，简要介绍了工程光学中与本书内容紧密相关的基本概念和规律，具体包括光波与光线，几何光学基础（包含几何光学基本定律、共轴球面光学系统、人眼屈光系统、光学系统的成像与光路计算、目视光学仪器和光度学与色度学基础），物理光学基础（包括光的干涉、衍射、偏振理论基础）三部分。

2.1 光波与光线

光的本质是一种电磁波，电磁波谱中波长处于 400～760 nm 之间的能被人眼所识别的电磁波称为可见光（visible light），波长在 10～400 nm 之间的电磁波称为紫外光（ultraviolet light），波长在 760 nm～1 mm 之间的称为红外光（infrared light），如图 2-1 所示。

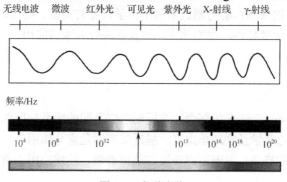

图 2-1 电磁波谱

由波动公式，平面光波的表达式可写为

$$E = Ae^{i(k \cdot r - \omega t + \varphi_0)} \tag{2-1}$$

式中，E 是平面波的电场矢量，A 为电场的幅度矢量，其方向为电场振动方向；k 是波矢量，其方向为光传播的方向，其值为 $2\pi / \lambda$，λ 是光的波长；ω 是角频率，其值为 $2\pi f$，f 是振动频率；φ_0 是初相位；r 为空间某点 P 的位置矢量。

在几何光学中，通常用光线来表示光的传播方向。光在传播过程中，某一时刻其振动相位相同的点构成波阵面，简称为波面（wave front）。光线始终垂直于波面，如图 2-2 所示。与波面对应的所有光线的集合，称为光束。

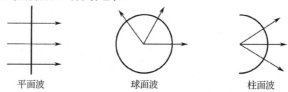

平面波　　　　　　　球面波　　　　　　　柱面波

图 2-2 波面和光线关系的示意图

2.2 几何光学基础

2.2.1 几何光学基本定律

几何光学把光的传播问题总结为三个基本定律，并在此基础上建立了几何光学的理论体系。因此，它们是我们研究光的传播和成像及设计各种光学仪器的理论基础。

1. 光的直线传播定律

光在各向同性的均匀介质里沿直线传播。一个带有小孔的板遮挡在蜡烛和投影屏之间，投影屏上会出现蜡烛的倒影，这样的现象称为小孔成像，如图 2-3 所示。小孔成像表明了光线沿直线传播的基本事实。需要注意的是，光线只在均匀介质中沿直线传播。在非均匀介质中，光线会因为介质折射率变化而发生折射或弯曲，这种现象在现实生活中也比较常见，如筷子在水中看起来发生弯曲、海市蜃楼现象等。另外，当小孔或狭缝的尺寸足够小时，光不再沿着直线方向传播，而会发生衍射现象。

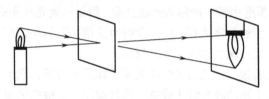

图 2-3　小孔成像

2. 光的独立传播定律

两束光在传播途中相遇时互不干扰，即每一束光的传播方向、频率、波长、偏振状态等特性都不因另一束光的存在而发生改变。在光束的同一交会点上，光的强度是各光束强度的简单叠加，离开交会点后，各光束仍按各自原来的方向传播。但是，如果考虑光的波动性质，例如当两束光由光源上同一点发出、经不同途径传播后在空间某点交会时，交会点处的光强有可能不再是各光束强度的简单叠加，而是根据两束光传播的光程不同，可能加强，也可能减弱，即发生了光的干涉现象。

3. 光的反射和折射定律

光的直线传播定律和光的独立传播定律概括了光在同一均匀介质中传播的规律，而光的反射和折射定律则研究光传播到两种均匀介质分界面时的现象和规律。

如图 2-4 所示，设介质 1、2 都是透明、均匀和各向同性的，且它们的分界面是平面（如果分界面不是平面，但曲率不太大时，以下结论仍然适用）。当一束光投射到介质 1、2 的分界面上时，一部分光被光滑表面"反射"回到介质 1 中，这种现象称为光的反射，反射回介质 1 的光称为反射光；另一部分光将"透过"光滑表面

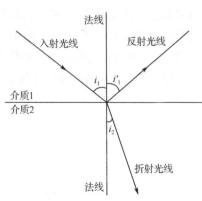

图 2-4　光的反射与折射

进入介质 2,这种现象称为光的折射,透过光滑表面的这部分光称为折射光。与反射光和折射光相对应的,原投射到光滑表面发生折射和反射之前的光称为入射光。

垂直于分界面并经过入射点的直线称为法线。入射光线与法线构成的平面称为入射面。分界面法线与入射光线、反射光线和折射光线所形成的夹角 i_1、i_1' 和 i_2 分别称为入射角、反射角和折射角。实验表明:

① 反射光线与折射光线都在入射面内。

② 反射角和入射角的绝对值相等,符号相反,即

$$i_1' = -i_1 \tag{2-2}$$

③ 入射角与折射角的正弦之比与入射角无关,是一个与介质和光的波长有关的常数,即

$$\frac{\sin i_1}{\sin i_2} = \frac{n_2}{n_1} \tag{2-3}$$

式中,n_1、n_2 分别为介质 1 和介质 2 的折射率。式(2-3)称为折射定律。

任何介质相对于真空的折射率,称为该种介质的绝对折射率,简称折射率。折射率较大的介质称为光密介质,折射率较小的称为光疏介质。假设一束光从光密介质入射到光疏介质,并逐渐增大入射角时,折射角将达到 90°,此时继续增加入射角,折射光将消失,入射光全部反射回原来的介质,这种现象称为光的全反射。

应当指出,作为实验规律,几何光学的基本定律是近似的,它们只在空间障碍物及反射和折射界面的尺寸远大于光的波长时才成立。尽管如此,在很多情况下用它们来设计光学仪器还是足够精确的。

2.2.2 光学系统的成像与光路计算

光学系统通常由若干光学元件(如透镜、棱镜、反射镜等)组成。组成光学系统的各个元件的表面曲率中心通常在同一条直线上,即共轴光学系统。在理想成像情况下,物点发出的同心光束经过光学系统后仍然为同心光束,后一个同心点即为物点的像。

下面以单个折射球面为例,说明物像关系的光路计算方法。

如图 2-5 所示,折射球面 OA 为某介质分界面,左边介质的折射率为 n,右边介质的折射率为 n',C 为球心,OC 为球面的曲率半径,以 r 表示。通过球心的直线称为光轴,光轴与球面的交点 O 称为顶点。通过物点和光轴的平面定义为子午面。物点 P 到顶点 O 的距离为物距 s,入射光线和光轴的夹角为物方孔径角 u;像点 P′到顶点 O 的距离为像距 s',折射光线和光轴的夹角为像方孔径角 u'。

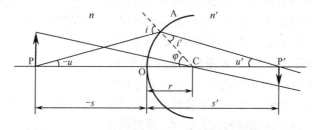

图 2-5 单折射球面系统的光路示意图

符号规则如下：

（1）沿轴线段：规定光线自左向右，以顶点 O 为原点，由顶点到光线与光轴的交点（或球心）的方向和光线传播方向相同，其值为正，反之为负。

（2）垂轴线段：以光轴为基准，在光轴上方为正，在光轴下方为负。

（3）光线与光轴的夹角：光轴以锐角方向转向光线，顺时针为正，逆时针为负。

（4）光线与法线的夹角：光线以锐角方向转向法线，顺时针为正，逆时针为负。

（5）光轴与法线的夹角：光轴以锐角方向转向法线，顺时针为正，逆时针为负。

（6）折射面间隔：前一个面的顶点到后一个面的顶点，顺光线方向为正，逆光线方向为负。

由折射定律和三角函数公式可得

$$s' = r\left(1 + \frac{\sin i'}{\sin u'}\right) \tag{2-4}$$

由式（2-4）可见，P 点发出的同心光束经球面折射后，出射光束不再是同心光束，即存在球差（有关像差方面的知识请参考有关文献）。

但是，当孔径角 u 很小，光线在光轴附近很小的区域内（近轴区）时，$\sin u \approx u$，此时式（2-4）可改写为

$$\frac{n'}{s'} - \frac{n}{s} = \frac{n'-n}{r} \tag{2-5}$$

此即近轴近似条件下的物像关系：

① 当像距无限远，即 $s' = +\infty$ 时，$s = -\dfrac{n}{n'-n}r$，此时 s 即为物方焦距 f；

② 当物距无限远，即 $s = -\infty$ 时，$s' = \dfrac{n'}{n'-n}r$，此时 s' 即为像方焦距 f'。

式中，n 为物方折射率，n' 为像方折射率。

为了计算方便，通常又把焦距的倒数与对应空间折射率的乘积定义为该球面的屈光度（refractive power），即

$$F = \frac{n'}{f'} = -\frac{n}{f} = \frac{n'-n}{r} \tag{2-6}$$

除了物像位置关系，还需讨论物像放大关系。下面说明放大率的定义。

（1）垂轴放大率　定义为垂直于光轴的像高 y' 与物高 y 之比，即

$$\beta = \frac{y'}{y} = \frac{ns'}{n's} \tag{2-7}$$

由式（2-7）可见，垂轴放大率仅取决于共轭面的位置。

（2）轴向放大率　位于光轴上的物与像沿轴向方向微小移动量之间的关系，由式（2-5）可得

$$\alpha = \frac{\mathrm{d}s'}{\mathrm{d}s} = \frac{ns'^2}{n's^2} \tag{2-8}$$

由式（2-7）和式（2-8）可得

$$\alpha = \frac{n'}{n}\beta^2 \tag{2-9}$$

（3）角放大率　在近轴区，定义为一对共轭光线与光轴的夹角 u' 与 u 的比值，即

$$\gamma = \frac{u'}{u} = \frac{n}{n'}\frac{1}{\beta} \tag{2-10}$$

由式（2-7）～式（2-10）可知，$\alpha\gamma = \beta$。

定义一个常数 J，即拉格朗日-赫姆霍兹不变量，简称拉赫不变量，即

$$J = nuy = n'u'y' \tag{2-11}$$

拉赫不变量涵盖了物体大小、成像光束孔径角和折射率，是表征光学系统性能的重要参数。

任何一个复杂球面成像系统的物像关系可通过单折射面系统的物像关系理论演算而得，由于篇幅所限，这里仅介绍薄透镜成像公式。

假设组成薄透镜前后球面的曲率半径分别为 r_1 和 r_2，透镜折射率为 n_L，物方折射率为 n，像方折射率为 n'，则透镜的物方焦距为

$$f = -\frac{n}{\dfrac{n_L - n}{r_1} + \dfrac{n' - n_L}{r_2}} \tag{2-12}$$

像方焦距为

$$f' = \frac{n'}{\dfrac{n_L - n}{r_1} + \dfrac{n' - n_L}{r_2}} \tag{2-13}$$

如果物距和像距分别为 s 和 s'，则物像关系的高斯公式为

$$\frac{f'}{s'} + \frac{f}{s} = 1 \tag{2-14}$$

2.2.3　人眼屈光系统

人眼是一个精密的光学系统，其外形接近于球形，前后直径约为 24 mm，水平直径约为 23 mm。人眼屈光介质包括角膜、房水、晶状体和玻璃体。角膜、瞳孔和晶状体组成人眼的屈光系统，如图 2-6 所示。眼前极部与眼后极部之间的连线构成人眼屈光系统的光轴，而人眼入瞳中心与黄斑中央凹的连线为眼的视轴，二者之间的夹角称为 α 角。

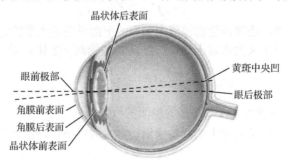

图 2-6　人眼屈光系统示意图

1. 角膜

角膜是一个高度透明的组织，其形态为新月形，直径约为 12 mm，中央厚度约为 0.55 mm。

角膜前表面覆盖一层泪膜（泪膜的屈光作用可忽略），中央部分陡峭，而周边部分扁平；后表面和房水接触，形态接近球面。角膜组织的平均折射率为 1.376，房水的折射率为 1.336。角膜前后表面均近似地以球面计算，曲率半径分别为 7.7 mm 和 6.8 mm，由式（2-6）可计算前后表面的屈光度 F_1 和 F_2 分别为

$$F_1 = \frac{1000 \times (1.376 - 1)}{+7.7} = +48.83\ \text{D} \tag{2-15}$$

$$F_2 = \frac{1000 \times (1.336 - 1.376)}{+6.8} = -5.88\ \text{D} \tag{2-16}$$

因此，角膜的总屈光度约为 43 D，占眼总屈光度的 2/3。

2. 前房

角膜和虹膜及晶状体之间的空间称为前房，角膜后表面至晶状体前表面之间沿光轴方向的距离称为前房深度。前房充满房水，房水中水含量约占 98%，因此其光学折射率可认为与水一致。

3. 虹膜与瞳孔

虹膜中央的圆形通孔称为瞳孔具有调节进入人眼的光强和成像景深的作用。

4. 晶状体

晶状体拥有层状纤维分布的洋葱状结构，具有很好的弹性，可以在悬韧带作用下改变其形状，从而改变人眼成像的焦点，使近处物体也能够成像于视网膜上，这种机制称为人眼的调节（accommodation）。晶状体的直径约为 9 mm，呈双凸形。在调节放松时，晶状体的中央厚度约为 3.6 mm，前后表面的中心曲率半径分别约为 10 mm 和 -6 mm。因此，如果房水和玻璃体的折射率均取 1.336，晶状体的平均折射率为 1.416，则晶状体前后表面的屈光度 F_3 和 F_4 分别为

$$F_3 = \frac{1000 \times (1.416 - 1.336)}{10} = +8.00\ \text{D} \tag{2-17}$$

$$F_4 = \frac{1000 \times (1.336 - 1.416)}{10} = +13.33\ \text{D} \tag{2-18}$$

因此，晶状体的总屈光度约为 21 D。

5. 简化眼

通常为了计算方便，将人眼光学系统以一个单球面来近似表示，即简化眼（reduced eye），如图 2-7 所示。

简化眼的总屈光度 F_e 为 60 D，眼内平均折射率为 4/3。因此，容易计算简化眼的前后焦距分别为 -16.67 mm 和 22.22 mm，单折射球面的半径为 5.56 mm。

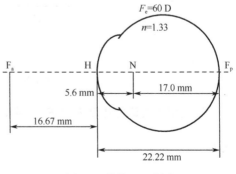

图 2-7　简化眼示意图

2.2.4 目视光学仪器

视觉系统感受到的物体大小取决于视网膜上光学像的大小,而视网膜光学像的大小与视角有关。为了提高人眼分辨细节的能力,人们设计了多种扩大视角的光学仪器,典型的有放大镜、显微镜和望远镜等。人眼通过这些光学仪器所成的像观察物体,因此这些光学仪器又称为目视光学仪器。通常把借助光学仪器观察物体时的视网膜光学像大小与人眼直接观察时的视网膜光学像大小的比值称为视放大率,以符号 Γ 表示,即

$$\Gamma = \frac{y'}{y'_e} = \frac{l'\tan\theta'}{l'\tan\theta'_e} = \frac{\tan\theta'}{\tan\theta'_e} \tag{2-19}$$

式中,y' 是通过光学仪器观察物体时视网膜上的像高,y'_e 是人眼直接观察物体时视网膜上的像高,l' 是人眼瞳孔面(近似为眼屈光系统后节点的位置)到视网膜的距离,θ' 是光学仪器所成的像对人眼的视角,θ'_e 是人眼直接观察物体时的视角。

1. 放大镜

放大镜是日常生活中常用的注视仪器。通常情况下,人眼直接观察时,一般把物体放在明视距离处,即 $D = 250\,\text{mm}$。此时

$$\tan\theta'_e = \frac{y}{D} \tag{2-20}$$

当人眼通过放大镜观察物体时,通常把物体放在放大镜的前焦点上,即放大镜所成的虚像位于无限远处,如图 2-8 所示,此时

$$\tan\theta' = \frac{y}{-f} \tag{2-21}$$

式中,y 为物体高度,θ' 为物体的虚像对人眼的视角。图 2-8 中,F 为放大镜前焦点,P 为人眼瞳孔处。根据式(2-21),放大镜的视放大率为

$$\Gamma = -\frac{250\,\text{mm}}{f} \tag{2-22}$$

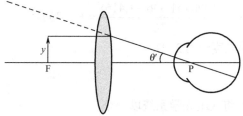

图 2-8　人眼通过放大镜观察物体

如果用放大镜的焦度 F($F = -\dfrac{1}{f}$,f 以 m 为单位)表示,则放大镜的视放大率可简化为

$$\Gamma = \frac{F}{4} \tag{2-23}$$

2. 显微镜系统

放大镜的视放大率一般最高只有几十倍，还不能满足人们观察更细微物体的需求。为了进一步提高视放大率，人们设计了显微镜。显微镜的基本结构由一组物镜和一组目镜组成，即物体经物镜成一放大的实像于目镜的前焦面处，该实像再通过目镜放大，从而大大提高了视放大率，如图 2-9 所示。

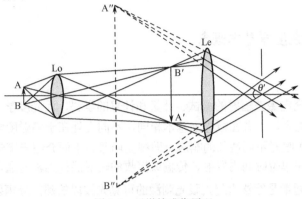

图 2-9　显微镜成像原理

显微镜的视放大率为

$$\Gamma = -\frac{\Delta \times 250\,\text{mm}}{f_o' f_e'} = \beta \Gamma_e \tag{2-24}$$

式中，f_o' 与 f_e' 分别是物镜和目镜的焦距，Δ 是显微镜的光学间隔，即物镜后焦点和目镜前焦点之间的距离，β 是物镜的横向放大率，Γ_e 是目镜的视放大率。也就是说，显微镜的视放大率是物镜的横向放大率和目镜的视放大率之积。若把显微镜看成一个组合光学系统，其组合焦距为 $f' = -\dfrac{f_o' f_e'}{\Delta}$，由式（2-24）可知，$\Gamma = 250\,\text{mm} / f'$，与放大镜的视放大率一致。

物镜的横向放大率和目镜的视放大率通常标注在镜筒上（如 40×、16× 等），因此使用者很容易计算显微镜的总放大率。

3. 望远镜系统

如果物体离观察者太远，对人眼的视角将变得很小，人们通过望远镜系统对远处物体的视角进行放大，从而放大了视网膜光学像的大小，有利于观察，其光学原理如图 2-10 所示。无限远处物体发出的光线，经望远镜系统的物镜 L_o 后成像于物镜的像方焦面上。由于望远系统的物镜像方焦面和目镜 L_e 的物方焦面重合，因此目镜将该中间像成像于无限远处。

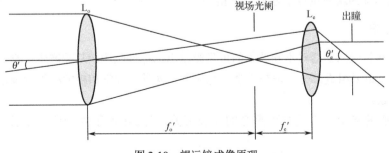

图 2-10　望远镜成像原理

容易推导望远镜系统的视放大率为

$$\Gamma = -\frac{f_o'}{f_e'} \qquad (2\text{-}25)$$

即望远镜的视放大率仅取决于物镜和目镜的焦距之比。

望远镜可作为低视力患者的助视器，将远处物体的视角放大成像于视网膜上，以改善视觉效果。

2.2.5 光度学与色度学基本概念

1. 光度学

辐射度学是研究电磁波辐射的测试、计量和计算的学科，而光度学是辐射度学的特例，其研究对象专指可见光。二者在概念上基本相同，不同之处在于辐射度学是物理计量方法，而光度学还要考虑人眼对不同波长的响应，即视见函数。下面介绍光度学的基本概念。

（1）光通量　在单位时间内发射、传输或接收的辐射能称为辐射通量，以符号 Φ_e 表示，单位是瓦（W）。光通量是能够引起人眼光刺激的可见光波段的那部分辐射通量。由于人眼的光刺激不仅取决于对应的辐射通量的物理值，还与人眼的视见函数 $V(\lambda)$ 有关，即

$$\Phi = V(\lambda)\Phi_e \qquad (2\text{-}26)$$

式中，Φ 是光通量，单位是流明（lm）。

（2）光照度　单位面积上接收的光通量称为光照度，单位是勒克斯（lx）。根据定义可得

$$E = \frac{\mathrm{d}\Phi}{\mathrm{d}A} \qquad (2\text{-}27)$$

（3）发光强度　点光源在单位立体角内的光通量称为发光强度，单位是坎德拉（cd），表示辐射体在不同方向上的辐射特性。假设在某一方向上元立体角 $\mathrm{d}\Omega$ 内的辐射通量为 $\mathrm{d}\Phi$，则发光强度定义为

$$I = \frac{\mathrm{d}\Phi}{\mathrm{d}\Omega} \qquad (2\text{-}28)$$

（4）光亮度　发光体内某元发光面 $\mathrm{d}A$，在与元发光面法线 N 成 θ 角方向上，元立体角 $\mathrm{d}\Omega$ 内发出的光通量为 $\mathrm{d}\Phi$，则光亮度定义为

$$L = \frac{\mathrm{d}\Phi}{\mathrm{d}A\,\mathrm{d}\Omega\cos\theta} \qquad (2\text{-}29)$$

光亮度 L 的单位为坎德拉每平方米（cd·m^{-2}）。

2. 色度学

人眼视网膜光感受器对不同波长的可见光做出选择性响应，从而产生色觉。色觉是人眼视功能的一个重要组成部分，是与光学、光化学、视觉生理学和视觉心理学等多方面问题有关的复杂现象。

（1）颜色的概念　颜色与可见光的波长有关，表 2-1 所示为颜色与波长的对应关系。

表 2-1 颜色和波长的对应关系

颜 色	红	橙	黄	绿	青	蓝	紫
波长范围/nm	630～760	600～630	570～600	500～570	450～500	430～450	400～430

（2）颜色的分类和特征 颜色可分为非彩色和彩色两大类。非彩色指白色、黑色及各种深浅不同的灰色组成的颜色系列，称为黑白系列。呈现黑白系列的物体对光谱不具有选择性。

彩色是指黑白系列以外的颜色。彩色有三种表观特征：明度、色调和彩度（又称为饱和度）。

明度：表示人眼对颜色明亮程度的感觉。发光体的亮度越高，或非发光体的反射率越高，则明度也越高。

色调：指区分不同彩色的特性。不同波长的光辐射，视觉上呈现不同的色调，如红、黄、绿。发光体的色调取决于其辐射的光谱组成，非发光体的色调取决于照明光的光谱组成和物体本身对光的选择性吸收特性。

饱和度：表示颜色接近光谱色的程度。一种颜色，可以看成某种光谱色与白色混合的结果。其中光谱色所占比例越大，颜色越接近光谱色，其饱和度也越高。

（3）颜色的混合和匹配 颜色可以互相混合。两种或几种颜色混合，将形成不同于原来颜色的新颜色。大量实验证明，红、黄、蓝这三种颜色相互独立，选用红、黄、蓝三种色光作为混合的基本色效果最好。因此，红、黄、蓝这三种颜色称为三原色（或称为相加三基色）

2.3 物理光学基础

2.3.1 光的干涉

1. 光程与相位

光在介质中传播的速度与折射率有关。假设某单色光在真空中的速度为 c，介质的折射率为 n，则光在该介质中的传播速度为

$$v = c/n \tag{2-30}$$

光在介质中传播的几何距离为 r，则光程（optical path）为

$$L = nr \tag{2-31}$$

可见，光程是光在介质中传播的路程折合为光在真空中传播的相应路程。光程差是指光程之差。

如图 2-11 所示，点光源 S_1、S_2 发出的光在空间某点 P 相遇。S_1 发出的光经过折射率为 n_1 的介质，路程为 r_1。S_2 发出的光经折射率为 n_2 的介质，路程为 r_2。则两束光在 P 点的光程差为

$$\Delta L = n_2 r_2 - n_1 r_1 \tag{2-32}$$

产生对应的相位差为

$$\Delta \varphi = k \cdot \Delta L + \varphi_{02} - \varphi_{01} \tag{2-33}$$

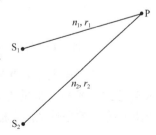

图 2-11 光程和光程差

式中，k 是波数，$k = 2\pi/\lambda$。φ_{01}、φ_{02} 分别是两列波的初相位。

2. 光波的叠加与干涉

如图 2-11 所示，两列波在空间相遇于 P 点，将产生叠加。根据波的叠加原理，叠加后的 P 点的光强为

$$I = \langle (\boldsymbol{E}_1 + \boldsymbol{E}_2) \cdot (\boldsymbol{E}_1 + \boldsymbol{E}_2) \rangle = \langle \boldsymbol{E}_1 \cdot \boldsymbol{E}_1 \rangle + \langle \boldsymbol{E}_2 \cdot \boldsymbol{E}_2 \rangle + \langle 2\boldsymbol{E}_1 \cdot \boldsymbol{E}_2 \rangle = I_1 + I_2 + I_{12} \qquad (2\text{-}34)$$

式中，$\boldsymbol{E}_1$ 和 $\boldsymbol{E}_2$ 为光波的电场分量。也就是说，P 点光强不再是两列波光强的简单叠加。因此，上式中的 I_{12} 即为干涉项。

假设 $\boldsymbol{E}_1$ 和 $\boldsymbol{E}_2$ 为平面波，根据式（2-1）有

$$I = I_1 + I_2 + 2\langle \boldsymbol{E}_1 \cdot \boldsymbol{E}_2 \rangle = I_1 + I_2 + 2\boldsymbol{A}_1 \cdot \boldsymbol{A}_2 \cos \Delta\varphi \qquad (2\text{-}35)$$

式中，$\Delta\varphi$ 为相位差，如式（2-33）所示。因此，要获得稳定的干涉条纹，必须满足以下条件：①频率相同；②振动方向相同；③相位差恒定。此时，式（2-35）可简化为

$$I = I_1 + I_2 + 2\sqrt{I_1 I_2} \cos \Delta\varphi \qquad (2\text{-}36)$$

下面以杨氏双缝干涉实验为例，说明干涉条纹的分布规律。

杨氏双缝干涉实验的原理如图 2-12 所示。平面波经狭缝 S_0 后照射在与 S_0 平行且对称的狭缝 S_1 和 S_2 上。由 S_1 和 S_2 上发出的光波来源于同一波面，因而是相干波。两列波在屏 M 上相遇叠加，产生明暗相间的稳定干涉图样。

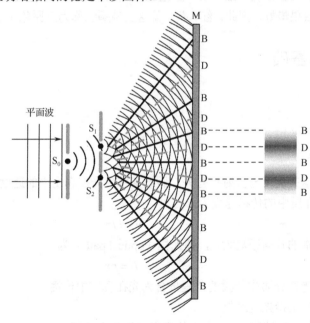

图 2-12　杨氏干涉实验示意图（B 表示亮纹中央位置，D 表示暗纹中央位置）

下面推导屏上任意点 P 的光强分布。假设入射光波长为 λ，狭缝 S_1、S_2 间的距离是 d，$S_1 S_2$ 连线与屏 M 之间的距离为 D，且 $D \gg d$。P 到屏中心的距离为 x，则当 $x \ll D$ 时，P 点出现亮条纹的条件是，光程差满足

$$\Delta = d\frac{x}{D} = \pm m\lambda, \ \text{或} \ x = \pm m\frac{D}{d}\lambda, \ m = 0,1,2,\cdots \qquad (2\text{-}37)$$

式中，m 为干涉的级数。当 $m=0$ 时，即在 P 点处出现亮条纹，称为中央亮纹或零级亮纹。此时 P 点的光强为

$$I_{\max} = I_1 + I_2 + 2\sqrt{I_1 I_2} \tag{2-38}$$

P 点出现暗条纹的条件是，光程差满足

$$\Delta = d\frac{x}{D} = \pm(2m-1)\frac{\lambda}{2}, \text{或 } x = \pm(2m-1)\frac{D}{d} \times \frac{\lambda}{2}, m = 0,1,2,\cdots \tag{2-39}$$

此时 P 点的光强为

$$I_{\min} = I_1 + I_2 - 2\sqrt{I_1 I_2} \tag{2-40}$$

如果 $I_1 = I_2 = \dfrac{I}{2}$，则亮纹中央 $I_{\max} = 4I_1 = 2I$，暗纹中央 $I_{\min} = 0$。

由式（2-37）和式（2-39）可知，相邻亮纹或暗纹的间距为

$$\Delta x = \frac{D}{d}\lambda \tag{2-41}$$

干涉场中某点附近的可见度定义为

$$\gamma = \frac{I_{\max} - I_{\min}}{I_{\max} + I_{\min}} \tag{2-42}$$

根据式（2-42）可得

$$\gamma = \frac{2\sqrt{I_1 I_2}}{I_1 + I_2} \tag{2-43}$$

因此，干涉场的可见度与两相干光的振幅或光强比值有关。

2.3.2　光的衍射

光波绕过障碍物偏离直线传播的现象称为光的衍射（diffraction of light）。衍射系统主要由光源、衍射屏和接收屏组成。根据它们之间的距离不同，通常将衍射现象分为两类：一类是菲涅耳衍射（fresnel diffraction），其光源和接收屏（或两者之一）距离衍射屏为有限远；另一类是夫琅和费衍射（fraunhofer diffraction），其光源和接收屏距离衍射屏均为无限远。

下面以夫琅和费衍射为例，介绍衍射图样的光强分布。

1. 夫琅和费单缝衍射

如图 2-13（a）所示为一个夫琅和费单缝衍射的光学系统。透镜 L_1 将点光源 S 发出的光准直为平行光。为了便于观察，透镜 L_2 放置于衍射屏 D 后，使经过衍射屏的衍射光成像于接收屏 O 上。如图 2-13（b）所示，狭缝宽度为 d，θ 为衍射角。当 S 为单色光源时，接收屏 O 上将呈现明暗相间的衍射图样。

根据夫琅和费衍射公式，接收屏上沿 x 方向任意点 P 的衍射光强分布为

$$I = I_0 \left(\frac{\sin\alpha}{\alpha}\right)^2 \tag{2-44}$$

式中，I_0 是 P_0 点的光强，$\alpha = \dfrac{\pi}{\lambda}d\sin\theta$。

当 $\theta = 0$，即 $\alpha = 0$ 时，此时在 P_0 点出现主极大，即中央亮纹。在 $\alpha = \pm\pi, \pm 2\pi, \pm 3\pi, \cdots$ 处，

出现光强的极小值 $I = 0$，即零强度点。此时，

$$d\sin\theta = n\lambda, \quad n = \pm 1, \pm 2, \cdots \tag{2-45}$$

由式（2-45）容易得到中央亮纹的半角宽度为

$$\Delta\theta = \frac{\lambda}{d} \tag{2-46}$$

对应的中央亮纹的半宽尺寸为

$$\Delta x = \frac{\lambda}{d} f \tag{2-47}$$

式中，f 为聚焦透镜 L_2 的焦距。

由式（2-46）可以看出，中央亮纹的半角宽度 $\Delta\theta$ 与缝宽 d 成反比，也就是说，衍射孔对光波的限制越大，衍射场越弥散；反之，当缝宽很大时，光束接近直线传播。

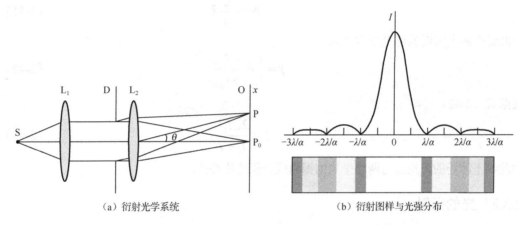

（a）衍射光学系统　　　　　　　　　　（b）衍射图样与光强分布

图 2-13　夫琅和费单缝衍射光学系统及衍射条纹示意图

2. 夫琅和费圆孔衍射

如图 2-13 所示的单缝衍射装置中，如果用以直径为 d 的小圆孔代替单缝，那么在接收屏上将呈现如图 2-14 所示的同心圆分布的圆孔衍射图样。中央亮斑称为艾里斑（Airy disk），其半角宽度为

$$\theta_0 = 1.22\frac{\lambda}{d} \tag{2-48}$$

若聚焦透镜的焦距为 f，则艾里斑的半径为

$$r_0 = 1.22f\frac{\lambda}{d} \tag{2-49}$$

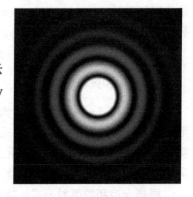

图 2-14　圆孔衍射图样

3. 光学仪器的分辨本领

根据几何光学成像原理，如果消除了光学仪器的像差，像点与物点具有一一对应的关系，那么物体的细节都是可以分辨的。但是，由于光学系统的通光孔径都具有有限的尺寸，每个

物点发出的光都会产生衍射效应，即每个像点实际上都是一个圆斑（光学系统的通光口径一般为圆形），因此相邻的圆斑可能造成彼此重叠而无法分辨。光学系统能够分辨两个靠近物点的能力称为分辨本领（或称为分辨率）。

如图 2-15 所示，两个物点 S_1 和 S_2，它们的像点为圆斑 S_1' 和 S_2'。根据瑞利判据，当一个物点的衍射像的中央极大与近旁另一个物点衍射像的第一极小重合时，认为光学系统恰好能够分辨这两个物点。

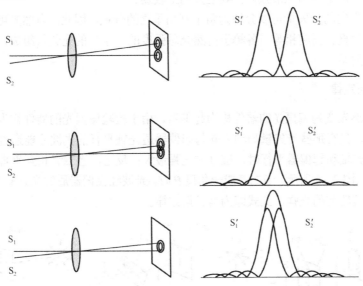

图 2-15　光学仪器的分辨率

因此，根据夫琅和费圆孔衍射的公式，望远镜系统的分辨率如式（2-48）所示，此时 d 为望远镜物镜的直径。而对于照相系统，它能分辨感光底片上的最小距离如式（2-49）所示。对于显微镜系统（见图 2-9），如果显微镜物镜的直径为 d，经物镜成像的像距为 l'，最小分辨的物体尺寸为 r_{min}，根据式（2-11）所示的正弦条件，当光束孔径角 u 较小时，可得

$$nr_{min}u = n'r_0' \frac{d}{2l'} \tag{2-50}$$

在显微镜内，$n'=1$，因此，由上式可得

$$r_{min} = r_0 \frac{d}{2l'} \times \frac{1}{n \times \sin u} = \frac{0.61\lambda}{n \sin u} = \frac{0.61\lambda}{NA} \tag{2-51}$$

式中，NA 为该光学系统的数值孔径。

因此，显微镜的分辨率完全取决于物的数值孔径和照明光的波长，而目镜的作用是对物镜所成的像进行视角放大。如果物镜不能区分物体的微小细节，则目镜无论怎么放大，也无法区分物体的细节。

2.3.3　光的偏振

光是一种电磁波，其电场强度矢量和磁场强度矢量的振动方向都垂直于光波的传播方向，并且它们之间也互相垂直，因此光波是横波，具有偏振特性。光矢量一般指电矢量，因此电场强度矢量的振动方向即代表光的振动方向。

1. 自然光和偏振光

普通光源发出的光波，其光矢量在各个方向上振动的概率和大小相同，称为自然光。而光矢量的方向和大小有规则变化的光波称为偏振光，其中光矢量的振动方向局限于某一特定方向的光波称为线偏振光。光矢量的末端在垂直于传播方向的平面上的轨迹呈现圆形或椭圆形的光波，称为圆偏振光或椭圆偏振光。介于线偏振光和自然光之间的光波称为部分偏振光，其光矢量在某个确定方向上最强，在其他方向上较弱。

任意一个方向的光矢量可以分解为两个互相垂直的分量。因此，自然光可以看成由两个振动方向互相垂直、强度相等（各等于自然光总强度的一半）的光矢量组成，但分量之间没有固定的相位关系。

2. 马吕斯定律

能够将自然光变为偏振光的器件称为起偏器，用于检验偏振光的器件称为检偏器。光波经过起偏器后，只有那些光矢量振动方向与起偏器透光轴平行的光波才能通过起偏器。因此当检偏器的透光轴和起偏器平行时，透过的光强最大；反之，当二者相互垂直时，检偏器后将出现暗场，如图 2-16 所示。当二者成一角度 θ 时，光波经检偏器后的光强变为 $I = I_0 \cos^2 \theta$，I_0 为入射到检偏器前的光强，此式即为马吕斯定律。

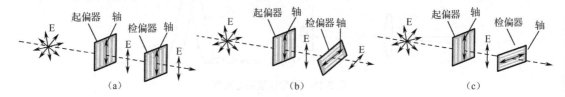

图 2-16　起偏与检偏的原理示意图

3. 布儒斯特定律

1812 年，布儒斯特（Brewster）发现，当入射角与折射角之和等于 90° 时（此时反射光和折射光互相垂直），反射光即成为偏振方向垂直于入射面的线偏振光，如图 2-17 所示。

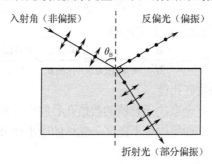

图 2-17　布儒斯特定律

根据折射定律 $n_1 \sin \theta_1 = n_2 \sin \theta_2$，可得

$$\tan \theta_1 = \frac{n_2}{n_1} \tag{2-52}$$

式（2-52）称为布儒斯特定律。因此，当自然光以布儒斯特角（θ_B）入射到介质表面时，反射光成为线偏振光，而折射光成为部分偏振光。

本章小结

本章主要介绍了光波与光线的概念，光的本质是电磁波，但在几何光学近似条件下，可以用光线表示光波的传播方向，光线始终与光波的波前垂直。在讲述几何光学成像时，详细介绍了共轴球面光学系统光线计算方法，为复杂光学系统的计算打下基础。在此基础上，介绍了人眼光学系统的组成及简化眼的特性，常见目视光学仪器的原理和视放大率，这些知识为理解和应用目视光学仪器提供了理论基础。光度学和色度学在视觉中具有广泛的应用，本章仅介绍了光度学和色度学的基本概念。光的干涉、衍射和偏振是光波的基本特性，本章介绍了干涉、衍射和偏振的基本概念和计算公式。本章内容不仅为学习视觉机理和眼科诊断技术相关内容提供预备知识，也为进一步学习视觉功能的辅助和替代技术奠定理论基础。

习题

1. 举例说明生活中符合光传播基本定律的现象及各定律的应用。
2. 根据球面折射公式，分别推导薄透镜和厚透镜（厚度为 t）的焦距公式。
3. 显微镜的视放大率是由什么决定的？如果某一显微镜系统的物镜标称放大率为 40×，目镜的标称放大率为 10×，则该显微镜的视放大率等于多少？
4. 显微镜的分辨率由什么决定？如果某一显微镜系统物镜的数值孔径为 0.6，照明光的波长为 550 nm，则该显微镜能分辨的最小尺寸是多少？
5. 一个发光强度为 20 cd（坎德拉）的点光源，到人眼的距离为 0.5 m，人眼的瞳孔直径为 2 mm，请问进入眼睛的光通量是多少流明？

第 3 章 听觉的形成

听觉是人类最重要的感觉功能之一，是位于视觉之后的第二主要信息获取通道。语言的形成和发展离不开听觉，听力损失的儿童往往伴随着语言功能障碍，听力下降也会严重影响人与人之间的交流。听觉的形成依赖于完整、健康的听觉系统：作为听觉器官的耳能够捕获、放大外界声音信号，并将声波振动转换为神经电冲动，通过听神经传给听觉中枢；听觉中枢进一步加工、处理，最终形成听觉。本章首先介绍听觉形成的解剖学基础，即听觉系统各部分的形态、结构及基本功能；然后介绍听觉通路的信息处理机制，通路中各部分如何协调配合，共同完成听觉任务；最后介绍常见的听力损失及产生原因。这些内容将为后文介绍的听觉功能辅助与替代技术的形成与发展提供解剖及生理基础。

3.1 听觉通路的解剖及生理基础

人类听觉的形成依赖于听觉系统（auditory system）及听觉通路的完整性。听觉系统以听神经为界，分为外周听觉系统和听觉中枢两部分，是对声音进行收集、传导、处理、综合的感觉系统。外周听觉系统包括外耳、中耳、内耳（耳蜗）及听神经，主要功能是将空气中传播的声音信号转化为神经电冲动，沿听神经传至听觉中枢；听觉中枢包括耳蜗核（耳蜗背侧核与耳蜗腹侧核）、上橄榄核、外侧丘系、下丘、内侧膝状体等在内的一系列核团及听觉皮层（auditory cortex），其主要功能是对声音信息进行进一步的处理加工和整合分析，最终形成听觉。听觉通路的基本结构如图 3-1 所示。

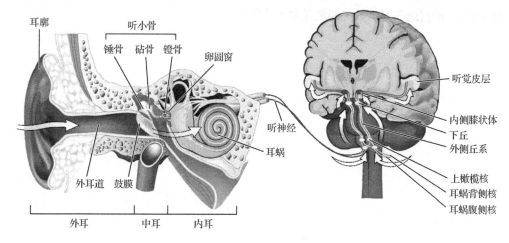

图 3-1 听觉通路基本结构示意图

耳可分为外耳、中耳和内耳，是外周听觉系统的重要组成部分。外耳和中耳主要完成声波的收集、放大和传导功能；内耳的耳蜗是一种换能装置，能够将声音的振动信号首先转换为耳蜗内液体的波动信号，再进一步转化为大脑可感受和处理的神经电冲动，这些携带听觉信息的神经电冲动，经由与耳蜗相连的听神经（或蜗神经）传出。此外，内耳中还包括与人的平衡觉感受密切相关的前庭器官，其产生的神经电冲动经前庭神经传出。前庭神经和蜗神经将人耳捕获到的位听信息传向大脑，分别在躯体感觉皮层与听觉皮层产生平衡觉与听觉感知。下面将详细介绍耳中与听觉功能相关的结构及听觉中枢。

3.1.1　外耳

外耳（external ear）包括耳廓、外耳道和鼓膜三部分，其主要功能是收集声音、传导声音，并且对声波具有增压作用。

耳廓（auricle）位于头部两侧，凸面向后，凹面朝向前外侧。耳廓的上部为弹性软骨及结缔组织构成的支架，表面覆盖软骨膜和皮肤，皮下组织较少，但富含神经和血管，感觉敏锐；耳廓的下三分之一称为耳垂，耳垂内无软骨，仅含结缔组织和脂肪，血管丰富，是临床常用的采血部位。从前往后看，耳廓外周边缘的卷曲称为耳轮，耳轮起自外耳门上方的耳轮脚，围绕耳廓的上缘及后缘，向下连于耳垂。耳轮前方有一与其平行的弧形隆起，称为对耳轮。对耳轮上方有上、下对耳轮脚，其间所夹三角形浅窝区域称为三角窝。耳轮与对耳轮之间的狭长凹陷，称为耳舟。对耳轮前方的深窝为耳甲，其被耳轮脚分隔为上下两窝，上窝称为耳甲艇，下窝称为耳甲腔。耳甲腔通入外耳门，其前方有一凸起，称为耳屏；耳甲腔后方，对耳轮下部有一凸起，称为对耳屏。耳屏与对耳屏之间的凹陷称为对耳屏切迹。耳廓借由软骨、韧带、肌肉和皮肤连于头部两侧。耳廓的软骨向内延续为外耳道软骨，耳廓处分布的神经有来自颈丛的耳大神经、枕小神经，来自三叉神经的耳颞神经，以及面神经、舌咽神经、迷走神经的分支等。

外耳道（external acoustic meatus）开口于耳廓中心的外耳门，向内通至鼓膜，长约 2.0～2.5 cm，直径约 0.7 cm，约呈一斜形的"S"状弯曲管道，截面为椭圆形。自外向内，外耳道先斜向前上方，继而水平向后，最后转向前下方。外耳道外侧 1/3 为软骨部，与耳廓的软骨相延续；内侧 2/3 为骨性部，由颞骨鳞部和鼓部围成的椭圆形短管组成。外耳道软骨部可被牵动，故检查外耳道和鼓膜时，向后上方牵拉耳廓，即可使外耳道变直，从而观察到鼓膜。外耳道表面覆盖薄层皮肤，皮肤内富含感觉神经末梢、皮脂腺、毛囊及耵聍腺。皮肤与软骨膜和骨膜连接紧密，不易移动。耵聍腺分泌耵聍，为黄褐色黏稠状物质，具有黏附外物、清洁润滑、保护外耳道皮肤及鼓膜等作用；若其分泌量过多且不能被及时排出外耳道，或者干燥后凝结成块，可能会阻塞外耳道从而影响听觉。

鼓膜（tympanic membrane）位于外耳道与中耳鼓室之间，构成鼓室外侧壁的大部分，故也称为鼓膜壁。其为椭圆形半透明锥形薄膜，直径约 9 mm，面积约 50～90 mm^2，厚度约 0.1 mm，呈顶点朝向中耳的浅漏斗状，与外耳道底约呈 45°～50° 的倾斜角。鼓膜边缘较厚，附着于颞骨的鼓部和鳞部；中心内凹，称为鼓膜脐（与其对应的背面位置称为鼓膜凸）；由鼓膜脐向上有一灰白色圆点状小突起，称为锤凸，由锤骨短突将鼓膜顶起所致。由鼓膜脐沿锤骨柄向上，鼓膜可分为锤骨前襞和锤骨后襞，两襞之间鼓膜上 1/4 三角区称为松弛部，薄而松弛，分布有神经纤维及血管，呈淡红色；鼓膜下 3/4 部分固定于鼓膜环沟内，称为紧张部，坚实而紧张，神经、血管分布较贫乏，呈灰白色。紧张部前下部有一三角形反光区，称为光锥（见图 3-2）。

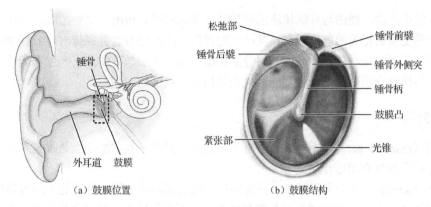

（a）鼓膜位置　　　　　　　　　　　（b）鼓膜结构

图 3-2　鼓膜示意图

鼓膜解剖结构包括三层，外层为复层鳞状上皮，与外耳道皮肤相连；中层为纤维层，由放射形和环状纤毛组成，鼓膜松弛部无纤维层，薄而松弛，紧张部具有中间纤维层，该层也为锤骨柄附着处；内层为黏膜层，与鼓室黏膜相连。鼓膜是一个压力承受装置，功能类似电话受话器中的振膜，其本身无固有振动，但拥有较好频率响应及较小失真度的特性。当低于 2400 Hz 的声波作用于鼓膜时，鼓膜可以复制外加振动的频率，且其振动与声波振动保持同步，残余振动很小，故可以将外界声波的振动较准确地传至中耳。同时，鼓膜能够阻隔外界细菌进入中耳，对中耳有一定的保护作用。

一些中耳疾患可能会导致光锥受损，严重时可使鼓膜穿孔，影响听力。鼓膜穿孔后，外层上皮层和内层黏膜层能够再生，而中层无再生能力。鼓膜的外后半部分布有迷走神经，前半部来自三叉神经的耳颞支；鼓膜内侧面由舌咽神经的鼓室支配，因此，耳及咽部有疼痛时常可相互影响。

3.1.2　中耳

中耳（middle ear）包括鼓室、咽鼓管、乳突窦及乳突小房四部分，主要位于颞骨岩部内。中耳外借鼓膜与外耳道相隔，内由封闭的卵圆窗和圆窗与内耳相隔，前经咽鼓管通向鼻咽部。中耳各部表面均覆有黏膜并相互延续，因而其病变可相互蔓延。中耳的主要功能为传导声音、增强声音信号，以及将外界空气振动转换为膜的振动。

鼓室（tympanic cavity）位于颞骨岩部内，为含气的不规则小腔隙，前方通过咽鼓管与鼻咽相通，后方借由乳突窦与乳突小房相连。鼓室由上、下、前、后、外侧、内侧 6 个壁围成，内有听小骨、韧带、肌、血管和神经等。

鼓室的上壁由颞骨岩部前外侧面的鼓室盖构成，分隔鼓室与颅中窝，为骨密质形成的薄骨板。鼓室下壁也称为颈静脉壁，由一层凸向鼓室的薄骨板构成，分割鼓室与颈静脉球。鼓室前壁即颈动脉后壁，为极薄的骨板，分隔鼓室与颈内动脉，其上端有两个小开口，即鼓膜张肌半管口和咽鼓管鼓室口。鼓室后壁为乳突壁，其上部有乳突窦的开口，鼓室由此经乳突窦与乳突小房相通。乳突窦开口的内侧有外半规管凸，下方有一小的骨性突起，称为锥隆起，内藏镫骨肌。鼓室外侧壁大部分由鼓膜构成，鼓室鼓膜以上的空间称为鼓室上隐窝，为外侧壁的骨性部，该部由颞骨鳞部的骨质围成。鼓室内侧壁也是内耳的外侧壁，称为迷路壁。其中部的圆形隆起称为岬，岬后上方有一卵圆形小孔，称为卵圆窗或前庭窗，与前庭相通，通常被镫骨底及其周缘的韧带封闭。卵圆窗后上方有一弓形隆起，称为面神经管凸，内藏面神经，该管壁骨质很薄，中耳手术时易伤及面神经。

鼓室内的听小骨（auditory ossicles）共有 3 块，分别为锤骨（malleus）、砧骨（incus）和镫骨（stapes），是人体最小的骨骼，总质量约 60 mg，这种轻巧的结构使高频声音在传导过程中因质量而产生的阻抗较小，有利于高频信号的传递。锤骨重约 25 mg，形如鼓槌，分为头、柄、外侧突和前突。锤骨头与砧骨体共同构成砧锤关节，借韧带连于鼓室上壁；锤骨柄附于鼓膜脐，上端有鼓膜张肌附着。砧骨重约 30 mg，形如砧，分为砧骨体、长脚和短脚，砧骨体与锤骨头形成砧锤关节，长脚与镫骨头形成砧镫关节，短脚由韧带连于鼓室后壁。镫骨质量约 3～4 mg，是听小骨中最小的，形似马镫，分为头、颈、前脚、后脚和底，底部通过韧带连接于卵圆窗的边缘，并封闭卵圆窗。三块听小骨的位置及结构如图 3-3 所示，锤骨、砧骨、镫骨借韧带与关节依次连接形成听骨链。其中，锤骨柄附着于鼓膜内面的中心处，砧骨居中，镫骨脚贴于卵圆窗膜。听骨链为一个杠杆系统，对声波振动具有一定的放大作用。当外界声波振动引起鼓膜振动时，牵动听骨链相继运动，镫骨底带动卵圆窗膜内外振动，便将声波振动转换为卵圆窗膜的振动，传至内耳。

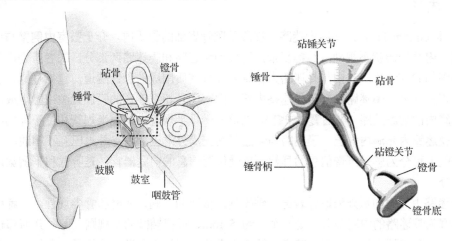

图 3-3　听小骨示意图

此外，中耳鼓室内还有与听小骨运动相关的两块肌肉，鼓膜张肌与镫骨肌。鼓膜张肌位于咽鼓管上方的鼓膜张肌半管内，止于锤骨柄上端，受下颌神经支配。其收缩时可向内牵拉锤骨柄，使鼓膜内陷，致其紧绷。镫骨肌位于锥隆起内，止于镫骨颈，由面神经支配。其收缩时向后拉镫骨，使得镫骨底前部离开卵圆窗，降低迷路内压，并解除鼓膜紧绷状态；同时，镫骨肌收缩时会收紧听骨链，增大中耳声阻抗。当声压过大（超过 70 dB）时，这两块肌肉会反射性收缩，听骨链受到肌肉牵拉而连接更为紧密，致使中耳声阻抗增大，传音效能降低，传到内耳的声音能量发生衰减，从而对内耳的感音装置起到保护作用，这种机制称为中耳肌声反射。

咽鼓管，又称为欧氏管，连通鼻咽部与鼓室，斜向前内下方，长约 3.5～4.0 cm，其作用是使鼓室内的气压与外界大气压相等，即保持鼓膜内、外两面的压力平衡。咽鼓管可分为前内侧 2/3 的软骨部与后外侧 1/3 的骨部两部分。软骨部开口于鼻咽部侧壁的咽鼓管咽口，该开口与软骨部常处于闭合状态，仅在吞咽、打哈欠时开放。咽鼓管开放时，鼓室与外界大气相通从而维持鼓膜内外的压力平衡，这对维持鼓膜的正常形状、位置及振动性能有重要意义。当鼓室内气压与外界大气压保持平衡时，鼓膜不会因压力差而导致张力增大，因此处于对声音振动最敏感的位置，同时，也使得听骨链处于适宜的振动状态，有利于弱声波信号的传导。但同时，由于咽鼓管与鼻咽部相通，咽部感染容易沿咽鼓管侵入鼓室，引发中耳炎。耳咽部慢性炎症导致的咽鼓管黏膜水肿，会使咽鼓管管腔狭窄或阻塞，鼓室内气体被吸收，气压降低，从而导致鼓膜内陷，患者出现耳闷、鼓膜疼痛甚至耳鸣、耳聋等症状。当乘坐飞机时，由于高空气压较低，若咽鼓管不开放，可能导致鼓室内气压过高而鼓膜外凸，同样引发耳闷、鼓膜疼痛的症状，此时可通过吞咽动作促使咽鼓管开放，从而使鼓室内气压与外界气压取得平衡，缓解上述症状。

乳突窦位于鼓室上隐窝的后侧，为鼓室后上方的腔隙，其向前开口于鼓室后壁上部，向后与乳突小房相连，是鼓室和乳突小房之间的重要通道。乳突小房为颞骨乳突部内的含气小腔隙，数量众多，大小不等，相互连通，形态各异，其腔内覆盖黏膜，与乳突窦及鼓室的黏膜相连。

3.1.3 内耳

内耳（internal ear），又称为迷路，埋藏于颞骨岩部的骨质内，介于鼓室内侧壁与内耳道底之间。内耳的形状不规则，结构复杂，可分为骨迷路和膜迷路两部分，二者皆为内部连续且不规则的腔隙结构。其中，骨迷路为颞骨岩部骨密质围成的骨性隧道，包括耳蜗、前庭及骨半规管三部分。膜迷路嵌套于骨迷路内部，由密闭且相互连通的膜性管腔或囊组成，包括位于前庭内的前庭迷路（椭圆囊、球囊），以及位于骨半规管内的膜半规管和位于耳蜗内的蜗迷路。膜迷路内充满内淋巴，膜迷路与骨迷路间充满外淋巴，内、外淋巴互不相通。内耳迷路在功能上可分为感受声音信息的耳蜗及感受位置信息的前庭器官，是听觉和平衡觉形成的重要部分。

骨迷路由前内向后外沿颞骨岩部长轴排列，依次为耳蜗、前庭和骨半规管，三者相互连通。前庭为骨迷路的中间部分，是一个长约 5 mm、近似椭圆的不规则腔隙，其前部较窄，通过一个小孔与耳蜗相通，后部较宽，经 5 个小孔分别与 3 个半规管相通。人耳包含 3 个半环形的骨半规管，分别为前、外、后骨半规管，三者分别位于 3 个相互垂直的面内。前庭内的椭圆囊、球囊与半规管及其内包含的膜迷路共同组成内耳前庭器官，其内感受细胞的纤毛倒向可以随机体运动状态、头部位置改变等以特定方式改变，进而改变相应神经元的脉冲发放频率，从而使机体获得运动姿势、状态（运动觉）及头部空间位置（位置觉）等平衡觉。

耳蜗是内耳的感音换能装置，其形状似蜗牛壳，尖端朝向前外侧，称为蜗顶；底端朝向后内侧，称为蜗底，与内耳道底部相对。耳蜗由蜗轴和蜗螺旋管组成。蜗轴为蜗顶到蜗底间的圆锥形骨质，耳蜗由骨性蜗螺旋管绕蜗轴盘旋约两圈半形成，蜗底处通向前庭。蜗轴向螺旋管伸出骨螺旋板，板的基部为蜗轴螺旋管，内含蜗神经。耳蜗骨管被膜迷路中的前庭膜和基底膜分隔为 3 个腔，分别为近蜗顶侧的前庭阶、中间的蜗管（中阶）、近蜗底侧的鼓阶。前庭阶与鼓阶内均充满外淋巴液，它们在蜗底分别与卵圆窗膜及圆窗膜相接，在蜗顶处借蜗孔相通。蜗孔为蜗顶处骨螺旋板及膜螺旋板与蜗轴围成的孔，是前庭阶与鼓阶间的唯一通道。耳蜗示意图如图 3-4 所示。

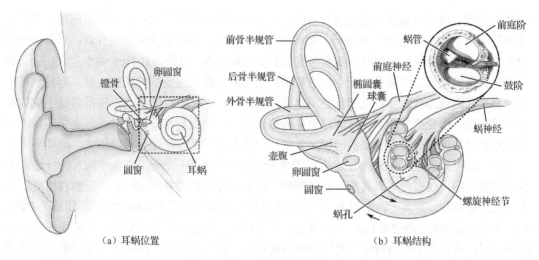

（a）耳蜗位置　　　　　　　　　　　（b）耳蜗结构

图 3-4　耳蜗示意图

耳蜗内的膜迷路为蜗管，位于蜗螺旋管内，盘绕蜗轴约两圈半。蜗管的前庭端通过联合管与球囊相通，顶端细小，终于蜗顶，为一盲端。蜗管是一个封闭管腔，内部充满内淋巴液。蜗管的水平断面呈三角形，包括上壁、外侧壁及下壁。蜗管上壁为前庭膜，分隔前庭阶与蜗管；外侧壁为骨蜗管内表面骨膜的增厚部分，富含结缔组织与血管，其上皮称为血管纹，血管丰富，认为与内淋巴液的产生有关；下壁由骨螺旋板及蜗管鼓壁组成，与鼓阶分隔。蜗管鼓壁又称为螺旋膜或基底膜，其上有听觉感受器，称为螺旋器或柯蒂氏器（organ of corti）。基底膜上方为盖膜，其一侧与蜗轴相连，另一侧游离于内淋巴液中。柯蒂氏器中与听觉相关的毛细胞根植于支持细胞的基质中，分为外毛细胞和内毛细胞。耳蜗内柯蒂氏器的位置及结构如图 3-5 所示。

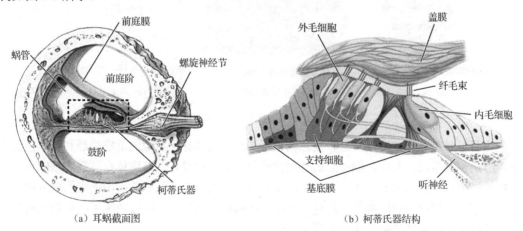

（a）耳蜗截面图　　　　　　　　　　　（b）柯蒂氏器结构

图 3-5　耳蜗内柯蒂氏器示意图

外毛细胞呈圆柱形，沿蜗管边缘侧（外侧）呈纵向排列为 3～5 行，约 12000 个，其细胞核位于细胞底部，细胞器位于两极；内毛细胞呈鸭梨形，在近蜗轴侧（内侧）呈一行纵向排列，约 3500 个，其细胞核位于中部，其他细胞器多位于上部，接近表皮板。每个毛细胞的顶端有 50～150 条长度约几微米的整齐排列的静纤毛，纤毛的长度不同，长纤毛排列在外侧，越往内越短。内毛细胞顶部表皮板呈椭圆形，其上纤毛呈弓形排列；外毛细胞的顶部表皮板几乎呈圆形，其上纤毛呈 V 形排列，如图 3-6（b）所示。静纤毛为刚性圆柱体，其骨架由肌动蛋白束构成，静纤毛在接近毛细胞表皮板的发出处较细，直径由 0.4 μm 缩小至 0.1 μm，肌动蛋白数量也从几百个降至几十个，这种结构使得纤毛在尖端受到机械刺激时，容易以基部为轴发生弯曲或偏转。静纤毛相互之间存在铰链结构，这些连接的存在，使得静纤毛束拥有更好的刚性。当受到低频刺激时，纤毛束会整体移动；当受到高频刺激时，纤毛之间可以发生滑动而单独运动。静纤毛高的一侧（外侧）边缘有动纤毛，顶端呈球状膨大，动纤毛对耳蜗机械-电转导过程不是必需的，故其随着年龄增长而不断退化。外毛细胞中较长的纤毛埋于盖膜的胶质中，仅在顶部和底部与支持细胞相接触，胞体四周有空隙，有一定的自由度；内毛细胞纤毛较短，游离于内淋巴中，不与盖膜接触，其紧密地埋于支持细胞中，四周无空隙。内、外毛细胞结构如图 3-6（a）、（c）所示。外毛细胞主要受起源于听觉脑干的橄榄核传出神经所支配，其作用是参与听觉信号转换中的离心调节和主动过程，决定了听觉灵敏度以及精细辨别能力；内毛细胞主要与听觉传入神经纤维相连，主要完成听觉信息向中枢传递的功能。耳蜗毛细胞顶部与蜗管内淋巴相接触，底部与鼓阶外淋巴接触，其底部与螺旋神经节双极神经元的周围突形成突触，双极神经元的中枢突穿出蜗轴，形成听神经。

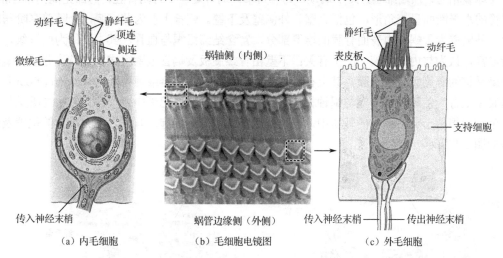

（a）内毛细胞　　（b）毛细胞电镜图　　（c）外毛细胞

图 3-6　耳蜗毛细胞分布及结构示意图

内耳的神经，即前庭蜗神经，又称为位听神经，由传导平衡觉的前庭神经和传导听觉的蜗神经两部分组成。其中，蜗神经的感觉神经元为双极神经元，其胞体在耳蜗的蜗轴内聚集为蜗神经节，也称为螺旋神经节；螺旋神经节的周围突与毛细胞相连；中枢突组成蜗神经，在内耳道、内耳门与前庭神经一起进入颅腔，在脑桥的小脑角处经延髓脑桥沟外侧部进入脑干，最终止于蜗神经的蜗腹侧核和蜗背侧核。

3.1.4　听觉中枢

听觉中枢是指位于听神经以上的听觉通路部分，主要由耳蜗核、上橄榄核、外侧丘系、下丘、内侧膝状体及听觉皮层组成。根据信息传递方向的不同，听觉中枢传导通路分为上行传导通路和下行传导通路。如图 3-7 所示为听觉中枢通路的示意图。

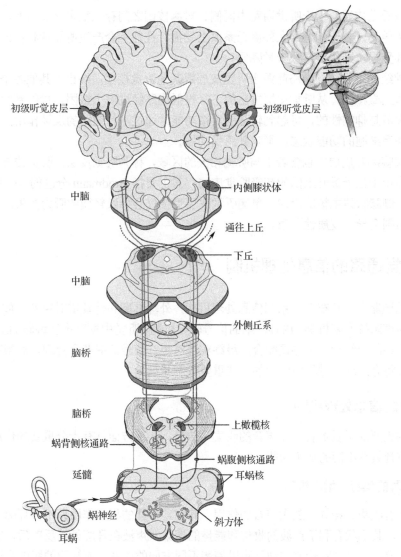

图 3-7　听觉中枢通路示意图

　　听觉的神经传导上行通路大致可分为四级神经元。第一级神经元胞体为蜗轴内的螺旋神经节，其中枢突止于蜗神经核。蜗神经核是听觉神经通路中的第一站，包括蜗腹侧核和蜗背侧核。第二级神经元胞体位于蜗神经核的腹侧核和背侧核处，此处神经纤维分支较多，投射到不同部位而使得听觉通路变得复杂。其中，蜗腹侧核的多数轴突形成斜方体并交叉至对侧，投射到上橄榄核，在此换元后继续折向上行，形成外侧丘系；少数神经纤维不交叉，进入同侧的外侧丘系；还有少数不经上橄榄核处换元，直接向上汇集到外侧丘系。外侧丘系神经元大多止于中脑的下丘，这里也是听觉核团中的重要一站，即下丘接受来自外侧丘系的投射，以及少数直接来自蜗神经核的投射，同时，外侧丘系会向对侧投射神经元，形成的交叉称为外侧丘系连合。起自下丘处的神经元称为第三级神经元，其向上投射到丘脑的内侧膝状体，投射到对侧内侧膝状体而形成的交叉称为下丘连合。内侧膝状体是听觉神经通路的第三站，该核团是皮层下的高级听觉中枢，从它的腹侧核发出的第四级神经元，其纤维组成听放射，投射到初级听觉皮层。由于听觉通路中同侧、对侧核团之间存在很多交叉投射，因此神经冲动是双侧传导的，若一侧通路在外侧丘系以上受损，往往不会产生明显症状；但若蜗神经、内耳或中耳受损，则将会导致听觉障碍。

听觉神经的下行传导通路起源于听觉皮层或其他听觉核团，终止于其他各个核团，特别是耳蜗核和上橄榄核。从听觉皮层发出的下行投射通路经过多个核团，最终到达耳蜗，这些下行投射大多是抑制性的，可起到较强的反馈功能。通过下行通路的反馈作用，听觉皮层可以调控耳蜗毛细胞的功能状态，影响其感受功能。

人类大脑颞叶皮层中包含若干与听觉相关的区域，称为听觉皮层。听觉传导通路中上行通路主要终止于位于颞叶上回的初级听觉皮层，其主要指 Brodmann 分区的 41 区和 42 区，接受来自内侧膝状体主核的投射。单侧听觉皮层受损仅会导致轻微的听力损失，若双侧听觉皮层均受损则会导致皮质性耳聋。

3.2 听觉通路的信息处理机制

在听觉通路上，存在着一系列信息处理机制：外耳耳廓和外耳道对声音的放大机制、中耳听骨链的声阻抗匹配机制、内耳耳蜗的信号转导机制、听觉中枢对声音编码加工的机制等。听觉通路中各部分结构通过协调配合，最终实现对声音信号的捕获和处理，获得有效的听觉信息，本节将介绍这一过程中涉及的一些重要机制和理论。

3.2.1 耳的信息处理机制

耳作为重要的听觉器官，在声音的收集、传导、加工方面具有十分重要的作用。耳的各个部分对声音具有不同的加工功能。

1. 外耳的集音、增压机制

外耳具有收集、传导、放大声音的作用。其中，外耳的集音作用离不开耳廓。耳廓的功能类似天线，其形状有利于声波的收集和能量的聚集，声波在耳廓处经反射后，能量可有效聚集到外耳道。许多动物能够转动耳廓以探测不同方向的声音，人耳廓的肌肉多已退化，但可通过转动颈部达到这一目的。外耳道具有传音和增压的作用。外耳道可被理想化为一端封闭另一端开口的管道，根据物理学原理，当声波波长为外耳道长度的 4 倍时，将产生共振，使得声压增强。其共振频率公式为

$$f_{\circ} = \frac{c}{4L} \tag{3-1}$$

式中，$f_{\circ}$ 为共振频率；c 为声音速度；L 为外耳道长度。当外耳道长度为 2.5 cm，声音传播速度为 340 m·s^{-1} 时，可计算出外耳道共振频率约为 3400 Hz，在该共振频率附近，声音得到增强。外耳各个部位（如耳廓、耳甲、外耳道等）对不同频段的声音具有放大作用，其中，外耳道增益作用最为明显。外耳的各个部位及颅骨等组织共同作用，使得声音在 3000 Hz 频段附近最多可以获得近 20 dB 的声压增益。外耳放大作用是耳对声音信号放大的第一站。

2．中耳的声阻抗匹配机制

中耳的主要生理功能是实现声阻抗的匹配。由于人体内耳液体密度远大于空气密度，因此，如果没有中耳的声阻抗匹配功能，99.9%的声音能量将不能从空气介质传入内耳的液体介质中。中耳通过面积比机制、杠杆机制及弧形鼓膜变形机制来实现声阻抗的匹配，保证外界声音信号高效率地传入内耳。鼓膜实际振动面积约为卵圆窗膜面积的 17 倍，当声音振动的总能量从大面积的鼓膜集中到小面积的卵圆窗上时，振动压强增加约 17 倍，这就是面积比机制。三块听小骨构成了一个固定角度的杠杆，锤骨柄为长臂，砧骨长突为短臂，听骨链重心处恰好为杠杆的支点，该结构在能量传递时效率最高，听骨链杠杆长臂长度约为短臂的 1.3 倍，故使得振动压强增加约 1.3 倍，此为杠杆机制。弧形鼓膜变形机制是指鼓膜在锤骨柄两侧形成的两个弧形中心处的振动幅度大于锤骨柄处，这种模式产生了新的杠杆放大作用，使得振动压强增大。这三种机制的共同作用使得声波由鼓膜经听骨链到达卵圆窗膜时，其声压增强约 44 倍，相当于 33 dB，中耳的声阻抗匹配机制使得声音能量有效传至内耳，也进一步对声音信号进行了放大。中耳对不同频率的振动放大效果不同，对频率为 1～3 kHz 的声波放大效果最好。

3．耳蜗的感音换能机制

内耳耳蜗具有感音换能的作用。当声波振动通过听骨链到达卵圆窗膜后，卵圆窗膜的内外移动挤压耳蜗内的淋巴液，从而推动基底膜随之上下振动，基底膜的机械振动模式很大程度上决定了听觉反应的特性，由于基底膜不同部位机械性能不同，故耳蜗对声音频率具有一定的辨别功能。人耳基底膜长度约 33 mm，其宽度从耳蜗基部向耳蜗顶部逐渐变宽，基底膜基部宽度为 0.08～0.16 mm，比较厚且紧绷；顶部约 0.423～0.651 mm，约为底部的 5 倍，薄而松弛。基底膜的机械特性可用劲度（stiffness）来描述，代表产生单位位移需要的力。耳蜗基部基底膜劲度较大，顶部劲度较小。同时，基底膜和柯蒂氏器的质量在耳蜗基部较小，在顶部较大。根据物理学原理，劲度大的物体易对高频振动响应，质量大的物体易对低频振动响应，故基底膜机械特性的差异决定了其不同部位对不同频率声音响应强度不同。基底膜基部劲度大，质量小，易对高频刺激响应；顶部劲度小，质量大，对低频刺激比较敏感。基底膜的振动始自蜗底部，按照物理学中行波的原理向蜗顶方向传播。由于基底膜不同部位物理特性不同，故不同频率的声波引起的行波虽均始自蜗底部，但其传播距离及最大振幅出现的部位有所不同。声波频率越高，行波传播越近，最大振幅出现的部位越接近蜗底，即靠近蜗底部的基底膜易与高频声波发生共振；反之，频率低的声波，行波传播距离远，最大振幅出现的部位更靠近蜗顶，即蜗顶处的基底膜易与低频声波产生共振。因此，对于每一个振动频率，基底膜上均有特定的传播范围及最大振幅区域，处于该区域的毛细胞对该频率声波更敏感，与这部分毛细胞相连的听神经接收到的传入神经电冲动也就越强，该频率便称为对应部位耳蜗基底膜的最佳反应频率。这样，基底膜不同部位的毛细胞编码声音的不同频率和强度，其传出的听神经纤维，将神经电冲动传至听觉中枢时，便产生了不同音调的感觉，如图 3-8（b）所示为耳蜗基底膜的音调拓扑图，耳蜗基底膜中这种频率选择的拓扑结构机理也称为位置理论。

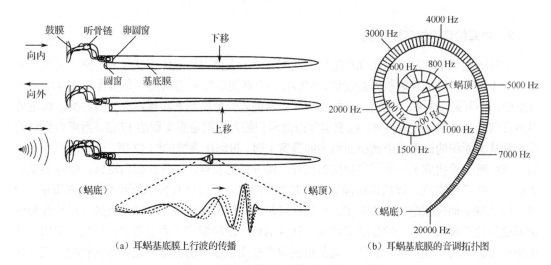

（a）耳蜗基底膜上行波的传播　　　　　（b）耳蜗基底膜的音调拓扑图

图 3-8　耳蜗音调感知的位置理论示意图

当声波振动使得卵圆窗膜向内移动时，带动基底膜向下移动；卵圆窗膜向外移动时，基底膜向上移动，如图 3-8（a）所示。基底膜上下振动带动柯蒂氏器一起移动，由于基底膜与盖膜附着于蜗轴的不同部位，因此基底膜与盖膜之间会发生剪切运动，同时使埋于盖膜胶质中毛细胞较长的纤毛束发生弯曲。毛细胞顶端的纤毛之间存在铰链结构，包括顶连和侧连。侧连的存在使得纤毛连接成束，同时当纤毛束弯曲时，各纤毛之间能够相互滑行，故当埋于盖膜中较长的纤毛向外侧弯曲或偏转时，整个纤毛束均向长纤毛侧弯曲或偏转；当其向内侧弯曲或偏转时，纤毛束朝短纤毛方向偏转。顶连连接于纤毛顶端，是一种特殊结构的微纤维尖连接（tip-link），由门控弹簧假说（gating spring hypothesis）可知，该尖端连接处存在机械门控通道，其打开与关闭由尖端连接控制。这些通道直径较大，正常生理情况下，约 10%通道开放，拥有少量且稳定的 K^+ 内向流，当基底膜上移、纤毛束向长纤毛方向弯曲时，通道被进一步打开，大量 K^+ 内流引起去极化感受器电位；当基底膜下移、纤毛束向短纤毛一侧弯曲时，通道关闭，K^+ 内流被抑制，产生超极化感受器电位。纤毛束的机械门控通道对位移十分敏感，仅 0.3 nm 的位移就可以产生约 100 μV 的受体电位；同时，毛细胞纤毛束移动的位移大于基底膜上下振动的位移，这种机制对声波引起的振动起到了一定的机械放大作用；此外，这种机械门控通道反应速度很快，直接的机械牵引马上可以引起通道开放，短时间内便可以引起膜电位变化，这种快速反应特性使得人耳可以分辨出双耳接收到声音信号的微小时间差，从而帮助判断声源方向，同时也可以识别较高的声音频率。

静纤毛上的机械门控通道还存在一种对持续性刺激的适应现象。当给纤毛束一个持续的机械力时，其上的机械门控通道不会始终保持开放，而是会随时间衰减，这使得耳蜗能够对瞬态刺激保持敏感性。关于毛细胞的适应机理，人们提出了两种模型来解释这种现象：主动马达模型（active motor model）和钙依赖关闭机制模型（calcium-dependent closure mechanism model）。前者认为，当纤毛长时间弯曲时，与尖端连接相连的肌球蛋白会沿着纤毛上下滑行，从而抵消纤毛弯曲形成的张力，进而改变通道的开闭状态；后者认为，尖端连接附近的 Ca^{2+} 会同通道上的蛋白质结合促进通道关闭，Ca^{2+} 浓度的改变会平衡纤毛上门控弹簧向上和向下的张力，以保持纤毛对新刺激的敏感性。

毛细胞感受器电位将信息传递给听神经的机制，在内、外毛细胞中存在很大的不同。对于内毛细胞，当基底膜向上振动，毛细胞 K^+ 内流而去极化时，会使得毛细胞胞体上的电压门控钙通道开放，Ca^{2+} 内流，触发毛细胞中含有兴奋性神经递质的突触囊泡释放，从而产生兴奋性电位，并将其传给与之形成突触的螺旋神经节，从而使相应听神经脉冲发放频率增加；反之，基底膜向下振动时，毛细胞产生超极化电位而被抑制，听神经动作电位发放减少。对于外毛细胞，其信号传递机制有所不同。外毛细胞上含有马达蛋白，其具有电致运动性，会使得基底膜振动进一步加强。所谓电致运动，是指当毛细胞去极化时，外毛细胞上的马达蛋白收缩，引起外毛细胞收缩而缩短，基底膜上移加强；毛细胞发生超极化时，毛细胞伸长而放大了基底膜的下移，如图 3-9 所示。这种对基底膜振动的迅速感受及放大作用，促进了内淋巴的流动，基底膜与盖膜之间的内淋巴易流出，使得内毛细胞漂浮于内淋巴中的较短纤毛可与盖膜接触。

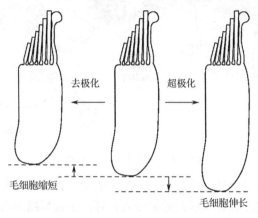

图 3-9 外毛细胞的电致运动性示意图

耳蜗通过以上这些信号转导机制，实现了将膜的机械振动信号放大，转化为神经电信号传输给听神经的功能，并保持了对刺激的高度敏感性以及对频率的分辨能力，其感音换能功能对听觉的形成具有十分重要的作用。

4．声波传导通路

通过人的听觉系统，人类能够对声源振动产生的一定频率和响度范围内的声音进行感知和识别。外界声波由外耳传入内耳的过程可分为空气传导和骨传导两个途径。

空气传导（简称气导）是声音入耳的主要途径，它的传导方式为：当声波振动经耳廓、外耳道的收集、放大之后，传至鼓膜，引起鼓膜振动；鼓膜振动带动中耳内 3 个听小骨构成的听骨链运动，实现将声波振动转换为机械振动并加以放大的功能；接着听骨链最后一环镫骨，经由镫骨底板将振动传至卵圆窗，引起前庭阶内的外淋巴液波动；外淋巴液的波动经由前庭膜带动蜗管内内淋巴液的波动，同时使基底膜振动，刺激螺旋器，导致其上的毛细胞兴奋而产生神经电冲动，经蜗神经传导至听觉中枢，产生听觉。鼓室内侧壁上有两个小孔，上方的孔通向内耳耳蜗的前庭阶，称为卵圆窗（或前庭窗），被镫骨底封闭；下方的孔为圆形，与耳蜗起始部相接，称为圆窗（或蜗窗），正常情况下被圆窗膜（或称为第二鼓膜）封闭。外淋巴液的波动经由前庭阶传向蜗孔时，会经蜗孔传向鼓阶，进而到达圆窗处，引起圆窗膜外凸，波动消失，这对外淋巴液的波动起到了缓冲的作用（见图 3-10）。当鼓膜穿孔时，外耳道内的波动会通过鼓室直接到达圆窗膜处，引起鼓阶内外淋巴液的波动，从而带动基底膜振动以兴奋螺旋器，这种途径也能产生一定程度的听觉。

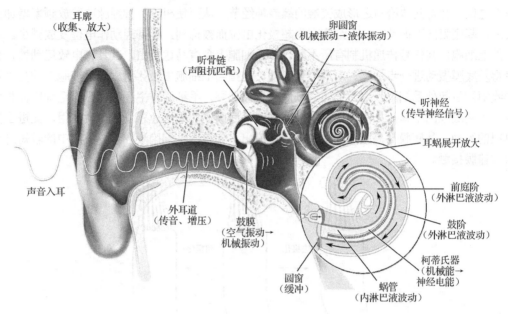

图 3-10 声波的振动传导通路

此外，声波还可通过骨传导传入内耳，产生听觉。骨传导（简称骨导）是指声波振动直接作用于颅骨，经过颅骨和耳蜗的骨壁传入内耳，引起耳蜗内内淋巴液的波动，从而使基底膜上的螺旋器产生神经兴奋。这种传导效能远低于空气传导，在引起正常听觉中的作用很小。但当外耳或中耳疾患引起传导性耳聋时，空气传导途径严重受损或被完全阻断，骨传导途径却不受影响，甚至相对增强，因此不会出现完全性耳聋。但当内耳耳蜗、蜗神经、听神经传导通路或听觉中枢疾患引起感音性耳聋时，气传导和骨传导将同时受损伤，不能产生听觉，导致完全性耳聋。

在声波传递到内耳的过程中，外耳的耳廓、外耳道主要通过空气传播，实现声音的收集、放大，以及声源定位等功能。中耳的鼓膜、听骨链主要起增强声音信号，实现空气振动与内耳液体振动之间声阻抗匹配的功能，其神经反射机制及机械性能有缓冲作用，减小了过强的振动，同时咽鼓管具有平衡压力的作用。内耳耳蜗的螺旋器能够通过其机械性能及神经信号转导机制，过滤和分析声音信号，感觉细胞产生并传导刺激，经过与之相连的突触经由听神经将信号传出。以上便是外周听觉系统（主要是耳）在声音的振动传导通路中的重要作用。

当声音在内耳毛细胞处完成振动信号向神经电信号的转换后，动作电位将沿听觉神经通路传递至大脑听觉中枢。在听觉中枢，声音信息的特征将被提取出来，经过处理分析、加工整合，传给大脑听觉皮层，进行进一步深度加工，如进行音色的识别、言语的识别及处理等。尽管听觉皮层如何进行这些高级加工的机制目前尚不完全清楚，但一些可能的信息处理机制已经被提出，人类听觉如何形成的奥秘正在逐渐被解开。

3.2.2　听觉中枢的信息处理机制

当声音在耳蜗中转换为神经电信号后，听神经及听觉中枢会对其进行分析和处理，以产生听觉感知。

人耳中约有 3 万根听神经纤维，由于基底膜不同位置对应不同频率，传导低频信号的神经纤维来自耳蜗顶端，传导高频信号的纤维来自耳蜗底部。约 90% 的听觉传入纤维接收来自内毛细胞的信号，仅 10% 接收外毛细胞的信号。大多数耳蜗螺旋神经节细胞仅接收来自一个内毛细胞的输入，且它们对特定的频率敏感，一个内毛细胞可与多个螺旋神经节相连；而一根听神经纤维可以支配多个外毛细胞（见图 3-11）。由于毛细胞对特定的频率敏感，与之相连的听神经也拥有对相应频率敏感的特性。在足够强的声音刺激下，听神经动作电位的发放水平会随着声强的升高而升高。但听神经电位发放频率不会无限增长，当声音强度达到一定程度后，听觉神经脉冲发放次数可能逐渐达到饱和，降低增长速率。可以认为，声音信息中的频率信息编码与听神经位置相关，响度大小与相应位置听神经脉冲发放频率相关。

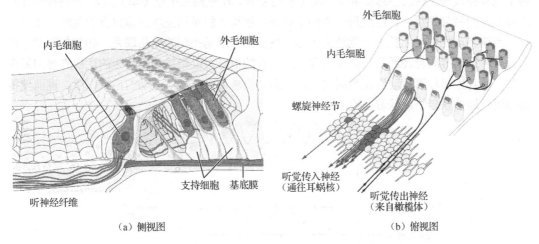

（a）侧视图　　　　　　　　　　　　　　　　（b）俯视图

图 3-11　毛细胞与听神经连接示意图

听觉系统除了分辨声音中包含的频率、强度等信息，还具有判断声源位置的功能。听觉系统的声源定位机制依赖于对两耳信息的处理和整合，如果仅有一只耳，那么将无法准确判断声源的空间位置。一般情况下，由于两耳位置不同，声源至两耳的距离也不同，那么其发出的声音到达两耳的时间是不同的，这个时间称为双耳时间差（或双耳相位差）。上文提到人耳毛细胞对于声音刺激的响应速度很快，对于微秒级的时间差也可以分辨出来，以双耳间距离为 20 cm 的个体为例，双耳时间差最大可达 0.6 ms，因此人耳可以借助时间差来判断声源方位。此外，由于头颅、身体对声音的遮挡作用，以及耳廓形状使得其对来自不同方向的声音的放大作用不同，加上声波在介质中传播会不断衰减等原因，从空间上某点发出的声音在两耳中产生的声音强度也有所不同，这种差别称为双耳强度差。听觉系统结合双耳时间差和强度差的原理来精确判断声源的空间位置，这一理论称为双重定位理论。对于不同频率的声音，听觉系统采用不同的定位策略：当声音频率较低时，其衰减较慢，且由于波长长，衍射能力强，头颅对其遮挡作用不明显，双耳强度差较小，故听觉系统采用双耳时间差进行定位；

而对于高频声音，由于波长短，到达一侧耳的信号可能经过多个周期才到达另一侧耳，这可能导致听觉系统对声音相位判断不够准确，因此主要利用强度差进行定位。对于一些头部尺寸较小、双耳距离较近的动物，其声源定位也主要依赖双耳强度差。此外，人耳还可利用声音的频谱信息来帮助进行声源定位。不同方向传来的声音，由于身体各个部位的遮挡，一些频率成分可能被衰减掉，且不同部位对不同频率成分的衰减程度不同，人耳可以结合双耳接收到不同频率的声音的强度来判断声源位置。

在听觉神经通路中，上橄榄中核主要接收来自两侧耳蜗核神经元的投射，其可对双耳时间差进行计算。根据 Beal 等人提出的延迟模型，如图 3-12 所示，上橄榄核中不同位置存在一些神经元，当来自双耳的动作电位同时到达这些神经元时，神经元响应才更强。由于不同神经元至两耳的距离不同，故声源不同时间到达双耳后，左右耳兴奋传至这些神经元处的时间也不同，引发最大响应的神经元也不同，大脑通过判断哪处神经元发放最大，来确定声源的空间位置。同时上橄榄侧核中存在计算双耳强度差相关的神经元。上橄榄核中有些神经元对两耳的输入是相互拮抗的，只有当两侧传入的声音强度不同时，反应最佳，其活动模式编码了双耳强度差。这些信息在听觉中枢上经过整合，在更高级中枢（如上丘），一些神经元对声源的方向特异性反应，经过进一步加工处理，使得大脑可以完成声源位置的判断。在一些鸟类或哺乳动物中，上丘中听觉通路还与一些视觉与运动控制通路相联系，如控制眼动、头动、耳廓运动等的神经通路，这些包含声源位置的信息可以指导动物将眼的注视点移向发声位置，或者控制耳廓运动以使其朝向声源，感觉信息可以产生对运动的指导作用，进而使得动物更好地捕获猎物或躲避危险。

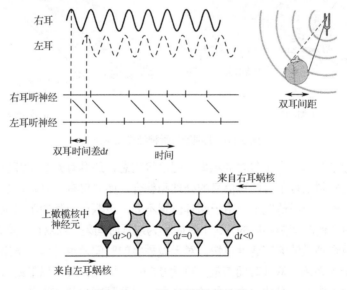

图 3-12　双耳时间差辨别模型

上文提到，内耳基底膜、毛细胞及听神经均具有频率拓扑结构，电生理实验证明，这种以空间形式编码声音频率特征的拓扑结构贯穿整个听觉中枢。在耳蜗核、上橄榄核、外侧丘系核、下丘、内侧膝状体及听觉皮层，特征频率在这些核团及皮层中呈现出十分规律的空间分布。如图 3-13（a）所示为初级听觉皮层的频率拓扑结构，朝向身体前方的部位对应低频，朝向后方的部位主要与高频声音相关。

除了频率拓扑结构，听觉皮层上还有两大类神经元呈交替排列，构成了双耳功能柱结构，如图 3-13（b）所示。一类神经元（EE 型）组成的区域对双侧耳的刺激产生叠加反应，当双耳同时受刺激时反应强烈，其中，对侧耳刺激的响应强于同侧耳。另一类神经元（EI 型）组成的区域对单侧耳刺激产生兴奋性反应，对另一侧耳刺激呈抑制性反应，这种相互拮抗的特性使得声源在两耳间产生强度差时，EI 神经元反应更强烈。这些双耳功能柱对双耳时间差和强度差敏感的特性，对声源空间定位具有重要作用。

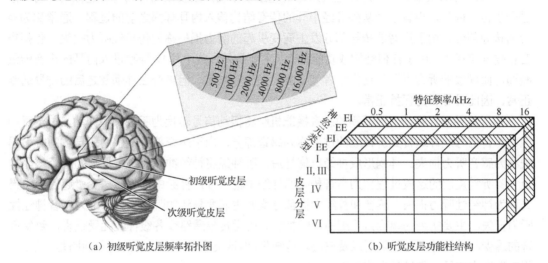

（a）初级听觉皮层频率拓扑图　　　　　　（b）听觉皮层功能柱结构

图 3-13　听觉皮层示意图

听觉皮层的功能除了按照频率拓扑结构对不同频率声音进行反应，以及对同、对侧耳传来的声音进行差异性反应，还对由下一级听觉结构传来的信息进行进一步加工和处理。对于人类来说，可能还要参与语言交流相关的高级加工处理。目前，对于听觉皮层如何进行高级加工的详细过程尚未彻底了解，但通过动物研究，提出了一些对声音信号编码、加工机制的理论。例如，通过对狨猴听觉皮层神经元的研究，发现了一些对特定频率组合音敏感的神经元，这可能对研究人类对复杂声识别的机理具有一定的指导意义。

人类通过听觉系统，形成对各种声音的感知，通过声音来传递信息，通过言语进行沟通交流，通过音色辨别身份，还能欣赏音乐、歌曲等。健康、完整的听觉系统是形成正常听力的基础，当听觉系统受到损伤时，听力也会受到不同程度的影响。虽然人们对耳、听觉中枢的结构已经有一定的了解，但对于听觉中枢各个核团对听觉信息编码的具体机制、听觉中枢对复杂听觉信息的加工处理，以及言语信息的编码、感知等的了解还非常有限，有待进一步探索。

3.3　听力损失

外界声音通过外耳耳廓的收集，经外耳道传至中耳，由中耳听骨链传至内耳，内耳耳蜗将声波振动转换成神经电信号，进一步将信号由听神经传至听觉中枢，最终在听觉皮层形成听觉感知。听觉的形成依赖于听觉通路结构与功能的完好，若其中任意位置出现损伤，将有可能影响听觉感知的形成，造成听力损失。

3.3.1　听力损失分类及原因

听力损失是听觉功能障碍的表现，轻者称为重听或听力减退，重者称为耳聋或全聋。根据听力损失产生的病变部位与原因，临床上一般将听力损失分为传导性听力损失、感音神经性听力损失和混合性听力损失三类。

声音经耳廓收集后，由外耳道进入，引起鼓膜振动，鼓膜振动带动听骨链振动，将声波进一步传至内耳，声音信号从外耳经中耳的传音结构传入内耳耳蜗之前的过程，通常称为声音的传导部分。由于声音的传导部分发生病变引起的听力损失称为传导性听力损失，包括声音在传导路径中，由于任何结构或功能障碍（主要是外耳或中耳），导致进入内耳的声音能量减弱，而导致的听力下降，这类患者气导听力损失较严重，但声音在耳蜗及之后的传导通路正常，因此骨导听力保持正常。

声音传导至耳蜗后，由耳蜗的感音换能机制将振动信号转换为听觉神经冲动，传至听神经，声音信号从耳蜗传到听神经的过程称为感音部分，由于感音部分发生病变导致的听力损失称为感音听力损失。耳蜗形成神经电信号后，听神经将神经冲动经过中枢上的各个核团传至大脑听觉皮层的这段过程称为声音传导的神经中枢部分，神经中枢部分病变引起的听力损失称为神经性听力损失。感音和神经中枢部分均发生病变导致的听力损失合称为感音神经性听力损失，主要病因为螺旋器毛细胞、听神经、听觉传导通路或各级神经元受损害，致使声音的感受与神经冲动传递障碍以及皮层功能缺失，但这类患者耳蜗之前的传导通路是正常的，临床表现为气导、骨导听力均下降。

若声音的传导部分和感音部分均有病变，导致的听力损失称为混合性听力损失，患者的传音与感音系统同时发生病变。临床上表现为气导与骨导听力均下降，且气导听力下降更明显。

听觉通路不同部位发生病变，可能导致不同类型的听力损失，临床上根据气导与骨导听力测试结合的方法，可帮助判断听力损失的类型，针对不同类型的病变，需要采取不同的治疗方案与听觉辅助手段。

3.3.2　听力损失分级

我国第二次残疾人抽样调查规定的听力残疾分级标准与世界卫生组织（WHO）1997 年规定的听力障碍标准接轨。根据听力损失程度的不同，利用纯音听阈测试手段，分别计算双耳气导在 0.5 kHz、1 kHz、2 kHz、4 kHz 频率下的平均阈值（双耳听力下降者以听力较好的一侧为准），从损伤的结构与功能，对日常活动、交流和表现等方面的影响情况，以下标准将听力损失划分为 5 个等级。

正常听力：听觉系统的结构和功能没有或仅有很轻的损失，较好耳平均听力损失小于 25 dB HL，可听到耳语声。

轻度听力损失：听觉系统的结构与功能轻度损伤，较好耳平均听力损失在 26～40 dB HL，可听到和重复 1 m 处的正常言语声，一般不影响言语交流能力，是否使用助听器取决于个人工作、生活对听力的依赖程度。

中度听力损失：听觉系统的结构与功能中度损伤，较好耳平均听力损失在 41～60 dB HL，在无助听设备帮助下，能听到言语声，但在距离稍远、有背景噪声、集体谈话的环境下会感到辨音困难，日常生活中电视音量开得较大，出现打岔现象，在参与社会活动方面存在轻度障碍，正确选择及使用助听器对听力提升及保护残余听力具有很大作用，中度听力损失也被划分为四级听力残疾。

重度听力损失：听觉系统的结构与功能重度损伤，较好耳平均听力损失在 61～80 dB HL，在无助听设备帮助下，可在近距离听到大的声音或谈话，甚至可辨别环境噪声或原因，但不能察觉辅音，只能听到部分词语或简单句子，在理解和交流等活动上中度受限，正确使用助听器可帮助这类患者增强聆听效果，建立基本的交谈能力，重度听力损失也被划分为三级听力残疾。

极重度听力损失：听觉系统的结构与功能极重度损伤，较好耳听力损失在 81 dB HL 以上，在无助听设备的帮助下，患者无法依靠听力与他人交流，多需要借助唇语或肢体语言的帮助，在理解和交流活动中极度受限，患者需要佩戴助听器实现与外界的联系，保护自身安全，并提高沟通交流能力。极重度听力损失中若较好耳听力损失介于 81～90 dB HL，被划分为二级听力残疾，无助听设备时患者仅能听到鞭炮声、敲鼓声或雷声；若较好耳听力损失大于或等于 91 dB HL，则为一级听力残疾，患者在无助听设备帮助下几乎听不到任何声音，在参与社会活动方面存在严重障碍。

听觉通路不同部位发生病变会导致不同类型的听力损失，而病变程度则对应不同的听力损失等级，临床上需要通过各种方式对听力损失的类型与程度进行诊断，并根据诊断结果采取合适的治疗与听觉辅助手段。对于由各种原因导致听力下降的患者，可通过佩戴助听器来帮助放大声音，提高听力水平。助听器对于轻度、中度听力损失患者具有较好的辅助效果；对于重度听力损失患者，使用助听器的效果因人而异；而极重度听力损失患者使用助听器的效果欠佳，需要辅以其他听力辅助手段；对于一些先天性外耳、中耳发育畸形或慢性中耳炎导致的听力损失患者，无法通过佩戴气导式助听器来改善听力，可通过佩戴骨导式助听器来替代中耳功能；对于鼓膜、听骨链受损但又不满足助听器佩戴条件的患者，也可通过植入人工中耳设备进行听力修复，与传统助听器相比，人工中耳能有效避免耳模带来的闭塞感，减少耳道感染与过敏的情况。助听器、骨导助听器及人工中耳多是针对轻度或中度听力损失患者，或由外耳、中耳疾患引起的传导性听力损失，通过人工装置替代外耳、中耳的传导及放大功能来帮助改善听力。对于患有重度或极重度感音神经性聋、使用助听器无效或帮助不大的成人或儿童，则需要通过植入人工耳蜗，利用直接电刺激听神经来帮助获得部分听觉功能；而对于因听觉通路耳蜗之后的神经传导受损而引发听力损失的患者，则需要在神经中枢（如耳蜗核、下丘甚至听觉皮层）植入电极阵列，电刺激相应神经核团或听觉皮层来修复部分听觉功能。目前，对于听觉中枢植入设备的研究仍面临很多挑战与困难。通过各种听觉辅助设备，可帮助患者改善听力，提升其参与社会活动与日常交流的能力，尤其是对于学龄前儿童，佩戴合适的助听设备对其言语能力的形成十分重要。

本章小结

本章主要介绍了听觉形成的解剖、生理基础，听觉通路的信息处理机制，以及常见的听力障碍和产生原因。听觉通路主要包括耳、听神经及听觉中枢，本章重点介绍了耳的主要结构、生理功能及信息处理机制，包括外耳的集音、传导、增压功能，中耳的声阻抗匹配功能，以及内耳耳蜗的感音换能机制。本章简要介绍了听觉中枢的主要核团及神经传导通路，声音入耳后，听觉通路中各部分通过协调配合，共同实现了对声音的放大作用，以及对声音音调、响度、声源位置等特征的感知，从而识别声音中蕴含的信息；听觉通路中任何部位产生病变，均可能引起听力损失。本章最后介绍了常见的听力损失，及其与听觉通路病变的关系。

习题

1. 简述听觉通路的主要组成及各部分的功能。
2. 听觉通路中的哪些结构与生理机制起到了声音放大的作用？
3. 简述人能实现不同声音频率感知的原因。

第 4 章 听觉检查与诊断技术

听力学诊断技术是听力学中的重要组成部分，主要包括听功能的测试与评价、听觉障碍性质与程度的判断等，是治疗、补偿或重建听力的基础，如耳科治疗、助听器选配与人工耳蜗植入等。通过听力学诊断技术能够尽早发现人体可能存在的听觉病变，使治疗与康复干预工作可以尽早进行，从而降低病变对个体以及社会的影响。此外，听力学诊断技术还可以用于治疗与康复之后的效果评估。本章将对纯音听阈测试、声导抗测试、听觉诱发电位测试及耳声发射检测四个部分做具体介绍。

4.1 纯音听阈测试

纯音听阈测试是听力诊断中最基本、最常用的一项技术。在所有的声音中，纯音是最简单的一种，而听阈则是反映声音感知能力的重要参数。通过纯音听阈测试，可以了解受试者对声音的感知能力，能够直接反映患者双耳的听力损失程度与性质，还能够间接反映患者的患病位置、病因，为临床诊断、治疗与康复提供重要依据。

4.1.1 听阈概述

1．听阈

听阈（hearing threshold）也称为绝对听阈（absolute threshold of hearing），指的是在绝对安静、没有任何声音干扰的环境下，人耳能够感受到一个声音存在所需要的最小声音强度。然而实际上人耳既不会在某个声音强度时完全能够听到声音，也不会在这个强度下时完全听不到声音，而是一个随声音强度的增加从"听不见"到"时有时无"到"能听见"的一个逐渐过渡的过程。因此，在临床上定义听阈为：在规定的条件下，以一规定的信号进行多次重复试验中，受试者能够察觉一半以上的最小声音强度。

2．基准等效域声压级

要用听阈作为衡量人听觉灵敏度的指标，首先必须有一个"标准"，通过比较受试者听阈和标准之间的差异才能知道受试者对声音的感知能力的强弱。然而，即使在正常情况下，由于个体之间的差异，人们的听阈也会存在差异。其次，人耳对不同频率的声音的听阈也不相同，例如在 250 Hz 频率下，人耳的听阈约为 25 dB 声压级，而在 1000 Hz 频率下，人耳的听阈约为 7.5 dB 声压级。因此，这一"标准"的确定需要加较多的限制条件，即对于规定的信号、规定的给声方式、足够数量 18～25 岁的听力正常人听阈的中位数在规定的声耦合腔内产生的对应的声压级，称为基准等效域声压级。

3. 听力级

基准等效域声压级虽然规定了正常人听阈所对应声压级的这一标准，但由于给声耳机、校准耳机类型的不同，同一给声频率下听阈所对应的声压级数值也会不同，因此这一标准的使用并不方便。为了解决这一问题，将这些不同的数值统一校准为"0"的表达形式，即规定为听力零级，它代表一个国家或一个地区的 0 dB 的听力级标准。在医学上以此派生出的声音强度单位称为听力级（Hearing Level，HL）。当一台听力计上显示 0 dB 时，表示的是 0 dB HL，实际上对应的是针对该测试耳机类型、耦合腔类型，该频率声音下的声压级数值。

4.1.2 听力计

1. 听力计工作原理

听力计是纯音听阈测试的仪器，是测量人耳听觉灵敏度、诊断听觉疾病的重要装置之一。早期的听力计为手动听力计，刺激声音信号的选择及测试结果的记录均需要手动操作。随着计算机技术的发展，现代听力计已发展为可自动记录与分析的数字化、智能化听力计。其声音信号的刺激、信号频率的选择、信号强度的改变及受试者反应的记录均由计算机控制系统操作，其工作原理及结构框图如图 4-1 所示。

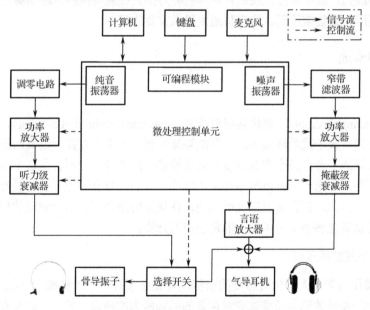

图 4-1　听力计工作原理及结构框图

音频振荡器　分为纯音振荡器和噪声振荡器。纯音振荡器是一个高精度的正弦信号振荡器，它为气导、骨导听阈测试提供不同频率的测试音作为信号源。噪声振荡器是产生噪声的信号振荡器，用于对非测试耳进行掩蔽。

功率放大器　对信号源产生的信号进行功率放大，使其能驱动电声换能器（气导耳机、骨导耳机等）将电信号转换成声音信号或振动信号，加到人耳或乳突位置，以达到测听目的。

衰减器　声强和音量调节器，对电声器件输出的声能量实行强度衰减，用于控制耳机输出的纯音和噪声的强度。

调零电路　由于人耳对不同频率声音的听阈值不同，通过调零电路将振荡器产生的等幅纯音信号调到该频率所对应的基准等效域声压级。

电声换能器　将电信号转换为声音信号的器件，包括气导耳机、骨导耳机。

言语放大器　将计算机传来的音频材料和话筒输入的信号放大，经耳机输出，供言语测听或者通话用。

掩蔽功能实现　当两耳听力具有一定差距，对较差耳进行听力测试时，很可能因颅骨、耳机头带的传导造成测试耳的伪听力。因此需要对较好耳进行掩蔽，实验证明，测试音与掩盖音的频率越接近，掩盖的效果越好。噪声振荡器产生的白噪声具有在 6000 Hz 以下各频率能量均匀的特点，可以较好地为言语测听提供掩蔽。窄带滤波器将白噪声变成以测试音为中心的窄带噪声，为纯音测听提供掩蔽。

2. 听力计分类

根据纯音听力计的功能，可以分为 5 类。

一型高级诊断型　频率范围一般为 125 Hz～10 kHz，气导最大输出 120 dB HL，骨导最大输出 70 dB HL，具有宽带噪声和窄带噪声两种掩蔽声，并能将噪声加到同侧或对侧耳机。具有纯音测听、言语测听、声场测听、短增量敏感度指数、辨差阈、交替双耳响度平衡测试等多种功能。

二型诊断型　频率范围为 125～8000 Hz，气导最大输出 110 dB HL，骨导最大输出为 60 dB HL，能发出连续的纯音或脉冲音，并有调幅装置，设有白噪声及窄带噪声两种掩蔽噪声。

三型简便诊断型　又称为监视用或便携式阈值听力计，频率范围为 250～8000 Hz，气导最大输出 100 dB HL，骨导最大输出 50 dB HL。其特点是体积小，便于携带，适用于基层单位或巡诊。

四型筛选型听力计　分集体筛选与便携式筛选两种，频率范围为 250～4000 Hz 或 6000 Hz。只有气导，无骨导，特别适用于快速筛查及体检。

五型听力计　频率及听力级更简单，对最低要求未做硬性规定，可按需选定。

4.1.3　纯音听阈检测

纯音听阈测试包括气导听阈测试和骨导听阈测试。测试信号经气导耳机给声，声波经气导传导通路（经外耳、中耳到达内耳）测得听力图的方法称为气导听阈测听。测试信号经骨振器振动颅骨传递到内耳测得听力图的方法称为骨导听阈测听。

1. 气导听阈测试

气导听阈测试通过气导耳机将信号发送给受试者测定其听阈值，可反映整个听觉系统的听敏度，可评估外耳、中耳、内耳的功能完整性。

1）气导耳机

气导耳机是一种动圈式结构的宽频带耳机，包括压耳式耳机、耳罩式耳机和插入式耳机。

压耳式耳机的密封耳垫及耳机大小与耳廓相当，并与耳廓贴靠在一起。压耳式耳机的各项性能指标符合相关国际标准，已沿用多年，并且具有易于放置和易于校准的优点，已成为听力计的标准换能器。

耳罩式耳机，又称为围耳式耳机、包耳式耳机，其碗状的耳罩可以完全罩住耳廓，能阻隔部分环境噪声，因此也称为防噪声耳机。耳罩式耳机有降低环境声影响、佩戴舒适的优点，但不如压耳式耳机使用广泛。

插入式耳机是一种将机身插入耳道内的耳机，插入式耳机能提高耳间的音衰减，减少发生交叉听力的可能，并且能支撑耳道，避免发生耳道塌陷，因此尤其适用于婴幼儿测听。

2）气导听阈测试方法

气导听阈测试可分为两个阶段，熟悉测试流程阶段和正式听阈测定阶段。前者是测试者解释测试要求，以达到让受试者明确测试流程的目的，同时能快速估计受试者听阈的大致范围；后者是进行正式的听阈测定。

熟悉测试流程阶段：在测听阈前应先用一足够强的信号引起受试者的反应，若受试者听力正常，通常给予 1000 Hz、40 dB HL 的初始音，如果受试者具有听力障碍，则应从 70 dB HL 开始。给予声刺激后，若受试者能够做出反应，则每 20 dB HL 一挡降低纯音强度直至受试者不再做出反应，再以 10 dB HL 一挡加大纯音强度直至能做出反应，此时在做出反应的同一级再给予纯音，如仍能反应，则说明受试者已熟悉，如不一致，则应重复熟悉过程。对于极度耳聋者和有测听经验的患者可以省略熟悉步骤。

正式听阈测定阶段：测试方法的国家标准中，推荐的方法有上升法和升降法两种。

（1）上升法

用在熟悉阶段受试者做出反应的最低纯音级以下 10 dB HL 的测试音开始检查，若受试者有反应则每 10 dB HL 一挡降低纯音强度，至不再做出反应为止，而后每 5 dB HL 一挡上升直到受试者做出反应，即"减十加五"的原则。如此继续检查，直至在五次上升中有三次是在同一纯音强度开始做出反应。若在五次上升中，任一级反应都少于三次，则需在最后做出反应的纯音强度上加 10 dB HL 后给纯音，并重复检查步骤 。上升法的简短法可得出与前者很接近的结果，有些情况下可用简短法，以三次上升中有两次在同一级做出反应代替五次上升中有三次反应在同一级，此最低反应级即为听阈级。

（2）升降法

熟悉阶段中做出反应后，再将测试音加大 5 dB HL，受试者有反应后，以 5 dB HL 一挡逐渐下降直至不再有反应，而后再降低 5 dB HL，并从这一声级开始检查，以 5 dB HL 一挡上升，如此上升 3 次，下降 3 次。此时测得的听阈为 3 次上升和 3 次下降有反应的纯音强度的均数，若上升中或下降中的最低反应级相差 10 dB HL 则应复查。升降法的简短法可省去无反应后再降 5 dB HL 这一步，或整个检查步骤中，只需 2 次上升 2 次下降，得出两个最小反应级之差不大于 5 dB HL。

气导听阈测试的频率为 250～8000 Hz 的每个倍频程，正式测试时一般从 1000 Hz 开始测试，测试频率的顺序为 1000 Hz、2000 Hz、4000 Hz、8000 Hz、1000 Hz、250 Hz、500 Hz。若其中某两个相邻频率的听力级相差≥20 dB HL，则需要加测中间频率。

2. 骨导听阈测试

骨导听阈测试与气导听阈测试方法类似，但所采用的换能器不同。骨导听阈测试采用骨导耳机使颅骨产生振动，直接刺激耳蜗从而得到听阈值。骨导听阈测试直接反映了受试者耳蜗的功能，避免了信号经外耳、中耳传递的影响。因此，若受试者外耳、中耳发生了病变但耳蜗功能正常，则其骨导听阈正常，而气导听阈受影响。

1）骨导耳机位置

多年来对骨导耳机的改进较少，而对骨导耳机放置的位置做了较多的调整。临床上常将骨导耳机置于耳廓后乳突部位，称为乳突部放置。还有一些专家选用前额位，两者各有优点。

选择骨导耳机置于乳突部有以下优点：①由于高频声在此处有小的耳间衰减，测试时相对较易区分骨导耳机在耳蜗的哪一侧，这有助于在某些情况下避免使用掩蔽或使掩蔽较容易；②当听力损失接近于耳机的最大输出时，置于乳突部可得到相对较好的阈值。

骨导耳机置于前额位有以下优点：①重复性好；②额部组织较均匀，个体间差异较小；③减小中耳因素影响。缺点是阈值高于乳突部测得的阈值，测试的动态范围小。

2）骨导听阈测试方法

骨导听阈测试一般安排在气导听阈测试之后，由于测试前的准备工作已经完成，这时只需要给受试者戴上骨导耳机。骨导听阈测试步骤与气导类似，不同的是骨导测试频率仅为250～4000 Hz。且在测试频率上骨导听阈测试的最大输出小于气导听阈测试。由于不论骨导耳机是放于乳突还是前额都会引起整个颅骨的振动，使双侧耳蜗感受到，因此如果想精确地测量单耳的骨导阈值，需要在非测试耳加掩蔽。若不加掩蔽，则测得的骨导阈值反映的是相对较好的一侧耳的阈值。

4.1.4　测试结果分析

纯音听阈测试的结果记录在听力图上，如图 4-2 所示。标准的听力图以横坐标表示频率，纵坐标表示听阈值，频率轴上一个倍频程的宽度对应听力轴上 20 dB HL 的距离。此外，听力图上还应标明听力计的种类、型号及标准零级。听力图反映了受试耳在不同频率下听阈的情况，听力图中 0 dB HL，即为 0 听阈值。在临床上，正常人的听阈一般在-10～15 dB HL 之间。

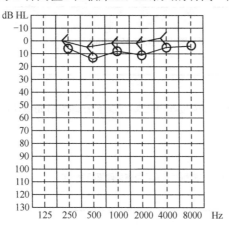

图 4-2　右耳听力图示例

国际通用的听力图常用标记符号如表 4-1 所示。

表 4-1　听力图常用标记符号

给声方式	有　反　应		无　反　应	
	左耳	右耳	左耳	右耳
气导无掩蔽	×	○	↘×	○↘
气导掩蔽	□	△	□↘	△↘
骨导无掩蔽	>	<	↘>	<↘
骨导掩蔽	⊐	⊏	⊐↘	⊏↘
声场裸耳	S		S↘	
声场助听后	A		A↘	

　　听力图可提供听力损失或听觉曲线的形状：听力损失在各频率一致表现为平坦型；从低频到高频听力损失加重，表现为下降型；从低频到高频听力损失减轻表现为上升型。

　　因此，根据各频率纯音听阈损失情况，听力曲线可表现为平坦型、缓降型、显降型、陡降型、上升型、槽型或谷型、切迹型、山型及不完全型，如表 4-2 所示。

表 4-2　听力曲线分型

听力图类型	描　　述	听力曲线示意图
平坦型	每倍频波动不超过 5 dB	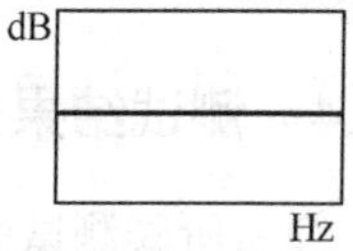
缓降型	随频率升高，每倍频率阈值增加 5～10 dB	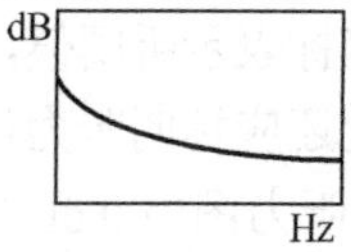
显降型	随频率升高，每倍频率阈值增加 15～20 dB	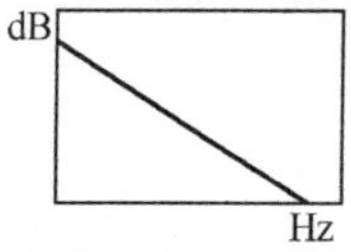
陡降型	低中频处为平坦或缓降，其后每倍频阈值突然增加 25 dB 或以上	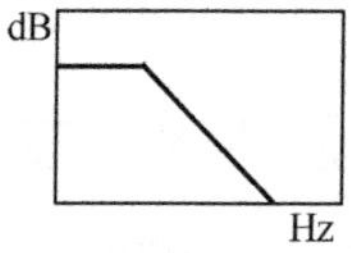
上升型	从低频区开始，随频率升高，每倍频阈值减少 5 dB	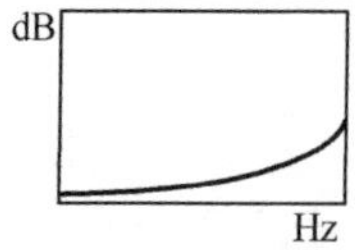
槽型	中频区比两端频率阈值大 20 dB 或以上	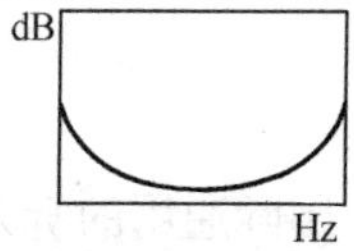

续表

听力图类型	描　述	听力曲线示意图
切迹型	单一频率处阈值明显增加,其相邻频率迅速恢复正常或接近正常	
山型	中频区比两端频率阈值小 20 dB 或以下	
不完全型	仅低频区可记录导听阈值。中、高频听力损失严重,在听力计最大给声强度下无阈值反应	

在临床上,通过对受试者听力曲线类型的识别并且结合其临床表现,可以大致对受试者的耳科疾病病因进行预测和评估。例如,高频缓降型曲线常为老年性聋表现;听力曲线在 4000 Hz 出现的切迹型曲线常为噪声性聋表现;上升型听力曲线常为低频突发性听力下降、听神经病、梅尼埃病等表现,而具体的病因必须结合临床表现和多项测试结果等进行综合诊断和鉴别诊断。

1. 听力残疾分级

我国第二次残疾人抽样调查规定,依据听力损失程度不同,从结构、功能、活动和参与、环境和支持 4 个方面,将听力残疾划分为 4 级。

听力残疾一级　听觉系统的结构和功能方面极重度损伤,较好耳平均听力损失在 90 dB HL 以上,在无助听设备帮助下,几乎听不到任何声音,不能依靠听觉进行言语交流,在理解和交流等活动上极度受限,在参与社会活动方面存在严重障碍。

听力残疾二级　听觉系统的结构和功能重度损伤,较好耳平均听力损失在 81～90 dB HL 之间,在无助听设备帮助下,只能听到鞭炮声、鼓声或雷声,在理解和交流等活动上重度受限,在参与社会活动方面存在严重障碍。

听力残疾三级　听觉系统的结构和功能中重度损伤,较好耳平均听力损失在 61～80 dB HL 之间,在无助听设备帮助下,只能听到部分词语或简单句子,在理解和交流等活动上中度受限,在社会活动参与方面存在中度障碍。

听力残疾四级　听觉系统的结构和功能中度损伤,较好耳平均听力损失在 41～60 dB HL 之间,在无助听设备帮助下,能听到言语声,但辨音不清,在理解和交流等活动上轻度受限,在参与社会活动方面存在轻度障碍。

2. 听力损失性质分类

由于纯音气导测试是对整个听觉通路(包括外耳、中耳、内耳及听神经)的测试,而骨导测试只涉及内耳及听神经。因此,气导测试既反映了外耳和中耳组成的传导功能,又反映了内耳及听神经组成的感音神经功能;而骨导测试只反映感音神经功能。

传导性听力损失是指声音在传导路径上，由于任何结构与功能障碍导致进入内耳的声能减弱所造成的听力下降。但进入耳蜗之后声音传导正常，即骨导听力正常，听力曲线图上表现为：气导听阈提高（大于 25 dB HL），骨导听阈正常（通常小于 15 dB HL），气、骨导差值大于 10 dB HL。反映在听力图上为气导曲线在下方，骨导曲线在上方，气、骨导间距大于 10 dB HL，这就是传导性耳聋的特征，如图 4-3（a）所示。

感音神经性听力损失是指由于螺旋器毛细胞、听神经、听觉传导路径或各级神经元受损害，致声音的感受与神经冲动传递障碍以及皮层功能的缺失，但进入耳蜗之前的传导是正常的。听力图上表现为：气导、骨导阈值均提高（大于 25 dB HL），两条曲线重合，即多数频率点上无气、骨导差值（小于 10 dB HL），如图 4-3（b）所示。

混合性听力损失是指传音与感音系统同时受累（即上述两种病变同时发生）。听力图上表现为：气导与骨导听力曲线皆有下降，而且气导听力曲线降低更明显，气导阈值提高（大于 25 dB HL），骨导阈值提高（大于 25 dB HL）。气、骨导差值大于 10 dB HL，如图 4-3（c）所示。

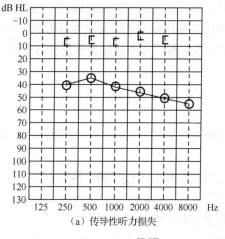

（a）传导性听力损失

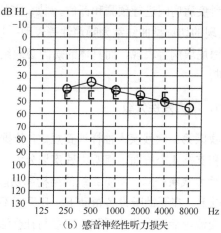

（b）感音神经性听力损失

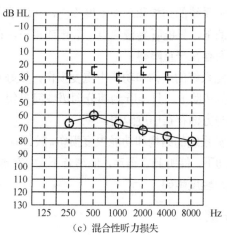

（c）混合性听力损失

图 4-3　听力损失性质分类听力图

4.2　声导抗测试

中耳是听觉系统的传音结构，主要负责将外界的声音传递到内耳。在中耳腔内主要由鼓膜、听骨链、肌肉以及相应的韧带及传导介质（空气）等构成特殊的声学传导系统。当中耳腔内各结构功能状态受到改变后（如处于病理状态），都将使声音从外耳进入内耳的难易程度受到一定影响。声导抗测试即是通过改变外耳道的压力，测试声能进入中耳腔的难易程度的变化，从而了解中耳系统的功能状态与相关病变的关系。声导抗测试是临床听力诊断的基本方法之一，通过测试中耳的声阻抗或声导纳了解中耳的功能状态，此技术对发现中耳病变及神经病变具有很大的诊断价值。并且可以结合纯音听阈测试对听力损失进行定性和定位分析。

4.2.1　声导抗概述

声导抗是描述声波通过介质系统难易程度的物理量。当声波达到外耳道并作用于鼓膜时，声波开始传播和转换，但并非所有到达鼓膜的声都能通过中耳系统，一部分声能为中耳所对抗，这种振动能量引起介质分子位移时所遇到的对抗称为声阻抗，即介质或传声系统对能量传播的阻尼与阻抗作用。与声阻抗相反的一个概念为声导纳，指的是能量通过一个系统时的容易程度。

中耳是一个机械-声学系统，在功能上起到将外耳传来的声音传导至内耳的作用。描述中耳对声能阻碍作用的三个指标是声阻、质量声抗和劲度声抗。与之对应的描述中耳对声能传导性的是声导、质量声呐和劲度声呐三个指标。声阻由摩擦产生，主要受中耳内肌肉运动的影响，使声能转换成热能而耗散。声抗也对抗声能的传导，但与声阻的对抗不同。声阻使声能消耗，声抗则是将声能存储。质量声抗的产生主要源于物质的质量对声音传导的阻碍，如鼓膜、听骨链及内耳的淋巴液对声音的阻抗。劲度声抗的产生主要源于物质的弹性对声音传导的阻碍，如鼓膜、外耳与鼓室内空气、听骨链韧带及关节、镫骨底板、圆窗膜、内耳淋巴液和基底膜的弹性。因此，如果上述耳的各种结构出现病理改变，均会影响中耳的声阻抗或声导纳，通过测量中耳声阻抗或声导纳的变化就可以诊断、定位各种耳科疾病。

4.2.2　中耳声导抗测试仪

中耳声导抗测试仪又称为中耳分析仪，如图 4-4 所示，一般临床声导抗测试仪包含一个插入耳道的测试探头，探头的尖端有一个柔软且有弹性的耳塞。探头内有 3 根小管，第一根是导声管，振荡器发出具有一定频率和强度的探测音（强度可控制的 226 Hz 低频音或 1000 Hz 的高频音），电位器用于调节探测音大小使其达到标准声压级 85 dB HL，然后传导至鼓膜；第二根与小型气压泵和压力计相连，可调节外耳道压力在 ±4 mmH$_2$O 范围内变动，用以观察外耳道压力对中耳顺应性的影响；第三根小管与拾音器相连，将鼓膜反射回来的声能转换为电信号，通过放大和检波后输入声阻抗桥电路，用于监测密封腔内探测音的声压级变化情况。这种变化可通过平衡计显示出来。当密封腔内达到标准声压级 85 dB HL 时，电声桥系统达到平衡状态，平衡计指针指"0"。当鼓膜、听骨链的传音功能有变化时，鼓膜反射回到外耳道中的声压级也跟着变化，平衡计指针随着摆动。通过改变外耳道的压力，使鼓膜的活动度发生改变，声导抗测试仪通过计算平衡计指针的偏转情况，可显示出中耳动态顺应性的改变情况。当鼓膜增厚、中耳积液或听骨链固定时，一方面由于中耳的质量和弹性因素增加，即中耳系统的质量阻抗和劲度阻抗均增大，因此测得的中耳顺应性较小。另一方面，即气压泵调节外耳道压力后，平衡计指针随之摆动的幅值很小，因此测得的中耳顺应性改变也很小。

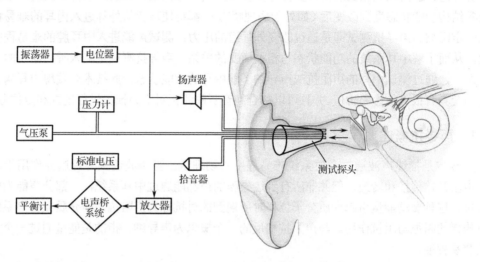

图 4-4　中耳声导抗测试仪结构原理图

4.2.3　声导抗测听原理

临床上声导抗测试并不是直接测量声阻和声抗的，而是通过电声桥系统来监测外耳道中的声压级，从而测得中耳的顺应性。这里电声桥系统采用的是等效容积原理，即用固定频率和标定强度的纯音导入 6 面均为硬壁的密封腔内，理论上在腔内测得的声压级大小与腔的容积成反比，即容积越大，测得的声压级越小，如图 4-5 所示。当用频率为 226 Hz，强度为 85 dB HL 的标准声音导入已知容积的标准腔 1 时，通过电声桥转换后，此时在平衡计上指针位于 "0" 的位置，即达到电声桥平衡。当用同样强度同样频率的声音导入腔 2 时，由于腔 2 容积增大，声压变小，平衡计指针偏向负的一侧，需要增加探测音强度才能使得电声桥达到平衡，根据增加的声压分贝数就可推算出腔 2 的容积。同样的道理，当用同样强度、同样频率的声音导入腔 3 时，由于腔 3 容积减小，声压增大，平衡计指针偏向正的一侧，需要降低探测音强度才能使得电声桥达到平衡，根据减小的声压分贝数即可算出腔 3 的容积。当用同样强度、同样频率的声音导入一个与腔 1 容积相同，但一壁有洞，并用薄膜封上（类似于外耳道和鼓膜结构，具有类似鼓膜顺应性）的结构腔 4 时，由于声音通过薄膜封闭的洞泄漏，结果声压变小，平衡计指针偏向负的一侧，与腔 2 的结果一样，则可以认为泄漏的声能等效于腔 2 的容积 V_2 减去腔 4（腔 1）的容积 V_1，这就是声等效容积的概念。

密闭的外耳道与腔 4 的情况很相似，声能可以经鼓膜和听骨链传导系统传导（泄漏）到中耳，这种传导（泄漏）声能的能力和鼓膜及听骨链传导系统的活动度密切相关。因此，可以通过声等效容积值来反映声音传入中耳的难易程度，即中耳鼓膜和听骨链传导系统的活动度。这种等效容积即代表中耳的顺应性，即声顺。若中耳传音系统的劲度大，则传入中耳的声能少，相当于漏去的声能的等效容积小，声顺值低；若中耳传音系统的劲度小，传入中耳的声能多，相当于漏去的声能的等效容积大，声顺值高。

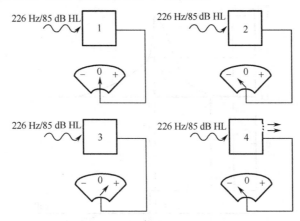

图 4-5　声导抗测听等效容积原理图

4.2.4　声导抗的临床应用

临床上，声导抗测试一般分为两部分：鼓室导抗图测试和声反射测试。鼓室导抗图测试可以提供中耳积液以及耳道容积的一些定量信息和中耳积液流动性的相关信息；声反射测试能够提供声反射路径的相关信息。

1. 鼓室导抗图

鼓室异抗图是在外耳道口测得的声导抗值随外耳道内压力变化而变化的曲线图，鼓室导抗图测试是声导抗测试的重要组成部分。通过对鼓膜外侧声能传递过程变化的测量，了解中耳功能状态及传导性听力障碍特征，是临床听力学测试中重要方法之一。

鼓室导抗图的横坐标表示外耳道的压力，通常以十帕（daPa）或毫米水柱（mmH₂O）为单位。横坐标的中间值为 0 daPa，表示大气压，左右两侧分别为负压与正压，分别表示耳道内气压高于或低于大气压。纵坐标为外耳道口测得的导抗值，以毫欧姆（mmho）为单位。

测试时，鼓室导抗图是在耳道内探头顶端平面上测得的，称为测试面鼓室图。测得的声导抗包括两部分：一部分为探头顶端与鼓膜之间密闭气体的声导抗；另一部分是鼓膜处整个中耳系统的声导抗，即鼓膜平面声导抗。声导抗测试主要测量第二部分的声导抗值，从而了解中耳的病理状况和中耳肌的收缩反射情况。而前者由于受到外耳道的形状、大小等的影响，是在测试时希望尽量排除的部分。所以在评估中耳的声导抗时，最好将探头放在鼓膜的表面，这样就可以减少外耳道差异所产生的影响。但是现有的设备较难做到这点，而且这样会引起受试者的不舒适。因此目前的设备是将测试面测得的声导抗值减去外耳道内空气的声导抗值，从而得到中耳的声导抗值，即

$$Y_{ME} = Y_T - Y_{OE}$$

式中，Y_T 为测得的总声导抗值，Y_{OE} 为外耳道声导抗值，Y_{ME} 为中耳声导抗值，如图 4-6 所示。

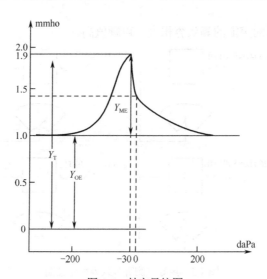

图 4-6　鼓室导抗图

在鼓室导抗图测试过程中，首先要确保外耳道密封，其次要注意使探管对准鼓膜，避免对准或抵住耳道壁。此外，还要事先清理外耳道，避免耵聍堵塞探管。测试时，外耳道内先逐渐增压至+200 dB，鼓膜受内外气压差影响处于绷紧状态，因此声导纳不断减小，当压力达到一定程度时，鼓膜会处于"僵硬"状态，这时探测音几乎无法传入中耳，声导纳达到最小为 1.0 mmho，此时测得的声导纳值反映的是外耳道内空气的声导纳值，也称为外耳道等效容积。然后，当外耳道内压力逐渐下降时，鼓膜的紧绷程度下降，传导声音能力增强，即声导纳值升高，其增加的部分即为中耳声导纳。当外耳道压力减小到 0 daPa 时，声导抗值达到 1.4 mmho，表明鼓膜在没有受到外耳道气压压迫的情况下，外耳加中耳的导纳值为 1.4 mmho，可知其中 0.4 mmho 是中耳声导纳。当外耳道内气压继续减小，鼓膜受到向外吸出的负压逐渐增大，声导纳继续上升，直到最大值约为 1.9 mmho，称为鼓室图峰值。此时外耳道内的气压为-30 daPa，称为峰值压力，此刻鼓膜受到的压力最小，传导声音的能力最强。此时总声导纳 1.9 mmho 减去外耳道声导纳 1.0 mmho 即为中耳的声导纳 0.9 mmho，称为静态声导抗（static acoustic immittance）或峰补偿静态声导纳（peak-compensated static admittance）。

鼓室导抗图的整体形态与中耳疾病有密切的关系。临床上，耳科医生通过对鼓室导抗图类型的识别可以大致诊断受试者的患病区域。如图 4-7 所示，Jerger 将鼓室导抗图分为以下几种类型。

A 型：人字型，峰值为-100～50 daPa，见于正常耳，正常人中耳的峰值一般为 0.3～1.6 mmho，儿童为 0.35～1.4 mmho。

Ad 型：高峰型，峰值大于 1.6 mmho，为鼓膜、听骨链活动度过大所致，如听骨链中断、鼓膜萎缩或鼓膜愈合性穿孔。

As 型：低峰型，峰值小于 0.3 mmho，表现为鼓膜完整，中耳压力正常，咽鼓管功能正常，但鼓膜活动度降低，多见于耳硬化症或听骨链固定等病变。

B 型：平坦型，鼓室导抗图曲线平缓，无峰或峰值小于 0.3 mmho，多见于鼓室积液、鼓膜粘连、鼓室内较大肿物、咽鼓管阻塞或闭锁，也可见于鼓膜穿孔、耵聍栓塞、探头口接触外耳道壁、脓液堵塞等。

C 型：负压型，峰值在-100 daPa 以外，见于中耳负压曲线移向负压侧，峰值位于-100 daPa 及更大的负压处，见于咽鼓管功能障碍。C 型又分为三种：C1 型，-100～-150 daPa；C2 型，-150～-200 daPa；C3 型，-200 daPa 以上。

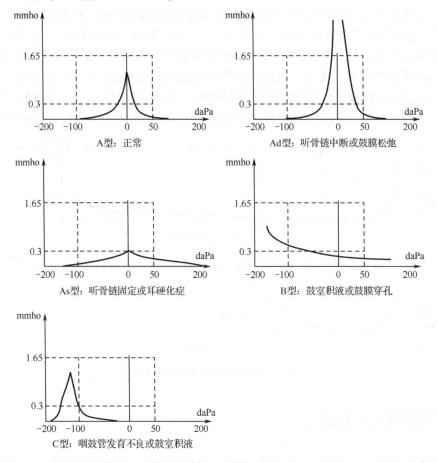

图 4-7 鼓室导抗图分型

2. 声反射测试

当人耳受到足够大强度的声音刺激时，会引起双侧镫骨肌发生反射性收缩，称为声反射或镫骨肌反射。镫骨肌收缩使得镫骨足板离开前庭窗，以保护内耳免受损伤，因此，它是一种保护性反射。镫骨的这种活动会使听骨链的劲度发生改变，从而改变中耳的声导抗，因此可以通过检测中耳声导抗的变化来判断镫骨肌收缩情况。

镫骨肌反射有同侧和对侧两个反射弧，反射弧的反射中枢位于脑干内。一侧耳受到刺激时，双侧镫骨肌都会收缩，声音刺激的一侧耳为刺激耳。用于测量中耳声导抗的探头所在的耳称为探测耳。同侧声反射的刺激耳与探测耳在同侧，对侧声反射的刺激耳与探测耳分别在两侧。

（1）声反射阈测试

声反射域（acoustic reflex threshold）指可重复引起镫骨肌收缩，使中耳声导抗值发生改变的最小刺激声强度。临床上，纯音声反射阈测试的方法是，以 5 dB 幅度增加刺激声强度，同时观察由刺激所产生的声导纳的变化，当从声导纳测试仪表上观察到声导纳发生变化时，引起该变化的最小声音强度就是声反射阈。

（2）声反射衰减测试

较长时间的持续刺激声使声反射的幅度明显减小的现象称为声反射衰减。临床上测试方法为：给予受试耳一个刺激声强度为声反射阈上 10 dB 且持续 10 s 的刺激声，观察在 10 s 内，声反射振幅的减小情况。声反射振幅减小 50% 的时程称为半衰期（Half-life Time，HLT）。如果在 10 s 的测试期间内，声反射振幅没有下降到原来振幅的 50%，则为声反射阴性。如果在测试期间声反射振幅减小到原来振幅的 50% 或更小，则为声反射阳性。声反射异常多见于蜗后病变，如听神经瘤。但在临床测试结果中假阴性和假阳性结果较多，因此很少使用。

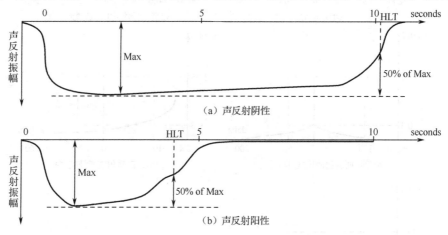

图 4-8　声反射衰减测试不同结果示意图

4.3　听觉诱发电位检测

听觉诱发电位（Auditory Evoked Potentials，AEP）也称为听觉诱发反应，是听觉感受器在接收外界声刺激后听觉神经及听觉中枢各级结构所产生的电反应。这些电反应可以通过置于头颅表面特定位置（额中线、中央中线）和接近耳部位置（耳垂、乳突）的电极组合记录得到。诱发的神经反应通过身体组织及体液的传导被体表的电极所采集，再经过模-数转换和信号叠加技术，形成可以辨识的反应波形。通过对听觉诱发反应波形的分析，可以客观地诊断从耳蜗到听觉皮层这一听觉通路的功能好坏。而且，听觉诱发电位检测适合不配合传统行为测试方法（纯音测听等）的人群，如婴幼儿。同时，听觉诱发电位检测也可以作为传统行为测试的辅助手段。

4.3.1　听觉诱发电位概述

听觉脑干诱发电位是由声刺激引起的神经冲动在脑干听觉传导通路上的电活动，由一系列峰或波组成，具有极性、次序、潜伏期、振幅、波形及分布等不同特征。极性指的是波形在基线上偏移的朝向，向下为正相波——P 波，向上为负相波——N 波。次序指的是刺激给出后各波出现的先后顺序。潜伏期指的是从刺激开始到反应出现的时间。波形与分布则是检测从耳蜗到皮层听觉通路是否正常的诊断依据。

当刺激声音信号强度为 70 dB 左右时，从头顶与乳突之间所记录到的听觉诱发电位大致有 15 个成分。根据潜伏期的长短不同，这些成分依次可以分为听觉短潜伏期反应（Short Latency Response，SLR）、听觉中潜伏期电位（Middle Latency Response，MLR）、听觉长潜伏期电位（Long Latency Response，LLR）3 大组，如图 4-9 所示。

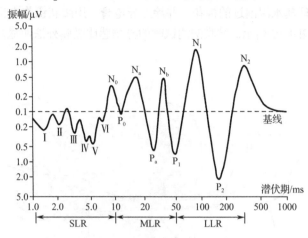

图 4-9　听觉诱发电位波形示意图

短潜伏期反应，即诱发电位出现在给声刺激后的 $0\sim10$ ms 内，听觉神经通路的电位变化，包括耳蜗电图、听性脑干反应（Auditory Brainstem Response，ABR）、慢负 10 电位（Slow Negative 10 Potential，SN10）及频率跟随反应（Frequence Following Response，FFR）等。

中潜伏期反应，即诱发电位出现在给声刺激后的 $10\sim50$ ms 内，包括 N_0、P_0、N_a、P_a 及 N_b 等波（N 为负相波，P 为正相波），代表丘脑及听皮质的电活动，其中混杂有声音引起的反射性耳周围肌肉及中耳肌的电活动。

长潜伏期诱发反应，即诱发电位出现在给声刺激后的 $50\sim300$ ms 内，包括 P_1、N_1、P_2 及 N_2 等波，该成分在脑的前额叶电位最大，又称为皮质慢反应（Slow-Cortex Response，SCR）。它并不只对声音起反应，触觉、痛觉、视觉等刺激引起的 SCR 表现形式大致相似。从时间特性上说，它是多源多极的皮质继发性诱发电位，反映皮质高级中枢的整合活动。

4.3.2　耳蜗电图及其临床应用

耳蜗电图是一种测量来自耳蜗电反应和听神经电位的方法，故又称为耳蜗电图描记术，现已作为耳科临床的一项辅助诊断法被广泛采用。在声音刺激条件下，内耳会产生耳蜗微音电位（Cochlear Microphonic Potential，CMP）、动作电位（Action Potential，AP）及总和电位（Summating Potential，SP）3 种反应电位，耳蜗电图就是对这 3 种电位的描记。耳蜗电图属于客观听力检查法，不依赖于患者的行为反应，检查结果具有可重复性和精确性。

1. 耳蜗电图记录方法

记录耳蜗电图的电极有 3 种放置方式：放在外耳道上尽可能接近鼓膜的鼓膜外法，放在鼓膜上的鼓膜法，以及穿刺鼓膜到近鼓岬的鼓膜内法。鼓膜外法和鼓膜法均无创伤性，临床使用安全性高，但是记录到的电位振幅比鼓膜内法小得多，需要增加记录的叠加次数。鼓膜内法由于电极与电位发生源近，故记录到的电位较大，叠加次数不必很多；但缺点是电极需穿刺鼓膜，具有创伤性，使受试者惧怕且具有痛感。成人可在局麻下进行测试，儿童不易合作，需请麻醉医生施行氯胺酮全麻。

鼓膜法和鼓膜外法均采用绝缘银丝电极，末端为一小珠状银球（直径约为 0.5 mm），银球外包裹一层经生理盐水浸泡过的棉花，并涂上导电膏，用膝状镊将电极珠送至外耳道近鼓膜处或鼓膜上，如图 4-10 所示。鼓膜法测试时的异物感比鼓膜外法明显，但鼓膜上记录的波形更加明显。

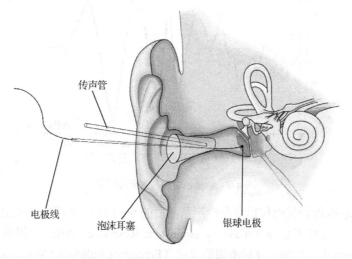

图 4-10　鼓膜法记录耳蜗电图（远场）

鼓膜内法采用经 75%质量分数的酒精浸泡或高压消毒后的鼓岬电极，鼓岬电极为不锈钢针，除尖端 2 mm 外均涂覆聚四氯乙烯绝缘，电极自鼓膜后下象限点刺入鼓室直抵鼓岬，如图 4-11 所示。

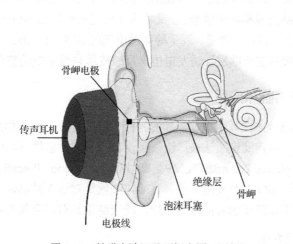

图 4-11　鼓膜内法记录耳蜗电图（近场）

2．耳蜗电图的临床应用

（1）监控梅尼埃病

由于内淋巴压力增加使得基底膜向鼓阶移位，耳蜗电图表现为 SP 的振幅增大，SP/AP 振幅比值增大或 SP-AP 复合波增大，这可能是梅尼埃病早期诊断中的唯一电生理学依据。一般 SP/AP 振幅比值大于 0.45，则认为是异常增大，如图 4-12 所示。

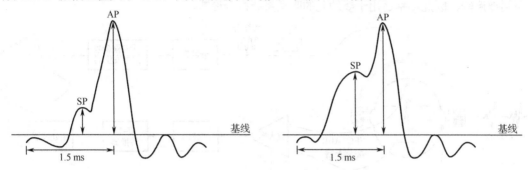

图 4-12　正常 SP/AP 比值图和异常 SP/AP 比值图

（2）外淋巴瘘的诊断

正常耳的 SP 的幅值相对很小。外淋巴瘘时，体位的改变对 AP 与 SP 的幅值影响明显，使得两者的比值多变。

（3）辅助判断听性脑干反应 I 波

感音神经性听力下降时，ABR 的 I 波常常消失。由于耳蜗电图中 AP 的 N_1 波相当于 ABR 的 I 波，因此将 ABR 与耳蜗电图同时记录有利于 ABR 的 I 波的判断。

4.3.4　听性脑干反应及其临床应用

听性脑干反应（ABR）或称为脑干听觉诱发反应（Brainstem Auditory Evoked Potential，BAEP），是指给予声音刺激后，在头皮上所记录得到由耳蜗至脑干听觉神经通路的电位变化，包括 6 或 7 个小波，用罗马数字 I ～Ⅶ表示，出现在声音刺激开始后的 10ms 内。一般认为：I 波代表听神经的动作电位，Ⅱ波起源于耳蜗神经核，Ⅲ波起源于下脑桥的上橄榄核，Ⅳ波起源于外侧上丘系核，Ⅴ波起源于中脑下丘，Ⅵ波起源于丘脑内侧膝状体，Ⅶ波代表听辐射的电位活动。ABR 各波均为突触后电位，通过各波潜伏期的变化可了解神经冲动传导是否受各种病理因素的影响而引起神经传导阻滞，从而反映听神经和听觉低位中枢的功能状态，反映听敏度和脑干听觉通路的神经传导能力。

1．脑干听觉诱发电位检测原理

脑干听觉诱发电位检测简称 ABR 检测，是一种客观的、可靠的听觉系统检查方法。其检测的原理如图 4-13 所示。在进行检测时，用 3 个标准脑电波用的盘型氯化银电极分别贴在受试者额顶部中线一定皮肤部位、两侧耳垂或外耳道、乳突部及眉间部位。额顶部电极用于记录脑干听觉反应的诱发电位，眉间电极接地用于减小体内各种生物电的干扰，给声刺激同侧的乳突电极则作为"0"参考电极。尽管接地电极能够减小体内各种生物电对脑干听觉诱发电位的干扰，但是额顶部测量电极测得的信号中仍包含了自发脑电以及其余生物电等多余成分，因此额顶部测量电极测得信号需经前置放大器放大后通过滤波器滤波，再经模−数转换器转换成数字信号后利用信号平均叠加技术得到可靠的听觉脑干诱发信号，最后传输到计算机显示出清晰的波形。刺激声音信号由计算机控制可编程刺激信号发生器产生声刺激，经衰减器调节刺激信号强度后，最终形成短声刺激传输到受试者头戴的耳机中。由于脑干听觉诱发电位检测无须受试者做出主观反应来完成测试，且其测量电极是放在头部皮肤表面，操作中不需要麻醉，因此特别适用于婴幼儿的听觉系统检查诊断。

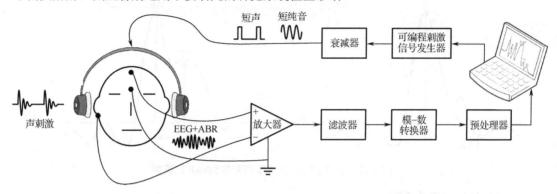

图 4-13　脑干听觉诱发电位检测原理框图（以右侧耳测试为例）

2. 听性脑干反应的临床应用

（1）婴幼儿听力诊断

临床上成人的听力诊断主要依赖于纯音测听这种需要患者配合的测试方法，虽然也有针对婴幼儿的主观测听方法，但婴幼儿的配合能力往往欠佳，这就需要一种客观的不需要患者配合的测试来进行辅助诊断。听性脑干反应（ABR）的发展为婴幼儿听力的客观检查提供了一种可靠的方法。诊断婴幼儿听力损失的测试组合中，ABR 检查必不可少，通过判断 V 波出现的阈值来预估患儿的听力损失。目前国内采用短声诱发的 ABR 较多，此结果能够较为准确地评估患儿在 2000～4000 Hz 处的听力损失程度，并且结合骨导耳机的 ABR 结果能够判断听力损失的性质，为医生鉴别婴幼儿的感音神经性听力损失和传导性听力损失提供非常重要的帮助。但研究显示，短声诱发的 ABR 阈值与除 2000～4000 Hz 外的其他频率的相关性差，故也可采用具有频率特异性的短纯音诱发的 ABR，分别获得患儿在 500 Hz、1000 Hz、2000 Hz、4000 Hz 处的阈值。

（2）新生儿听力筛查

新近的流行病学调查表明，1‰～2‰的新生儿有听力障碍，自 20 世纪 90 年代 WHO 就提出了对新生儿进行普遍听力筛查，以便早期发现、早期诊断、早期干预，以降低听力残疾发病率。目前临床多用耳声发射（OAE）检测来对所有的新生儿进行初步听力筛查，但初筛未通过、有高危因素或 NICU（新生儿重症监护病房）处理的婴幼儿进行 OAE 联合 ABR 筛查是极为必要的。

（3）听觉通路神经病变评估

根据 ABR 的发生原理和来源，凡是引起听觉传导通路神经纤维变性、压迫的因素都会使神经冲动传导速度受到阻滞，表现为 ABR 各波潜伏期的变化。例如，临床常见的听神经瘤等病变引起听觉通路神经活动同步不良时，Ⅰ～Ⅴ波的峰间潜伏期可延长。当Ⅰ波未检出时比较耳间Ⅴ波的潜伏期差（ILD_5）。正常人的 ILD_5 接近于零，受肿瘤压迫时则大于零。

（4）听力损失的司法鉴定和伤残评估

临床常用主观的纯音测听来对患者的听力损失程度进行评估，但这种主观测听方法容易受到患者配合程度的影响。一些带有司法鉴定和伤残评估目的的患者往往不能准确地配合纯音测听，导致伪聋的出现。ABR 是一种无须受试者配合的客观测听方法，所以常用于这类患者的听力损失鉴定。

4.4　耳声发射检测

4.4.1　耳声发射概述

1978 年，英国科学家 David Kemp 首次提出了耳声发射（Otoacoustic Emissions，OAEs）现象，将其定义为产生于耳蜗，经听骨链逆向传导，引起鼓膜振动而在外耳道出现的声音信号。它反映了耳蜗内的主动机械活动，在临床听力学检查中常用于了解耳蜗内柯蒂氏器外毛细胞（Outer Hair Cells，OHCs）的功能。可使用灵敏的麦克风在外耳道探测耳声发射。目前耳声发射检测已成为听力筛查和临床听力学诊断测试组合的重要部分。

耳声发射以机械振动的形式起源于耳蜗，目前普遍认为这种振动能量来源于外毛细胞的主动运动。外毛细胞的这种运动可以是自发的，也可以由外部刺激诱发，其运动通过柯蒂氏器中与其相邻结构的机械联系使基底膜发生各种形式的机械振动。这种振动在内耳淋巴液中以压力变化的形式传导，并通过卵圆窗推动听骨链及鼓膜振动，最终引起外耳道内的空气振动。上述过程大体上是声音传入内耳的逆过程。在人类和多数哺乳类动物中，这种振动的频率多在几百到几千赫兹之间，在人类可听的声频范围（20～20000 Hz），故称之为耳声发射。

耳声发射具有非线性、锁相性、可重复性等特点。非线性是指诱发性耳声发射的振幅在低强度刺激下可随刺激强度增加而呈近似线性的增长，当刺激强度增加到接近 40～ 60 dB SPL 时，耳声发射强度增大减慢并趋于饱和。锁相性是指耳声发射的相位取决于声刺激信号的相位，并跟随其变化而发生相应的相位变化。可重复性是指正常耳的瞬态声诱发耳声发射的时域波形存在明显的个体间差异，但在个体自身则具有良好的可重复性和稳定性，正常耳的诱发性耳声发射反应可连续数年无明显变化。

4.4.2　耳声发射产生机制的假说及意义

1. 耳声发射的产生机制

目前明确已知的是耳声发射是耳蜗主动机制所产生的机械能量的发射，但耳声发射产生的详尽机制仍未完全明了。下面仅介绍一些耳声发射产生机制的假说。

耳声发射是耳蜗放大器和正常的外毛细胞功能的副产物。功能正常的耳蜗在低刺激水平下会表现出非线性行为和精确的频率选择性，类似于个别毛细胞和听神经纤维所显示的特征。主动生物机制，通常称为"耳蜗放大器"，是造成正常耳蜗的非线性、灵敏性和频率选择性的原因。耳蜗放大器为在行波的峰值处增强基底膜的振动提供额外的能量，特别是在低刺激水平下。外毛细胞在此过程中有重要作用，因为当外毛细胞受损或缺失时，听觉敏感度降低。

有研究指出，外毛细胞纤毛束的能动性可能是耳蜗放大器的另一个动力源，也是耳声发射的一个来源。外界刺激通过鼓膜和听骨链振动而诱发耳蜗基膜振动，基膜以行波的形式从蜗底向蜗顶传播；基膜振动使特征频率附近的外毛细胞发生主动运动，以此提供的机械力不仅克服了基膜运动的黏性阻尼，而且能放大特征频率附近的基膜振动幅度，并使基膜行波在该处发生尖锐的调谐，这样就产生了耳声发射，也是耳蜗放大器的工作过程。

Kemp 等科学家还提出了广为接收的"逆向行波学说"，以此解释耳声发射的产生过程：耳声发射产生于以外毛细胞主动运动为基础的耳蜗放大器机制所释放的机械能量，这些机械能量引起基膜的逆向行波，即基膜行波不仅可以由蜗底传向蜗顶，也可以反向传回蜗底，从而引起听骨链和鼓膜振动，并在外耳道产生声音信号。

2. 耳声发射检测的意义

耳声发射是耳蜗主动机制的副产物，它代表耳蜗内耗能的主动性机械活动，这种主动活动是正常耳蜗功能的一个非常重要的部分。因此，耳声发射的意义在于它能够反映耳蜗的主动机制，具体来说，反映耳蜗外毛细胞的功能状态。在听觉基础研究中，耳声发射是了解耳蜗放大器工作状态的重要指标。在临床上，耳声发射是检测耳蜗功能的一个重要手段，有助于鉴别耳蜗的内、外毛细胞功能异常及蜗性和蜗后病变。

4.4.3 耳声发射的分类

根据耳声发射信号是否由外界刺激所诱发分为自发性和诱发性两类。自发性耳声发射（Spontaneous Otoacoustic Emissions，SOAEs）是指在没有任何外部刺激的情况下记录的信号；诱发性耳声发射（Evoked Otoacoustic Emissions，EOAEs）是指通过向耳内给出声刺激期间或之后记录的信号。诱发性耳声发射又可根据不同的刺激声类型分为：瞬态声诱发耳声发射（Transiently Evoked Otoacoustic Emissions，TEOAEs）、畸变产物耳声发射（Distortion Product Otoacoustic Emissions，DPOAEs）、频率刺激耳声发射（Stimulus Frequency Otoacoustic Emissions，SFOAEs）、电诱发耳声发射（Electrically Evoked Otoacoustic Emissions，EEOAEs）。

1. 自发性耳声发射（SOAEs）

自发性耳声发射是耳蜗在没有任何外部刺激的情况下持续向外发射机械能量，在外耳道内记录到的声音信号，表现为单频或多频的窄带谱峰，形式与纯音非常相似。人类 SOAEs 的引出率远低于 TEOAEs 和 DPOAEs，有研究报道的引出率为 40%～72% 不等。SOAEs 的引出率和频率成均随年龄而不同，幅度也有一定程度的波动，最大可达 10 dB SPL。对不同个体或同一个体的不同耳，每一耳 SOAEs 的数量、频率、幅度都不一样。有研究显示，女性 SOAEs 的引出率高于男性，右耳的引出率高于左耳。总体来说，因为只有约 50% 的正常耳可以记录到 SOAEs，所以 SOAEs 不能用于临床检测来诊断听力损失。因为如果假设一个人没有记录到 SOAEs，临床医生仍无法区分该耳是正常的还是有听力损失。也就是说，SOAEs 的存在表明耳蜗状态正常，有较高的灵敏度，但 SOAEs 不存在也不能说明一定有听力损失。

2．瞬态诱发耳声发射（TEOAEs）

瞬态诱发耳声发射是 Kemp 最先提出的耳声发射形式，也有人称之为 Kemp 回声。顾名思义，TEOAEs 是耳蜗受到外界短暂脉冲声（一般为短声或短音，时程在数毫秒以内）刺激后经过一定潜伏期，以一定形式释放出的声频能量，其形式由刺激声的特点决定。由于这种形式的耳声发射具有一定潜伏期，有学者也将其称为"延迟性诱发耳声发射"。

TEOAEs 探头内部包含检测耳道声场变化的高灵敏度低噪声微型麦克风和施加声刺激的微型扬声器。由麦克风拾取的信号经放大后送至平均叠加仪进行时域上的相干平均叠加，以提高信噪比，并以时域波形的形式进行显示和记录，这些时域信号经快速傅里叶变换后可以以频谱的形式显示。

3．畸变产物耳声发射（DPOAEs）

在 Kemp 首次发现 TEOAEs 的次年就有了关于畸变产物耳声发射的报道。当耳蜗受到一个以上频率的声音刺激时，由于其主动机制的非线性活动特点，会产生各种形式的畸变，在其释放返回到外耳道的耳声发射中就含有刺激声频率以外的其他畸变频率，统称为 DPOAEs。DPOAEs 与 TEOAEs 在临床应用上相辅相成，DPOAEs 有更宽的测试频率范围和更好的频率特异性，而 TEOAEs 对耳蜗的轻微损伤更加敏感。

畸变产物耳声发射是在向人耳呈现两种称为"原始音"的连续纯音刺激的同时进行测量。原始音中频率较低的指定为 f_1，频率较高的指定为 f_2，当 f_1 和 f_2 的频率合理地接近时，耳蜗在与原始音频率算术上相关的其他离散频率处输出能量，例如，f_2-f_1、$2f_1-f_2$、$3f_1-2f_2$。因此可以使用某频率为中心的窄带滤波来测量 DPOAEs。与其他 DPOAEs 相比，$2f_1-f_2$ 的 DPOAEs 在人类和其他哺乳动物中的强度最高。因此，$2f_1-f_2$ 是临床和研究中最广泛使用的 DPOAEs。

DPOAEs 的产生需要两个具有一定频比关系的纯音（f_1 和 f_2）同时刺激耳蜗，因此，检测探头内应包含有两个微型扬声器和一个记录耳道声场信号的微型麦克风。微型麦克风的输出经放大滤波后进行模-数转换。对转换为数字形式的信号进行 FFT 变换，形成频域功率谱后进行显示并记录。DPOAEs 出现在与原始音 f_1 和 f_2 有关的固定频率上，在频谱上表现为纯音样的窄带谱峰，一般以高于本底噪声（设备的固有噪声）6 dB SPL 为确认标准。DPOAEs 常采用的刺激声参数如下：① f_2/f_1 为 1.17～1.22，② f_1 和 f_2 的强度关系为 $L_1-L_2 \geqslant 10$ dB SPL，③ 原始音的强度多用 $L_1=65$ dB SPL，$L_2=55$ dB SPL。

4．刺激频率耳声发射（SFOAEs）和电诱发耳声发射（EEOAEs）

这两类耳声发射在临床及研究中应用得较少。刺激频率耳声发射采用频率逐渐变化的连续纯音作为声刺激，检测探头与其他诱发性耳声发射所用的探头相同。虽然由内耳返回的 SFOAEs 与扬声器输出的刺激音频率的特性完全相同，但由于其具有一定的潜伏期，且其潜伏期随频率的变化而改变，因此 SFOAEs 与刺激声在相位上不断出现相对变化，其幅度相加或相减，使耳道声场的信号总幅度呈现不断的高低变化。耳道中的麦克风记录了刺激声和 SFOAEs 的组合信号，因此，从记录到的总信号中提取 SFOAEs 需要采用专门的技术。

EEOAEs 利用埋置在耳蜗的电极向耳蜗内输入交流电刺激，耦合在外耳道的微型麦克风探头可记录到耳道声场中与刺激电流频率相同的耳声发射信号。目前认为刺激电流直接引起外毛细胞胞体的快速伸缩运动，从而引发 EEOAEs。目前 EEOAEs 仅限于在动物实验中研究活体外毛细胞的电能动性，尚未用于临床。

4.4.4 耳声发射测试仪

耳声发射测试通常使用专业的耳声发射测试仪，或使用多功能生理仪同时选配高灵敏的声探头，并采用合理的带通滤波技术，去除伪迹、消除干扰、降低噪声、提高信噪比，从而获得微弱的耳声发射信号。不同种类的耳声发射虽然有很大差异，但测量方法有很多相似之处，基本的硬件结构框图如图4-14所示。

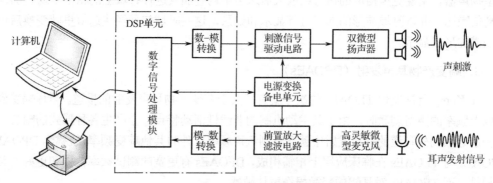

图4-14 耳声发射测试系统硬件结构框图

计算机 主要作用是控制数字信号处理模块工作，并使其按指令完成一系列指定操作。计算机是整个测试系统的中枢，它通过总线与数字信号处理模块相连接。

数字信号处理模块 主要实现两个功能：放大和滤波。当探头内的微型麦克风接收到外耳道传来的声音信号时，将这些声音信号转变成电压信号，并把电压信号传输到信号处理模块，在信号处理模块中对信号进行放大、滤波等处理后，从带有噪声和刺激伪迹的信号中，将微弱的耳声发射信号提取出来并传输到信号采集模块中。

音频模-数转换器 主要功能是将来自麦克风的模拟信号进行数字转换。系统探头采集到的声音信号经过放大器放大以后，为了能进一步分析处理这些信号，需要将放大后的信号传送到数字信号处理器中进行同步累计计算和声压级结构的显示与计量，所以模拟信号必须转换成数字信号。

信号放大电路 主要功能是对数-模转换电路的输出信号进行放大，在所有的听力学计量系统中，声压级信号都需要通过传声器将声音信号转换成电信号，并将信号耦合到信号放大电路中，信号放大电路则将测量传声器的高输出阻抗转换成低输出阻抗，以降低信号在传输中的衰减与损耗。耳声发射信号是非常微弱的信号（毫伏级），所以需要对小信号进行一定量级的放大，并且保证放大后的信号不失真。

微型扬声器 主要作用是将来自数字信号处理模块的电信号转变成声音信号，完成提供刺激声的任务。在对不同耳声发射进行测量时，两个扬声器的工作状态不同。用于给声的声刺激器应能按照不同测试要求，将两个扬声器的给声开关排列组合，并输出不同的声音信号。

高灵敏度麦克风 主要作用是将内耳发出的声音信号转化成电信号，并将其送给数字信号处理模块，进行进一步的处理。由于耳声发射信号非常微弱，因此要求麦克风的灵敏度高，噪声水平低，频率响应好。

所有耳声发射测试均以上述硬件系统为基础，所不同的只是刺激声的特征及相应的信号处理方法，也因此决定了不同耳声发射具有不同的特点。由扬声器按照不同方式给声，并由微型高灵敏性麦克风拾取的耳声发射信号经过平均、叠加、放大后，以频域或时域的形式进行显示或记录，从而完成完整的耳声发射测试程序，其测试示意图如图 4-15 所示。

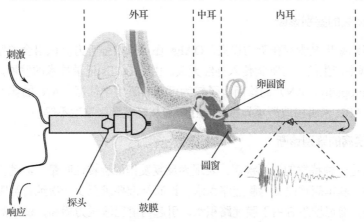

图 4-15　耳声发射测试示意图

由于耳声发射信号非常微弱，故其对信号处理的要求较高，因此工程师采取了一系列措施加以解决，主要包括去除噪声和消除伪迹。去除噪声采用相干平均法、阈值截取法和带通滤波法等；消除伪迹是指去除耳道对刺激声直接反射的回声音信号，主要采用时域加窗法、导出非线性响应法等。

4.4.5　耳声发射的临床应用

1．新生儿听力筛查

世界卫生组织倡导对新生儿进行普遍听力筛查，以便早期发现听力障碍，从而进行早期诊断和早期干预。美国婴幼儿听力联合委员会建议采用 EOAEs 或 ABR 作为新生儿听力普遍筛查的方法。相对 ABR 来说，耳声发射具有更快速、简便、无创、灵敏和易操作的特点。但由于 EOAEs 只反映外毛细胞的功能，因此听神经病患儿经常会被漏诊，故不建议单独将 EOAEs 用作新生儿重症监护室的主要筛查工具。

新生儿出生后 3 天就应接收 EOAEs 筛查。使用 EOAEs 作为听力筛查工具时，如果双耳都符合标准，则表示新生儿"通过"听力筛查；如果双耳中任何一耳不符合标准，则认为筛查"未通过"，并在指定时间进行再次筛查或转诊进行听力学诊断。EOAEs 已被广泛用于大规模筛查项目，包括高风险和大规模的新生儿普遍听力筛查项目。这些计划报告的门诊复诊、转诊率为 3%～10%。在出生 1 个月前进行第二次筛查后，诊断检测的转诊率小于 2%。

2．听力损失的预估

临床常用的 DPOAEs 监测可用于估计听力损失，如果测试耳所记录的 OAEs 信号强度在正常值的范围内，则认为 OAEs 是"正常"的，此时大部分情况下听力也在正常范围内；如果 OAEs 低于正常范围，但高于噪声，则认为"幅值降低"，表示听力正常或具有轻度听力下降（一般在 35 dB 以内）；如果 OAEs 水平等于或低于噪声水平，则 OAEs 被认为是"未引出"，判断患者存在听力损失，程度从轻度到极重度均有可能。OAEs 幅值正常、幅值降低或未引出的确定是针对双耳并且有频率特异性的，但这种方法的局限性在于患者的年龄对结果有一定影响，须确保正常值的年龄范围包含患者的年龄段。

3．听力损失的鉴别诊断

除了能够判断出是否存在听力损失，OAEs 还可以增强听力测试组合的鉴别诊断。因为 OAE 是在耳蜗中产生的，与听觉传入神经无关。由于 OAEs 记录技术的发展，使得听神经病（Auditory Neuropathy，AN）的诊断有了较为可靠的听力学依据。AN 的典型听力学表现为 OAEs 正常而 ABR 未引出或严重异常，并且听阈从轻度到极重度不等。

4．梅尼埃病的鉴别诊断

梅尼埃病是一种特发的内耳疾病。表现为反复发作的旋转性眩晕，波动性听力下降、耳鸣和耳闷胀感。基本病理改变为膜迷路积水。诊断标准要求至少一次纯音测听表现为感音神经性听力损失。梅尼埃患者由于膜迷路积水，引起内淋巴液压力增高，造成液体动力学和机械动力学改变，导致毛细胞缺氧、主动机制下降。患者进行 TEOAEs 检查常呈阴性，或主频位移至低频。

5．耳声发射与耳鸣的关系

耳鸣是临床的常见症状，发病机制不十分清楚。耳鸣的原因复杂，常见的自觉性神经性耳鸣可以是神经源性，也可以是耳蜗性；耳蜗性耳鸣可能是由于异常的生理性电活动造成的，也可能是由于基底膜的异常振动而造成的。有些听力正常的耳鸣患者可出现 DPOAEs 部分频率反应减弱，耳鸣频率范围内不能记录到 SOAEs，但其他频率范围可记录到 SOAEs。然而前面已经提到，SOAEs 在正常人中的检出率约为 50%，而在有耳鸣的听力正常成人中的检出率明显下降。总之耳鸣与 SOAEs 的关系不确定。但需要注意的是，在部分听力正常的耳鸣患者中出现 DPOAEs 听力图的改变，应引起重视，因为感音神经性聋的治疗手段匮乏，早期发现、及时治疗早期潜在性的感音性听力损失尤为重要。

6．听力损失的动态监测

由于耳声发射能够直接反映外毛细胞的功能，并且较一般的纯音检查更具客观性和灵敏性，因此可用于动态监测老年性聋、噪声性聋、药物性聋、突发性聋等。有研究显示，50 岁以上的听力正常者的 OAEs 也会随着年龄增长而表现出 OAEs 的引出率降低。还可用 OAEs 监测突发性聋的治疗效果和愈后。

本章小结

本章主要介绍了 4 种常见的听觉检查与诊断技术，包括纯音听阈测试、声导抗测试、听觉诱发电位检测与耳声发射检测。纯音听阈测试通过受试者对不同纯音测听信号的主观听觉感知阈值来测试和检查听力；声导抗测试则通过客观方法测试中耳声传导功能的变化，通过将二者结合能够对听力损失进行定性和定位分析；听觉诱发电位检测通过人耳在声诱导下的电反应来辅助测试听觉功能；耳声发射检测则是内耳神经功能检测的重要手段，是听力筛查与诊断中的一项重要技术。不同检查与诊断技术的结合能够有效评估听觉功能，对听力损失疾病的诊断、干预、康复、听力重建等过程起到重要的作用。

习题

1. 听力计的主要组成部分有哪些，并简述各部分的功能和作用。
2. 声导抗测试的主要临床应用有哪些，并简述其测试原理。
3. 记录耳蜗电图的电极放置方式有哪几种，并对比它们各自的优缺点。
4. 耳声发射产生的机制是什么？耳声发射检测的意义是什么？

第5章 助 听 器

　　人类对耳聋、耳鸣等常见听力损失的认识由来已久，在历史的发展过程中，也不断尝试各种方法治疗这些疾病。当人们发现通过药物或其他治疗手段完全治愈一些听力损失存在困难时，便寄希望于找到一种听力补偿方法，帮助听力损失患者改善和提高听力。助听器便由此诞生。对轻度至中重度听力损失患者来说，使用助听器是最有效的听力干预和康复手段之一。本章将对助听器进行概述，主要介绍助听器的发展历史，结构与工作原理（包括麦克风、信号处理模块、受话器和其他重要配件），助听器类型以及关键的信号处理技术。最后将简要提及助听器的临床应用，包括处方公式和选配流程。

5.1 助听器的发展历史

　　助听器已有100多年的历史，主要呈现两个发展趋势：①为了满足听力损失患者的心理和美观需求，助听器由最初无法随身携带的笨重设备，逐渐发展为盒式、眼镜式、耳后式、耳内式、耳道式和深耳道式等体型较小且隐蔽的设备；②为了满足不同听力损失患者在多种声学环境下的听力补偿需求，各种先进的助听技术不断涌现，如语音降噪、响度补偿、移频、回声消除、声源定位和方向性麦克风技术等，为听力损失患者提供了更广泛的选择。本节将介绍助听器发展的5个主要时期（见图5-1）。

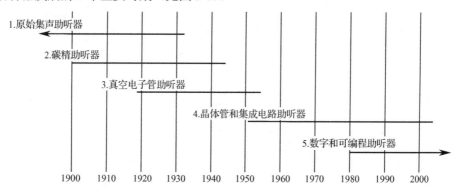

图5-1　助听器发展的5个时期

5.1.1 原始集声助听器

　　早在13世纪，人们将牛、羊等动物的角或贝壳置于耳后以放大声音，将手弯曲置于耳后围住耳廓以听清声音，这便是最初意义的助听器。随着时间的推移，人们不再满足于自然的助听装置，开始设计制造形式多样的集声器。18世纪便出现了可挂在帽子边缘的呈壶状、烟斗状、管状、喇叭状的助听筒（见图5-2），甚至还有扶手上装有多个集声器的助听椅。直到20世纪早期，这些装置仍在使用，它们的共同特点是：①一端为较大开口以收集声音，另一端为较小开口以适应人外耳道的尺寸，声音沿着喇叭状的助听器拾音口进入传声管，管腔的面积随着长度逐渐减小，最终将声音传入耳道内；②中空的管腔被看作共振腔，使具有共振频率的声音被放大，而具有非共振频率的声音不会被放大；③如果传声管腔面积减小得太快，大部分声音会被反射掉，无法进入耳道，所以早期的集声助听器通常是体积较大且宽长的。作为一种无源且不易出现故障的原始声学放大器，在电声技术出现之前，集声助听器为众多听力损失患者提供了帮助。

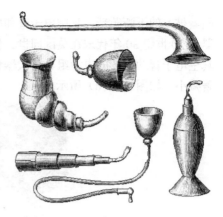

图 5-2　原始集声助听器

5.1.2　碳精助听器

19 世纪，电话的发明和应用为碳精助听器的发展奠定了基础。1899 年，美国 Akouphone 公司生产了世界上首个台式碳精助听器，并命名为 Akoulallion（希腊语中意为"听"和"说"）。1903 年，Hutchison Acoustic 生产了第一个名为 Acousticon 的可佩戴碳精助听器，适用于轻中度听力损失患者。早期的碳精助听器包括碳精麦克风、3～6 V 的电池与磁性耳机，如图 5-3 所示。声音撞击麦克风的振动膜时，碳颗粒随振动膜的运动聚集或分散，引起麦克风电阻抗的改变，进而使电流产生变化。变化的电流通过受话器线圈时，在受话器中产生变化的磁场，对永磁场产生推拉作用，使受话器的振动膜发出声音。受话器最终输出的声音信号比麦克风输入的声音信号强 20～30 dB，起到较好的助听放大作用。但人们发现当使用者运动时，麦克风的碳精颗粒易与振动膜片脱离接触，导致助听器无法正常工作。此外，还存在碳精易受湿度影响和放大信号失真等难以解决的问题。

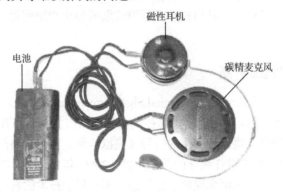

磁性耳机

电池

碳精麦克风

图 5-3　Acousticon 碳精助听器

5.1.3　真空电子管助听器

继碳精助听器后，1920 年出现了真空电子管助听器，可以将输入声音信号放大 70dB。真空电子管助听器利用低电压电源加热电子管灯丝，使之放出电子，用另一个电压相对较高的电源驱动电子通过电栅到达阳极。通过将几个真空电子管相连制成大功率放大器，达到增大放大增益的效果。早期的真空电子管助听器体积大，无法随身携带，如图 5-5（a）所示。

随着技术的不断革新，真空电子管和电池的体积都有所减小，首台可佩戴的真空电子管助听器于 20 世纪 30 年代末在英国问世。伴随着汞电池、陶瓷电容和印刷电路板技术的出现，使真空电子管助听器的电池组、放大器和麦克风可以共同装入一个便携式的袖珍单元，体积显著减小，如图 5-5（b）所示。

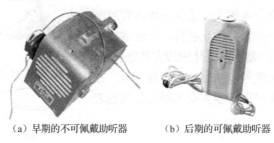

（a）早期的不可佩戴助听器　　　　（b）后期的可佩戴助听器

图 5-4　真空电子管助听器

5.1.4　晶体管和集成电路助听器

19 世纪 50 年代时晶体管技术被应用于助听器。晶体管相当于一个可以通过控制电子运动，进而控制电能的开关。它可以开启或停止电流的流动，还可以控制电流的大小，使在一个器件中调控切换多种模式成为可能。1953 年，超小型晶体管的发明者，美国雷神公司的工程师 Norman Krim 发明了结型晶体管，并将其应用于助听器，终于使助听器可以完全佩戴在耳后。这种助听器在当时非常受听力损失患者欢迎，同年的销量就超过了真空电子管助听器。与此同时，还出现了将助听器电子元件整合安装在眼镜框尾部、对应太阳穴位置的眼镜式助听器，又称为"听力眼镜"。晶体管助听器的出现逐渐淘汰了真空电子管助听器。而耳背式助听器在发展过程中逐渐取代了眼镜式助听器，成为主流。随后，集成电路技术的出现进一步缩小了助听器的体积，耳内式、耳道式和深耳道式助听器也相继问世，更能满足使用者的心理和美观需求。

5.1.5　数字和可编程助听器

20 世纪 80 年代，数字信号处理（Digital Signal Processing，DSP）芯片被应用于助听器，出现了混合数字模拟助听器，即用数字电路控制模拟压缩放大器的助听器。直到 1996 年才出现了第一个全数字助听器，将连续变化的信号（模拟信号）转化为离散的电压采样点（数字信号），再按照芯片中的指令进行快速的数学运算。2000 年出现了具有编程能力，允许用户定制、微调，具有高灵活性的可编程数字助听器。随着科学技术的发展，助听器具有帮助使用者适应不同语音环境的功能，遥控线圈、蓝牙和调频连接等配件使其可以与其他电子设备连接。目前，助听器已经进入了数字化时代，随着科学技术的不断进步，数字助听器将朝着微型化、智能化、多功能和低功耗的方向发展。

5.2　数字助听器的基本结构及工作原理

助听器由声音信号的采集、处理和播放模块组成，其实质是一个电声放大器，将微弱的声音扩大到适应患者产生听觉需要的强度，其工作原理如图 5-5 所示。模拟助听器的麦克风将收集到的声音信号转换为电信号，经过放大器、滤波器等模拟处理模块后，由受话器将电信号还原为声音信号，传入人耳。数字助听器的声音信号采集和播放模块与模拟助听器相同，只有处理模块不同，即将麦克风输出的模拟信号通过 A/D 转换器转换为数字信号，经过软件编程实现对声音信号的信号处理，再由 D/A 转换器转换为模拟信号，通过受话器输出。助听器主要由麦克风、信号处理模块、受话器、电池、各种调节旋钮等电声学器件构成。

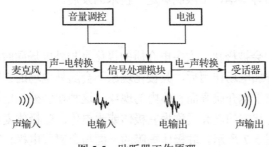

图 5-5　助听器工作原理

5.2.1　麦克风

麦克风是将声音信号线性转换为模拟电信号的输入换能器，即输入的声压加倍，输出的电压也会加倍。20 世纪以来，麦克风伴随着助听器的发展不断革新，从早期的动圈式麦克风、压电式麦克风，发展到具有性能稳定、灵敏性高、内部噪声小等优点的驻极体麦克风，成为现代助听器中最常使用的麦克风。

1. 动圈式麦克风

动圈式麦克风是根据电磁感应原理制成的，其结构如图 5-6 所示，主要由振动膜片、线圈和永磁体等元件组成。当外界有声音进入麦克风时，振动膜片随声波进行相应的前后振动，进而带动线圈在永磁体产生的磁场中做切割磁感应线运动，在线圈内产生与声波频率、幅度相关的感应电流，从而完成由声音信号到电信号的转换过程。动圈式麦克风的结构简单，制造成本低廉，且谐波失真较小，因而在出现后即被广泛应用于助听器及其他声音传输设备中。但动圈式麦克风也存在灵敏度较低、体积较大、频率平滑性差等缺点，因此在后续的发展中，逐渐被新型麦克风取代。

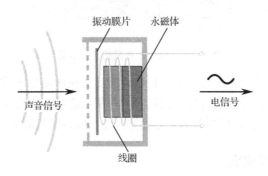

图 5-6　动圈式麦克风的结构示意图

2. 压电式麦克风

压电式麦克风技术起源于 19 世纪末。科学家们发现一些晶体会在压力作用下产生自发的电极化压电效应。根据这一原理，压电式麦克风利用声波带动膜片振动，继而引起压电晶体发生形变，产生相应的输出电压。压电式麦克风原理和结构较为简单，体积较小，但人们很难找到理想的压电材料。就当时普遍采用的陶瓷晶体而言，其老化效应、低频噪声大以及对温度变化的灵敏性高等缺陷，都限制着这一技术的发展。

3. 驻极体麦克风

电介质放在电场中会被极化，大多电介质的极化是与外电场同时存在并同时消失的，也有一些电介质受到强外加电场作用后，其极化现象不会随外电场的去除而完全消失，会出现极化电荷"永久"存在于电介质表面和体内的现象。这种在强外加电场的因素作用下，极化并能"永久"保持极化状态的电介质称为驻极体或永电体。驻极体麦克风的本质是一种电容式麦克风，其结构如图 5-7 所示。驻极体振膜的一面与金属背电极相对，二者之间有一个小空气隙，空气隙与驻极体构成了绝缘介质，驻极体振膜的另一面涂有一层纯金属，与金属背电极形成一个电容。金属背电极上的气孔与麦克风的频率响应有关。当声波进入麦克风音孔使驻极体膜片振动时，膜片随声波变化产生位移，导致电容值发生变化。由于驻极体上的电荷量 Q 为恒定值，根据 $Q = UC$ 可知，当电容 C 变化时，电容器两端的电压 U 随之发生变化，由此实现从声音信号到电信号的转换。一般情况下，驻极体金属涂层与金属背电极形成的电容只有数十皮法，因而驻极体麦克风的输出阻抗很高，需要经过驻极体麦克风内部的场效应晶体管放大后，再传至处理模块的输入端进行下一步处理。

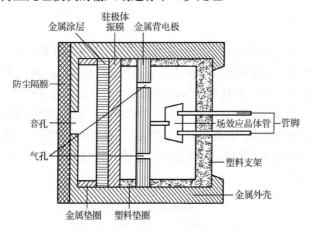

图 5-7 驻极体麦克风的结构示意图

驻极体具有"永久"保存极化状态的特性，因此驻极体麦克风不需要传统麦克风所必需的外部直流电源。这一特性使驻极体麦克风同时具备低能耗和低成本的特点。加之这种麦克风声-电转换质量好，整体较轻巧等多方面优势，使其成为现代助听器中常用的麦克风类型。

5.2.2 模拟信号处理模块

在模拟助听器中，声音信号被麦克风转换为电信号后，需要模拟信号处理模块对其进行信号的放大、滤波、调制等处理。其中，滤波器可以使助听器具备所需的频率响应特性；放大器作为模块的核心部件，可以对电信号进行放大、调制等处理，主要分为集成放大器和混合放大器。集成放大器主要有单片集成电路、混合集成电路或二者相结合。集成系统具有体积小巧、受外界环境影响小、噪声低、焊接点少等诸多优点。单片集成电路能够独立实现整个电路功能而不需要外接元件。混合集成电路是在一块基片上将分立的单片集成电路、半导体芯片、微型元件等混合组装后，封装而成。模拟信号处理模块中常用的放大器可分为 A、B、D、H 四种类型。

1. A 类放大器

A 类放大器是最早的模拟放大器，双极结型晶体管（Bipolar Junction Transistor，BJT）是这类放大器中常用的晶体管，如图 5-8 所示。A 类放大器具有良好的线性放大特性，放大后的信号失真度小。但不论有无信号输入，A 类放大器的输出电路中始终有电流流通，因此其功放效率低，电池消耗快，主要用于低增益、低功率助听器。

2. B 类放大器

B 类放大器包含两个异性晶体管，类似于将两个 A 类放大器背对背连在一起，因此其尺寸也通常大于 A 类放大器，其电路如图 5-9 所示。B 类放大器的两个放大部分分别对输入信号进行正相和负相放大，因此可以提供比 A 类放大器更高的增益。同时，因为 B 类放大器每次只放大单相信号，每个晶体管的工作电压可以为零。没有输入信号时，它的能耗较低，功放效率较高。但当有输入信号时，B 类放大器的两个晶体管在交替工作的衔接期间，会出现短暂的两个晶体管都不工作的现象，即交越失真，所以 B 类放大器的放大作用具有一定的非线性。

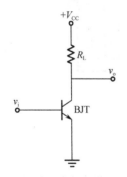

图 5-8　A 类放大器的电路图

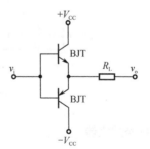

图 5-9　B 类放大器的电路图

3. D 类放大器

与 A、B 类放大器不同，D 类放大器采用脉冲宽度调制（Pulse-Width Modulation，PWM）技术。其结构如图 5-10 所示，锯齿脉冲信号发生器生成高频锯齿脉冲信号，以完成载波及后续的波形恢复工作。锯齿脉冲信号的频率通常要求大于输入信号最高频率（20 kHz）的 10 倍以上，一般选择频率为 250 kHz～1.5 MHz。锯齿脉冲信号和输入端的模拟信号一同被送入比较器，若输入信号大于高频锯齿脉动信号，则比较器输出高电平；反之，输出低电平。波形调制如图 5-11 所示。这样，原来的输入电信号变成了脉宽不等的高频方波数字信号，经过放大单元进入低通滤波器，滤除无用的高频数字信号，留下相对低频的输入信号成分，并正负交替地向电路中的磁感线圈充电，最终还原被放大的输入电信号。工作时，由于放大单元的晶体管处于完全断开或完全导通的状态，不进入线性工作区，D 类放大器的功放效率比其他大部分放大器的高。因此，D 类放大器的电源可以更小，且无须配备大型散热器，整体体积与重量显著减小。D 类放大器的缺点是电路复杂、造价高，且晶体管在接通与断开过程中可能会由于接地点电位波动而产生噪声。此外，其高频脉冲信号易以无线电波形式传播，可能对周围的无线电接收设备产生干扰。

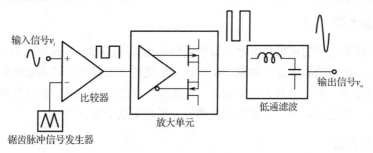

图 5-10　D 类放大器结构框图

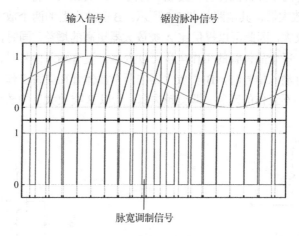

图 5-11　脉冲宽度调制示意图

4．H 类放大器

H 类放大器类似于将 A 类与 B 类放大器结合，其特点是具备供电电压可变的电源，当输入的电信号小于一定幅值时，电路由较低压的电源供电；当输入信号大于一定幅值时，电路由较高压电源供电。这样，放大器可以同时保持较高的效率和较低的功耗。

5.2.3　数字信号处理模块

数字信号处理模块是数字助听器的核心单元，性能良好的数字助听器通常都采用专用的数字信号处理芯片，除了集成信号预处理、A/D 转换、DSP、D/A 转换等功能，还具备强大的信号处理能力，包含语音降噪、响度补偿、降频、回波消除和声源定位等算法（5.4 节将详细讲述），同时还具备功耗低、尺寸小的优点。

5.2.4 受话器

经过处理模块的信号被传送至受话器进行电-声转换。平衡电枢式受话器在助听器中应用得较为广泛，其结构如图 5-12 所示。当线圈中没有电流通过时，永磁场中具有高导磁率的平衡衔铁保持平衡状态；当线圈中有电流通过时，平衡衔铁会随电流的变化而被磁化，从而被永磁体的两端吸引或排斥。在平衡位置做往复运动的平衡衔铁通过传动杆与振膜连接，使振膜振动发出声音，最终将电信号转换为声音信号。虽然平衡电枢式受话器的结构简单，但其能耗低，体积小，是理想的助听器受话器类型。

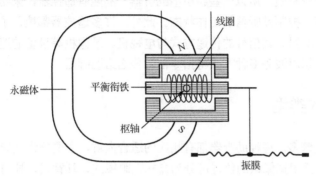

图 5-12 平衡电枢式受话器的结构示意图

5.2.5 电池

电池为助听器完成声-电-声的转换过程提供能量。目前，除了使用普通 5 号电池的盒式助听器，其他助听器几乎都采用具备容量高、内阻小、存储时间久等特点的纽扣电池。银汞电池具有电压高、内阻小、电压稳定、存放时间长等优点，曾被广泛应用于助听器。但由于银汞电池容量有限，且银和汞均为重金属，不利于环保，使其逐渐被其他类型的电池取代。锌空电池是将锌作为负极，周围空气中的氧作为正极。它的电容量高，价格低，对环境污染小，是目前助听器产品中较多使用的电池。

5.2.6 配件

1. 感应拾音线圈

助听器佩戴者在接听电话时，听筒与助听器距离过近容易引起声反馈，且声音从听筒传至患者耳内，经过了几次的电-声转换，信噪比降低，失真度变大。为了方便助听器使用者接听电话，现代助听器中除装有麦克风外，还有可供使用者选购的配有可拾取电话音频感应信号的感应拾音线圈。感应拾音线圈由细绝缘导线绕制而成，电话里变化的电流在周围产生变化的磁场，使处于这一磁场中的感应拾音线圈产生相应的电压，从而生成信噪比、失真度较低的电信号，并通过受话器转化为声音信号输出。

2. 控制旋钮

常见的助听器控制元件有音量控制旋钮、音调调节旋钮等。模拟助听器的音量控制旋钮实质上是用于控制声音强度的可变电阻器，通过旋转音量控制旋钮，电阻阻值发生变化，使电流大小发生改变，进而实现控制音量的功能。它可以位于麦克风与放大器之间，也可以放在放大器与受话器之间。音调调节旋钮可以使助听器从一阶滤波器到高阶滤波器之间切换，改变助听器的频率响应特性，实现对音调的调节。数字助听器则是通过数字算法模仿模拟助听器中音量控制旋钮和音调调节旋钮的作用。

3. 遥控器

现代助听器的体积通常较小，因此其调节按钮往往也较小，不便操控，且助听器内部能安装的控制器也十分有限。所以一些超小型助听器产品配有遥控器，来帮助使用者在不需接触助听器的情况下，控制助听器的工作状态。此外，许多遥控器都植入了多套程序来帮助使用者更好地使用助听器。其信号的传递方式与电视机、录像机等设备的遥控器相同，可以通过红外线、电感、超声波等多种方式将指令信号传送给助听器。

5.3 助听器的类型

助听器的种类繁多，每种助听器都有相应的适合人群，主要分为气导助听器和骨导助听器，其中气导助听器根据佩戴的位置可分为盒式、眼镜式、耳背式、耳内式、耳道式和深耳道式助听器；骨导助听器目前常用的有骨锚式助听器、骨桥及其分别对应的软带产品。

5.3.1 气导助听器

气导助听器是通过各种方法将声音信号放大后传至鼓膜，再通过听小骨振动引起耳蜗内淋巴液振动，从而产生神经冲动，将信号传至大脑。主要分为以下几种类型。

1. 盒式助听器

盒式助听器（body-worn aids）又称为体佩式助听器，由外壳、耳模和导线组成，如图 5-13 所示。其外壳的尺寸如一副扑克牌大小，放大器、电池和控制元件等都放在其中；耳模只包含受话器；二者通过细长导线连接。这类可穿戴助听器的输出功率大，能够提供足够大的增益，又因为受话器与麦克风距离较远，不易产生声反馈，主要适用于重度听力损失患者。盒式助听器的体积较大，因此可以提供多种调节旋钮并方便调节，适用于老年人和双手欠灵活者。此外，它还具有电池容量大、使用寿命长、价格低廉等优点。但盒式助听器与衣物摩擦易产生噪声，同时还具有低频增益较大、导线易损坏、隐蔽性较差等缺点。

2. 眼镜式助听器

眼镜式助听器是一种"由体佩向耳佩"发展的过渡产物。麦克风、放大器和受话器均封装在眼镜腿的末端，佩戴时靠近太阳穴的位置，如图 5-14 所示。它的主要缺点是将助听器与眼镜合为一体，使用不便。

3. 耳背式助听器

耳背式助听器（Behind-the-ear，BTE）由外壳、耳模和耳钩组成，如图 5-15 所示。月牙形的外壳中包含主要元件，依赖弯曲成半圆形的耳钩挂在患者耳后，并与耳内的耳模通过塑胶管连接。耳模的个性化外形是为每位患者定制的。虽然儿童耳道随发育而变，但只需定期为其更换耳模即可，所以是儿童助听器的首选。这类助听器佩戴于耳廓后面，相对耐用，易于保养。它的功率较大，放大参数范围较广，适用于轻度至重度听力损失患者；由于其体积相对较大，可以较方便地安装一些复杂的扩展电路和芯片以提高性能及增强功能，同时具有调节相对方便等优点。虽然耳背式助听器的外壳可借助皮肤或头发的颜色加以掩饰，但其隐蔽性依然较差，而且会产生声反馈和堵耳效应。

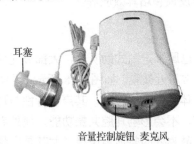

图 5-13 盒式助听器

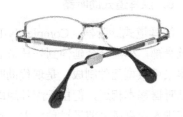

图 5-14 眼镜式助听器

声反馈是指由于耳背式、耳内式、耳道式和深耳道式助听器的麦克风与受话器之间的距离较近，增益较大时容易引起受话器的声音溢出而再次进入麦克风，导致声音被二次放大的现象。堵耳效应是指耳甲腔或外耳道入口被耳模闭塞后，患者感觉自己的发声似回声样，或者听起来感觉不真实。

4. 耳内式助听器

耳内式助听器（In-the-ear，ITE）属于定制式助听器，根据患者的不同耳型单独定制，包括全耳甲腔式、隐蔽式和半耳甲腔式三种类型，其中全耳甲腔式最为常见，如图 5-16 所示。由于全耳甲腔式助听器充满整个耳甲腔，使这种助听器可以较方便地安装一些复杂的扩展电路和芯片，并使助听器的佩戴更加牢靠。隐蔽式助听器的外形大致与全耳甲腔式助听器相同，但向耳甲腔外突出部分较少，因此容纳电子元件的空间更小，配备扩展电路和芯片的可能性较小。半耳甲腔式助听器只占据耳甲腔的空腔及部分耳道，因此无法容纳扩展电路和芯片。耳内式助听器的输出功率较大，适用于轻度至中重度听力损失患者；使用时摘取也相对方便。但这种助听器也存在易产生声反馈和堵耳效应的问题；耵聍易进入助听器导致故障，需要定期清理；且由于体积较小，不便于更换电池和调节音量。

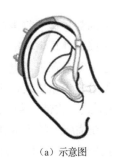 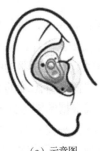 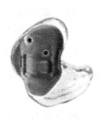

（a）示意图　　　（b）实物图　　　　　（a）示意图　　　（b）实物图

图 5-15 耳背式助听器　　　　　　　　图 5-16 耳内式助听器

5. 耳道式助听器

耳道式助听器（In-the-canal，ITC）属于定制式助听器，如图 5-17 所示，佩戴于患者的耳甲腔和外耳道软骨部，可以利用患者的耳廓结构收集声波，更符合人耳的生理声学特性，助听增强效果较好，且隐蔽性好。但耳道式助听器的输出功率较小，只适用于轻度至中度听力损失患者。这种助听器的缺点是体积小而不便于更换电池，音量调节旋钮小而操作困难；耵聍易进入助听器导致故障，需要定期清理；易产生声反馈和堵耳效应等。

6. 深耳道式助听器

深耳道式助听器（Completely-In-the-Canal，CIC）也属于定制式助听器，大部分元件位于软骨部，小部分会延伸到外耳道的骨性部分，末端非常靠近鼓膜，如图 5-18 所示。这类助听器采用微型元件制成，是现代助听器中隐蔽性最佳、体积最小的一种。其声学特性与耳道式助听器基本相近，但由于深耳道助听器位于耳道深部，不会影响耳腔共振功能，使外界声音在进入麦克风之前经过预放大，且外耳道容积减小，鼓膜处的整体声压级（尤其是高频部分）增大，堵耳效应减小，信号保真度高。深耳道式助听器最大程度利用了耳廓的生理结构，使佩戴者可以进行声源定位。但由于体积较小，内部电子元件的分隔较困难，其增益和声输出均受到限制，也无法配备扩展电路和芯片，只适用于轻度到中度听力损失患者，且容易遗失。此外，因耳道内的皮肤有水分和油脂蒸发，易造成助听器内部元件损坏；体积过小，不便于老年人和双手欠灵活者操作；易造成声反馈；价格较高。

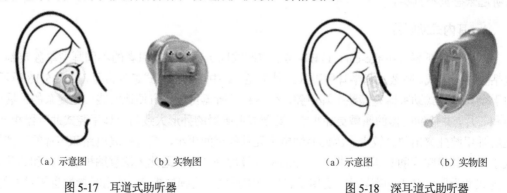

| （a）示意图 | （b）实物图 | | （a）示意图 | （b）实物图 |

图 5-17　耳道式助听器　　　　　　图 5-18　深耳道式助听器

5.3.2　骨导助听器

骨导助听器是将声音收集后，进行放大、降噪等处理，再由助听器上的骨导振子将声音信号通过振动颅骨的方式传入内耳，适用于外中耳畸形患者，如外耳道闭锁、外耳道狭窄、慢性外耳道炎等无法佩戴气导助听器的听力障碍患者。此外，近些年部分单侧全聋患者也会选择骨导助听器以解决患侧聆听困难的问题。骨导助听器根据是否需要手术分为非植入式和植入式两大类。非植入式根据佩戴方式不同，可分为眼镜式、头夹（发箍）式、软带（头带）式。眼镜式和头夹式因存在头皮衰减，高频增益不足，佩戴不适等缺点，在临床上的应用越来越少。软带式通过佩戴在头部的软带将骨导助听器固定在头部或耳后乳突部，稳定性和舒适度尚可。软带式为骨导植入式助听装置对应的软带产品，目前主要应用于尚不能接收植入手术的传导性或混合性耳聋的婴幼儿。除此之外，黏贴式、牙槽式骨导助听器已经出现商品化产品。骨导植入式助听器的详细内容将在第 6 章中介绍。

5.4　助听器的信号处理技术

相比于传统的模拟助听器，数字助听器具有诸多优势，如利用软件实现传统硬件设备（振荡器、滤波器、调制器等）的功能，所以数字助听器的元件少，故障发生概率低，助听器的稳定性高、体积小。此外，与许多使用高通滤波器的模拟助听器相比，数字助听器利用数字声反馈技术，可以更有效地提高增益、消除噪声且不牺牲交谈过程中的高频声音信息。

5.4.1　模拟助听器技术

模拟助听器的放大器通常采用电阻、电容、晶体管等模拟元件，对信号进行处理。早期的模拟助听器都具有"线性"特性，即其输入、输出的比值是固定的。它的基本结构如图 5-19所示，麦克风将获取的声音信号传给模拟信号处理器，由模拟信号处理器的低通滤波器、线性放大器、输出限幅控制器和高通滤波器依次处理后，输入受话器。低通滤波器和高通滤波器可以改变助听器对低频和高频信号的衰减程度。放大器与输出限幅控制器之间存在反馈电阻，通过调节其阻值可以实现对最大输出值的调控。整个模拟信号处理器受调节器调节，它分为模拟调节器与数字调节器。模拟调节器是通过信号处理器外接电位器实现对音量、音调等参数的调节，但由于助听器的体积较小，可以安装的外接元件较少，因此对助听器频率响应特性的调节有限，这一类助听器称为不可编程模拟助听器。而数字调节器利用计算机对助听器多项参数进行调节，使助听器的频率响应特性更符合使用者的听力补偿要求，这类助听器称为可编程模拟助听器。

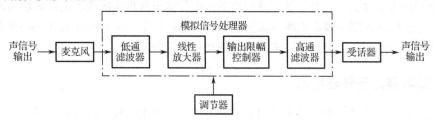

图 5-19　线性模拟助听器基本结构

线性模拟助听器线路简单、功率大、价格低，但对各类环境的自适应能力差，因此出现了非线性模拟助听器。非线性模拟助听器具有输入压缩调节电路，其放大增益不固定，可根据输入声音信号的强度大小自动调节增益，有效地提高使用者的聆听舒适度。

不论是哪种模拟助听器，在放大语音的同时都会放大环境噪声，使助听器对信噪比的提升效果不明显，造成使用者不适。而且模拟助听器对频带的划分较粗糙，也会影响其助听效果。这些缺点使模拟助听器逐渐被淘汰。

5.4.2　数字助听器技术

数字助听器采用 DSP 技术，将连续变化的模拟信号转变成多个离散的采样电信号，传入芯片后依照设定的指令进行高速的数学运算处理。数字助听器利用软件实现模拟助听器中振荡器、滤波器、调制器等元器件的功能，代替了传统模拟信号处理过程中所必需的元件，如电容、电阻、晶体管等。但数字助听器中的麦克风和受话器仍属模拟元件。

数字助听器的基本结构如图 5-20 所示，麦克风将声音信号转换为模拟电信号后，进行预放大处理。为了防止采样信号发生混叠，根据奈奎斯特采样定理，需要将模拟电信号输入低通滤波器，使频率低于采样电路最高采样频率一半的模拟电信号通过。而后，经过处理的模拟电信号由模-数转换器转换为数字电信号。再由数字信号处理器按照设定的指令程序对其进行处理，而后，数字电信号被数-模转换器转换为模拟电信号，经过抗镜像滤波器和终放大器，传入受话器。数字信号处理器是数字助听器的核心，具有功能强、运算快、功耗低和体积小等优点。数字助听器的 DSP 模块主要包括语音降噪、响度补偿、声源定位、回声消除和压缩移频等功能，将在后面详细展开。

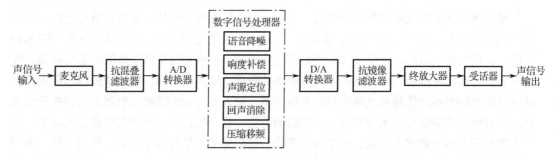

图 5-20　数字助听器基本结构

数字助听器的出现为听力损失患者带来了福音。相较于模拟助听器，它可以充分利用 DSP 技术，在更灵活地划分频段的同时，提供了更可靠的操作性，从而实现更好的补偿效果，带来更舒适的听觉体验。此外，数字助听器的内部算法可根据实际需求进行灵活的调整和更新，突破了模拟助听器中固定电路对算法的限制。随着 DSP 技术和电子技术的不断发展，数字助听器将朝着小型化、智能化、多功能和低功耗的方向发展。

5.4.3　助听器语音降噪技术

凡是引起人们不适、响度过大或对人们要听的声音产生干扰的声音都属于噪声。而在噪声环境中，语音理解度较低是困扰助听器使用者最常见的问题之一。因此，自助听器问世以来，研发人员就不断探索如何在不失真的情况下降低背景噪声并提高语音纯净性，与此同时，兼顾助听器体积小、实时性高等要求。已开发的助听器降噪技术大致可分为两类：方向性麦克风技术和降噪技术。前者是基于语音和噪声的空间差异设计的，利用方向性传声器和波束形成技术增强来自特定方向的语音信号。但受麦克风数量和尺寸的限制，以及噪声和目标语音可能在相同方位或存在一定空间角等因素的影响，这种技术的改善效果有限。而降噪技术旨在利用语音和噪声在时间和频谱上的差异，将语音从噪声中分离出来。但噪声和目标语音可能在时间和频谱上交叠，使这种方法的实际效果有限。目前，主要的助听器降噪技术包括谱减法、维纳滤波法、自适应滤波法、主动降噪技术、啸叫抑制技术、风噪声抑制技术和混响抑制技术等。

1. 基于一般场景的降噪技术

（1）谱减法

谱减法是最早出现的降噪方法之一，它最早由美国犹他州立大学的 Steven Boll 于 1979 年提出，逐渐发展为应用较为成熟的语音增强算法。这种算法是基于语音是短时平稳的，而噪声是加性噪声的假设。利用语音和噪声的不同特性，对在语音间歇期和停顿期提取到的无语音信号特征进行统计分析，将其作为估计的噪声功率谱，从带噪语音的功率谱中减掉，以有效抑制背景噪声的影响。

假设噪声为加性噪声，且与语音信号不相关，对输入的带噪语音信号进行分帧处理，使其变为短时平稳的信号（平稳信号表示信号的分布律或分布参数不随时间变化），则一帧带噪语音信号可表示为

$$y(n) = x(n) + n(n) \tag{5-1}$$

式中，$x(n)$ 为纯净语音信号；$n(n)$ 为噪声音信号；$y(n)$ 为带噪语音信号。对式（5-1）进行傅里叶变换可得

$$X(k) = Y(k) - N(k) \tag{5-2}$$

式中，k 表示离散的频点；$X(k)$、$Y(k)$ 和 $N(k)$ 分别表示 $x(n)$、$y(n)$ 和 $n(n)$ 的傅里叶变换。对功率谱则有

$$|X(k)|^2 = |Y(k)|^2 - |N(k)|^2 \tag{5-3}$$

噪声功率谱无法直接获得，一般利用无语音段的平均噪声方差表示，即

$$|\hat{X}(k)|^2 = \begin{cases} |Y(k)|^2 - |\hat{N}(k)|^2, & |Y(k)|^2 > |\hat{N}(k)|^2 \\ 0, & |Y(k)|^2 \leqslant |\hat{N}(k)|^2 \end{cases} \tag{5-4}$$

式中，$|Y(k)|^2$ 为带噪语音的功率谱；$|\hat{N}(k)|^2$ 为估计的噪声功率谱；$|\hat{X}(k)|^2$ 为估计的纯净语音功率谱。由于对 $|\hat{N}(k)|^2$ 的估计是不准确的，因此在实际应用中 $|\hat{X}(k)|^2$ 的值可能为负数，但功率谱显然不能为负数，所以需要将 $|\hat{X}(k)|^2$ 的最小值限制为零。

为了应用傅里叶逆变换将纯净语音功率谱转换成时域信号，恢复去噪的语音信号，还需要知道纯净语音的相位。但人耳对相位信息是不敏感的，因此不需要对纯净语音的相位进行估计，用带噪语音的相位近似表示即可，即

$$\hat{X}(k) = |\hat{X}(k)| \exp\{j \cdot \arg[Y(k)]\} \tag{5-5}$$

谱减法的优势十分突出：算法原理简单，运算量小，易于实时实现；能够有效地抑制噪声，提高信噪比；且适用场景较广泛。因此，谱减法是目前数字助听器中最常见的降噪方法之一。但谱减法是一种最大似然估计，没有对语音信号在频域上进行分析假设，导致对噪声的估计不精准。将这些在无语音段提取到的噪声数据应用于语音段的非平稳噪声，不可避免地会出现降噪过多或过少的现象，在谱减后产生具有一定节奏的残余噪声，即"音乐噪声"。针对传统谱减法存在的问题，各种改进算法层出不穷，如多带谱减法、扩展谱减法、选择性谱减法等，均取得了较好效果。

（2）维纳滤波法

维纳滤波法是另一种常见的降噪技术，传统的方法是在最小均方误差准则下，实现对语音的信号估计。与谱减法类似，维纳滤波法也假定被处理的信号是平稳信号，且噪声为加性

噪声，用带噪语音功率谱减去估计的噪声功率谱。但在实际情况下，语音和声音信号均不满足平稳性条件，所以在传统维纳滤波法的基础上，人们又进行了改进，其中基于 Priori SNR 估计的维纳滤波法是在传统方法的基础上引入先验信噪比，之后采用"直接判决"方法对先验信噪比进行估计，可以有效地抑制残留噪声，其原理如图 5-21 所示。

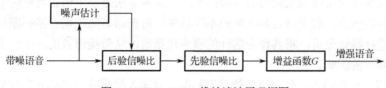

图 5-21 Priori SNR 维纳滤波原理框图

首先，对输入的带噪语音信号进行分帧处理，转换为短时平稳信号。一帧带噪语音信号为

$$y_m(n) = x_m(n) + n_m(n) \tag{5-6}$$

式中，m 为帧号；n 为离散时间点；$x_m(n)$ 为第 m 帧纯净语音信号；$n_m(n)$ 为第 m 帧噪声音信号，且 $x_m(n)$ 和 $n_m(n)$ 都是短时平稳信号，二者不相关。对式（5-6）进行傅里叶变换，可得

$$Y(m,k) = X(m,k) + N(m,k) \tag{5-7}$$

式中，k 为频点；$Y(m,k)$ 为带噪语音 $y_m(n)$ 的幅度谱；$X(m,k)$ 为纯净语音 $x_m(n)$ 的幅度谱；$N(m,k)$ 为带噪语音 $n_m(n)$ 的幅度谱。用 $G(m,k)$ 表示第 m 帧信号的增益函数，则增强后的语音信号频谱可表示为

$$\hat{X}(m,k) = G(m,k)Y(m,k) \tag{5-8}$$

由于人耳对相位信息不敏感，可以认为语音信号的相位在信号处理过程中不变。因此，可以使用 $Y(m,k)$ 的相位谱近似代替 $\hat{X}(m,k)$ 的相位谱，继而对输入信号进行傅里叶逆变换，得到时域表示的降噪后的语音信号。基于最小均方误差准则，定义增益函数 $G(m,k)$ 为

$$G(m,k) = \frac{P_x(m,k)}{P_x(m,k) + P_n(m,k)} \tag{5-9}$$

式中，$P_x(m,k)$ 为纯净语音的功率谱密度；$P_n(m,k)$ 为噪声音信号的功率谱密度。定义先验信噪比为

$$\mathrm{SNR}_{\mathrm{prio}}(m,k) = \frac{P_x(m,k)}{P_n(m,k)} \tag{5-10}$$

将式（5-10）代入式（5-9），可得由先验信噪比表示的增益函数

$$G(m,k) = \frac{\mathrm{SNR}_{\mathrm{prio}}(m,k)}{1 + \mathrm{SNR}_{\mathrm{prio}}(m,k)} \tag{5-11}$$

为防止过衰减信号使降噪效果欠佳，通常将信号的最大衰减限制在 G_{floor}，可取 $G_{\mathrm{floor}} = -20\,\mathrm{dB}$，则增益函数修正为

$$G(m,k) = \max\left(\frac{\mathrm{SNR}_{\mathrm{prio}}(m,k)}{1 + \mathrm{SNR}_{\mathrm{prio}}(m,k)},\ G_{\mathrm{floor}} \right) \tag{5-12}$$

利用直接判决法对先验信噪比进行估计，即在低信噪比区域对后验信噪比进行平滑，在

高信噪比区域对后验信噪比进行跟踪的估计方法。它利用了当前帧及其之前帧的信息，即

$$SNR_{prio}(m,k) = \alpha \frac{\|\hat{X}(m-1,k)\|^2}{\|\hat{N}(m-1,k)\|^2} + (1-\alpha)\max(SNR_{post}(m,k)-1,\ 0) \quad (5\text{-}13)$$

式中，$\|\hat{X}(m-1,k)^2\|$ 为估计的第 $m-1$ 帧的纯净语音功率谱；$\|\hat{N}(m-1,k)^2\|$ 为估计的第 m 帧的噪声功率谱；$\alpha \in [0,1]$ 为调节系数，决定噪声的衰减程度，α 越接近 1，对音乐噪声的抑制效果越好，但语音失真越严重；$SNR_{post}(m,k)$ 是后验信噪比，通常基于快速傅里叶变换获得，即

$$SNR_{post}(m,k) = \frac{\|Y(m,k)\|^2}{\|\hat{N}(m,k)\|^2} \quad (5\text{-}14)$$

式中，$\|Y(m,k)^2\|$ 为输入带噪语音信号 $y_m(n)$ 的功率谱；$\|\hat{N}(m,k)^2\|$ 为估计的第 m 帧噪声功率谱。

维纳滤波法不会产生音乐噪声，其残留的噪声类似于白噪声。对于助听器使用者而言，这样的声学处理带来的听觉体验更佳。但是，由于维纳滤波法使用前提是输入声音为平稳信号，但实际使用环境中的噪声在很多情况下都是非平稳的，限制了降噪效果。

（3）自适应滤波法

自适应滤波法是现代助听器常用的降噪算法之一，相较于其他降噪方法，自适应滤波法的最大优点就是可以根据捕获的语音和噪声音信号的特性，实时自动地改变算法中的参数设置。因此，自适应滤波法在多种环境条件下，都能达到较好的降噪效果。与上述方法相同，自适应滤波法也是基于噪声音信号 n 与纯语音信号 x 不相关的假设。输入信号表示为 $y = x + n$，输出信号表示为 $e = x + n - n'$，其中 n' 是噪声音信号 n 的最优估计，从而使输出信号 e 尽可能接近 x，以达到降噪的目的。自适应滤波算法的基本原理如下：

e^2 的期望 $E(e^2)$ 可以表示为

$$E(e^2) = E[(x+n-n')^2] = E(x^2) + E[(n-n')^2] + 2E[x(n-n')] \quad (5\text{-}15)$$

假设 x 与 n、n' 无关，所以 $2E[x(n-n')] = 0$。则式（5-15）的最小值为

$$\min E(e^2) = E(x^2) + \min E[(n-n')^2] \quad (5\text{-}16)$$

将 $e-x = n-n'$ 代入式（5-16），可得

$$\min E[(e-x)^2] = \min E[(n-n')^2] \quad (5\text{-}17)$$

对比式（5-15）与式（5-17）可知，当 $E(e^2)$ 取最小值时，$E[(e-x)^2]$ 最小，可认为此时求得的噪声估计值 n' 最接近噪声真实值 n，从而实现降噪功能。计算 $E(e^2)$ 最小值的方法有很多种，常见的有最小均方误差算法、递归最小二乘算法等。这些算法通常会给出一个初始化的噪声估计值 n'，再通过迭代计算 $E(e^2)$ 的最小值，而后不断调整 n' 和其他算法参数，使 $E(e^2)$ 达到一个较小的值，实现输出信号接近纯语音信号的目的。

自适应滤波法不依赖任何信号模型，计算量也较小，因此将这种方法应用于助听器，可以使使用者在强噪声环境下能较好地识别出有用信号，并满足其在多种环境类型中使用助听器的需求。

（4）主动降噪技术

近年来，应用于耳机、汽车音响系统等领域的主动降噪技术也开始逐渐应用于助听器产品中。主动降噪技术是利用助听器麦克风采集周围环境中的声音信号，传至主动降噪电路系

统后，通过扬声器生成与噪声音信号振幅相同但相位相反的声波，抵消噪声音信号，达到降噪效果。模拟电路和数字电路均可以在耳机、助听器等音频播放设备上实现主动降噪功能。模拟电路由于没有门电路、A/D 和 D/A 转换器等原因，其延迟时间短，额外噪声小。但由于模拟电路大规模生产时，无法保证各元件的性能精度，可能导致最终产品的降噪能力差异较大，且模拟电路也不能像数字电路一样可以在生产完成后进一步升级、调整参数，所以越来越多的科研人员致力于研发具有主动降噪功能的数字电路。

在助听器中应用主动降噪技术，需要助听器具有较好的声音信号采集功能、分离噪声与目标信号的功能，以及实时运算处理并产生反相声波信号的功能。相较于传统的降噪方法，主动降噪助听器的降噪效果好、抗干扰性强。但是，它也存在成本高、技术复杂、耗电快等问题，所以这项技术尚未在助听器产品中大规模应用。

2．基于特殊场景的降噪技术

（1）啸叫抑制技术

如果受话器发出的声音再次被麦克风捕获，便会形成一个将声音持续放大的正反馈回路，即产生啸叫，表现为在助听器的频谱上产生尖锐的高峰，影响助听器使用者的聆听效果。助听器与耳道的匹配度不够、助听器附近存在手机等电子设备，以及助听器外壳通气孔尺寸不当等原因均可能使助听器产生啸叫。

早期的啸叫抑制方法主要通过控制引发助听器啸叫的物理因素来抑制啸叫，如优化助听器结构、降低放大增益等。但由于难以预测闭环增益，而且降低放大增益又与助听器的扩音目的相违，因此这种方法的实际应用并不多。自适应增益衰减法、陷波滤波器法和自适应滤波器法是目前常用的 3 种啸叫抑制技术，将在 5.4.6 节中详细介绍。

（2）风噪声抑制技术

在有风环境中或运动的状态下，人耳附近的风湍流会被助听器拾取而形成风噪声，往往集中在低频部分。物理抑制法和 DSP 抑制法是两种常用的抑制风噪声的方法。

物理抑制法主要从风噪声的源头入手，在助听器将风噪声音信号转变为电信号之前就加以抑制。常见的做法是外加纤维材质防风罩，可以简单有效地减少麦克风拾取的风噪声。此外，当有气流经过助听器时，耳背式助听器的流线型结构避免了麦克风与风直接接触，减少了气流在麦克风周围产生的湍流与涡流输入，可以有效地抑制风噪声。在风噪声进入助听器电路前就对其加以抑制是十分必要的，可以使助听器内部的降噪处理部分发挥更大的作用，也可以防止由于风噪声过大，导致采集到的信号在进行 A/D 转换时发生过饱和失真现象。

DSP 抑制法是从风噪声音信号的分析处理着手，常见的一种算法是风噪声重构相消法，这种算法通过对风噪声的频谱进行估计，重构风噪声音信号，再将带风噪声的信号减去重构的风噪声，得到风噪声受抑制的声音信号。其他被用于助听器上的风噪声 DSP 抑制法还包括后置滤波器法、多通道风噪声抑制法等。

（3）混响抑制技术

混响是由于目标语音信号被房间墙面等障碍物多次反射而形成的，导致目标信号的可辨识度下降。基于波束形成的混响抑制技术是对多个麦克风收集的声音信号进行加权求和，保留来自目标语音方向的声波，衰减抑制其他方向传来的声波。其他常见的混响抑制技术有晚期混响抑制法、逆滤波混响抑制法等。

5.4.4 助听器响度补偿技术

听力损失患者的听阈升高，往往难以听到低声压级信号，而可以听到高声压级信号。因此，需要对信号进行放大，使患者能够听到听力正常的人所听到的信号。早期的模拟助听器大多使用线性放大技术对信号进行响度补偿，即对不同声压级的信号采用相同程度的增益补偿。对于中等声压级信号，线性放大可以提供适当的增益，且信号无畸变，语音质量好，可懂度高；但对于低声压级信号，线性放大提供的增益不足，可能听不清声音；对于高声压级信号，线性放大又提供了过高的增益，导致患者感到不适。为解决上述问题，助听器引入了"限幅"的概念，最早使用的方法是，若输出声压级超过不适阈，则通过削峰来限制最大输出。即根据患者的听力损失情况和输入声音声压动态调整助听器的补偿增益值。随着 DSP 技术的发展，算法的复杂度越来越高，为了更好地对患者的不同频段进行不同补偿，多通道响度补偿技术应运而生。

1. 助听器削峰（限幅）技术

（1）硬削峰技术

硬削峰技术是一种简单的非线性限幅方法，将经过线性放大后，强度超过阈值的放大声音信号削去，如图 5-22 所示。这样就在增益基本没有减小的情况下，保证了助听器可以最大程度地放大声音信号，同时也使助听器使用者不会接收到强度过大的声音。此外，硬削峰技术的电路相对简单，实时性好。但如图 5-22 中波形所示，硬削峰电路会引起较大程度的信号失真。

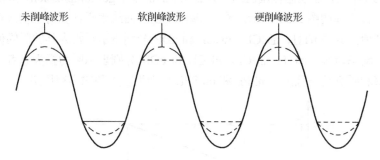

图 5-22　削峰技术限幅波形图

（2）软削峰技术

为了解决硬削峰技术存在的问题，软削峰技术应运而生。在软削峰电路中，若信号没有超过设定阈值，则仍对其进行线性放大；若信号超过设定阈值，则采用逐渐限幅的方式，即幅值越大，相应的放大增益越小；当输入信号强度接近设定的极限值时，放大增益趋于饱和，图 5-22 所示的波形图展示了软削峰技术的处理效果。负反馈环路是软削峰电路中的关键部分，可以对输入信号的放大增益进行非线性抑制。从图 5-22 中可以看出，应用软削峰技术的助听器仍存在信号失真的现象，但出现的失真情况不如硬削峰技术严重。

虽然削峰技术在助听器中的应用已经越来越少，但由于这一技术提供的增益高、线性放大区失真小、电路结构简单，使其仍应用于对声音频率分辨力低、仅通过强度和节奏来感知声音的听力损失患者所佩戴的助听器中。

2. 宽动态范围压缩技术

听力损失患者除听阈升高外，其最适阈和不适阈也会发生改变，导致听觉动态范围减小，如图 5-23 所示。因此，助听器在对声音信号进行响度补偿时，需要根据信号的强度进行增益调节，将语音信号的声压级按照一定比例压缩到患者残余的听觉动态范围中，既能使患者听清未佩戴助听器时听不到的声音，又不会使患者感到补偿后的信号声音太大而产生不适。

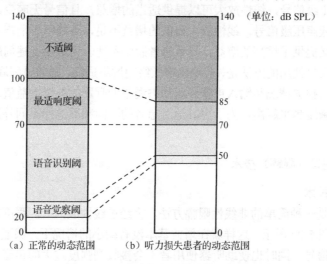

图 5-23　听力损失患者的听觉动态范围

20 世纪 90 年代，宽动态范围压缩（Wide Dynamic Range Compression，WDRC）技术应用较为广泛。其原理如图 5-24 所示，输入-输出声压级曲线用于计算对应输入声压级值所需要的补偿增益值，其中 nTH、nMCL、nUCL 和 nDR 分别表示正常人耳的听阈值、最适阈、痛阈值和听觉动态范围；uTH、uMCL、uUCL 和 uDR 分别表示听力损失患者的听阈值、最适阈、痛阈值和听觉动态范围；inSPL 和 outSPL 分别为输入和输出声压级。

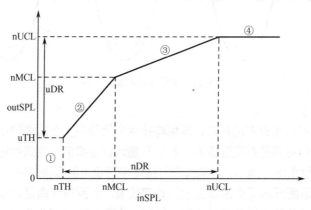

图 5-24　宽动态压缩的输入-输出声压级曲线

① 若 inSPL < nTH，即输入声压级小于正常人耳听阈值，输入-输出声压级曲线不工作，患者听不见声音。

② 若 nTH ⩽ inSPL < nMCL，曲线开始工作，其压缩比 $\gamma_1 = \dfrac{nMCL - nTH}{uMCL - uTH}$ 为曲线斜率的

倒数，患者可以听到较小的声音。

③ 若 nMCL ≤ inSPL < nUCL，曲线开始工作，其压缩比 $\gamma_2 = \dfrac{nUCL - nMCL}{uUCL - uMCL}$，患者可以很清楚地听到声音。

④ 若 inSPL ≥ nUCL，即输入声压级超过正常人耳的痛阈值，为了保护患者的听力，曲线处于压缩限幅工作状态，即使输入声压级继续增大，输出声压级也不再增大。

综上所述，通过 WDRC 技术得到的输出声压级为

$$outSPL=\begin{cases} 0, & inSPL < nTH \\ uTH + \dfrac{inSPL - nTH}{\gamma_1}, & nTH \le inSPL < nMCL \\ uMCL + \dfrac{inSPL - nMCL}{\gamma_2}, & nMCL \le inSPL < nUCL \\ uUCL, & inSPL \ge nUCL \end{cases} \tag{5-18}$$

WDRC 技术对较小的声音进行较大幅度的放大，对较大的声音进行较小幅度的放大。这样的放大处理更有针对性，使听力补偿更符合患者自身的听力损失情况。

3．现代响度补偿技术

（1）自动增益控制技术

自动增益控制（Automatic Gain Control，AGC）一般通过硬件实现，即在放大电路中增添了具有反馈功能的电压自动调节装置。当输入电压大于某一设定水平时，通过反馈调节可以自动降低前置放大器的输入电压。输入的声音信号越大，电压降低越多，使输出信号不超过限定阈值。自动增益控制电路可以根据声音信号的总体强度在整个声音强度范围内调节增益大小，类似于自动音量开关，当声音强时音量开关自动减小，声音弱时音量开关自动增大。

（2）多通道压缩补偿技术

多通道压缩补偿技术是将人耳的常用频段分成多个通道，在每个通道内根据患者的不同听力损失程度进行不同的压缩补偿，最后将经过处理的各个通道的信号进行合并，输出最终的信号，如图 5-25 所示。

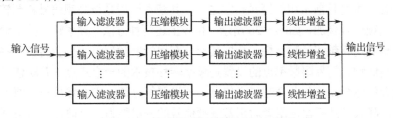

图 5-25　多通道压缩补偿技术原理框图

多通道压缩补偿技术被广泛应用于现代助听器中，但实际应用的滤波器无法达到理想滤波器的频响特性，导致相邻两个频带出现频域重叠，使重叠区域的信号被二次放大，破坏原始语音信号的频谱特性。由于语音信号主要由共振峰（声音信号频谱中能量较集中的区域）组成，若共振峰处于频带重叠处，将不可避免地受到破坏，进而造成语音失真；若共振峰中包含关键的语音信息，语音理解度将会降低，这些都是实际应用中亟待解决的问题。

5.4.5　助听器移频技术

日常语音交流中约有 27%的有用信息分布于 3150Hz 以上的频率范围，但大部分听力损失患者的高频听力损失都比较严重，对高频声音的感知能力很差甚至没有。此外，由于存在向上掩蔽的声学物理现象，即高频信号更容易被低频信号掩蔽，因此若对高低频声音采用相同的放大增益，可能会使高频信号受低频信号影响，从而使高频信号更难以被感知到。为了解决上述问题，移频助听技术应运而生。其核心是将高频声音信号转移至听觉能力尚存的低频区域，旨在更大程度地利用助听器使用者残余的较敏感的听觉动态范围。移频助听技术早在 20 世纪 50、60 年代就被提出，但受当时技术发展的限制，直到 1993 年，澳大利亚国家声学实验室的 Davis Penn 与 Ross 才首先将其用于助听器。现在，具备移频技术的助听器产品越来越多，各种移频技术也层出不穷，常用的移频技术包括多通道声码器、慢速播放、频率转移和移频压缩技术。

1．多通道声码器

多通道声码器的工作原理是利用带通滤波器组对信号在频域上进行频段分解，提取高频信号的包络，然后用这些包络来调制与高频带数目相同的信号发生器的幅度，产生低于相应滤波器频率的纯音或窄带噪声。最后，将低频信号和调制后的信号相加，输出给助听器使用者，实现了对高频信号的降频处理。这种方法的优点是设计时可以灵活调节各项参数，缺点是清音和浊音容易混淆，语音质量较差，所以尚无成熟的商用产品。

2．慢速播放技术

慢速播放技术的原理比较简单，即将采集到的声音信号的片段以更低的倍速播放，这样可以在保留频率成分之间的谐波关系的同时，把高频信号移至低频区。但因为输出信号相对输入信号有较长的延时，所以为了弥补这种不同步性，慢速播放技术通常需要去除部分采样点。慢速播放技术作为一种简单有效的技术手段，已被应用于多款现代助听器产品中。

3．频率转移技术

频率转移技术是目前常用的降频技术之一，其基本原理是将高频信号移至较低频，并与未经处理的低频信号叠加，如图 5-26 所示。相较上述两种方法，频率转移技术输出的声音更加自然。其缺点是高频和低频交叠，会屏蔽部分有用的低频信息，也会转移一些高频背景噪声。此外，高低频之间界限频率点的设置是频率转移技术的一个难点，若阈值设置得过高，助听器使用者仍然会损失部分高频声音信息；若设置得过低，则会转移一些原本可以听得清的低频信号，降低了助听器使用者对正常低频信号的分辨能力。目前许多运用频率转移技术的助听器都具备可调的阈值设置功能，方便助听器使用者调节阈值，使助听器处于最佳的工作状态。

4．移频压缩技术

移频压缩技术可以看作频率转移技术的改良版，主要包括线性移频压缩和非线性移频压缩两种方法。线性移频压缩是以固定比例压缩所有频率成分，而非线性移频压缩是将低频部分按较小比例进行压缩，高频部分按较大比例进行压缩，如图 5-26 所示。相较于频率转移技术,通过移频压缩技术获取的语音更加自然,最大程度地保留了语音理解度。线性移频压缩技术还保留了频率成分间的谐波关系。但这种技术目前还处于发展阶段,尚无成熟的商用产品。

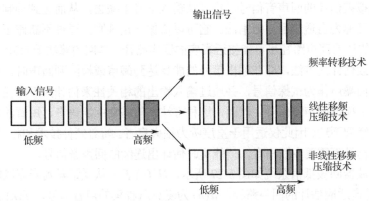

图 5-26 频率转移和移频压缩技术示意图

5.4.6 助听器回声消除技术

由于助听器的发展趋于小型化,其受话器输出的语音可能通过耳道、气孔、助听器耳模与耳道的间隙以及外界环境的反射而被麦克风接收,进而引起回声甚至啸叫,损害患者的残余听力和硬件设备。回声消除既可以从助听器的硬件设计方面入手,如减小气孔、制作与患者耳道更贴合的耳模等,但效果不够理想;也可以从软件算法入手,目前助听器产品中常用的回声消除算法主要包括自适应增益衰减法、陷波滤波器法和自适应滤波器法。自适应增益衰减法和陷波滤波器法只有在检测到回声和啸叫信号时才会降低增益或插入陷波滤波器,属于前向抑制方法,不能从根本上解决产生回声和啸叫的问题;而自适应滤波器法能持续地监视信道真实回声路径的变化,并利用估计的回声路径产生被估计的回声音信号来消除回声,属于后向抵消方法。

1. 自适应增益衰减法

自适应增益衰减法的基本思路是降低回声出现频带的增益。若在某一频带检测到回声,自适应系统会降低该频带的增益,同时根据回声音信号的幅度大小,改变增益减小的幅度。相较于其他回声消除技术,这种方法的功耗较低。但自适应增益衰减在降低增益的同时,也使期望信号的增益降低,进而导致语音理解度降低。

2. 陷波滤波器法

陷波滤波器法的基本思路是检测语音信号中是否存在回声,若检测到回声,则在回声频点生成一个陡峭的陷波滤波器来抑止较窄频带的回声。产生的滤波器越陡峭,增益降低的区域越小,对助听器整体增益和语音频谱结构的影响越小。只有同时产生多个陷波器才能应对同时产生的多个频率上的啸叫。此外,在日常生活中,存在许多类似啸叫的单音,如电子设备的提示音、闹钟响铃等,这些声音与纯音的声学特性十分相似,在实际使用中很难分辨。

3. 自适应滤波器法

自适应滤波器法是较常用的回声消除算法。它的基本思路是通过监测回声，估计出回声路径，进而模拟被估计的回声音信号，将其从输入信号中减去，从而达到抑制回声的目的。所以这种方法又称为自适应回波抵消法。它可以依据一定规则，通过不断修正自适应滤波器的系数，使被估计的回声路径尽可能接近真实的回声路径。早期的算法受 DSP 运算能力的限制，采取不连续估计的方法，即在输出信号的能量达到阈值或检测到回声时，在助听器的输出端插入一段白噪声作为试探信号，并通过输入输出的相关性来估计回声路径，而后调整滤波器的参数产生模拟回声音信号。然而，这种方法不但需要中断语音，短暂的白噪声还会让助听器使用者感到不适。因此仅适用于重度听力损失患者。随着硬件技术和相关算法的发展，如今的助听器已经不需要中断语音，便能实时估计出连续的回声音信号。

自适应滤波器回波抵消系统如图 5-27 所示，$H^*(z)$ 表示从受话器到麦克风的真实回声路径，$H(z)$ 为被自适应估计的回声路径。$d(n)$ 为麦克风收集的声音信号，$f(n)$ 为真实的回声音信号，$f'(n)$ 为被估计的回声音信号，$e(n)$ 为减去被估计的回声音信号后的残差信号，并输入助听器的前向路径，$s(n)$ 为输入信号，$u(n)$ 为输出信号。

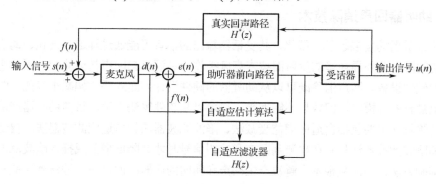

图 5-27　自适应滤波器回波抵消系统

自适应估计算法的性能直接决定了整个回波抵消系统的性能，较常用的是最小均方误差（Least Mean Square，LMS）算法。LMS 算法在第 k 次迭代后，得到的估计自适应滤波器 $H(z)$ 的系数矢量为 h_k，对整个系统构造误差信号为

$$e(k) = d(k) - f'(n) = d(k) - u_k h_k^T \tag{5-19}$$

设自适应滤波器 $H(z)$ 的系数矩阵 h_k 的长度为 M，则

$$u_k = [u(k), u(k-1), \cdots, u(k-M+1)] \tag{5-20}$$

$$h_k = [h(k), h(k-1), \cdots, h(k-M+1)] \tag{5-21}$$

构造 LMS 算法的目标函数为

$$\xi(k) = E[e^2(k)] = E[(d(k) - u_k h_k^T)^2] \tag{5-22}$$

$$\nabla \xi(k) = \frac{\partial \xi}{\partial h} = -2E[u_k h_k^T] \tag{5-23}$$

LMS 算法最小化目标函数估计 $\hat{h}_k$ 为

$$\hat{h}_k = \arg\min E[d(k)] = E[(d(k) - u_k \hat{h}_{k-1}^T)^2] \tag{5-24}$$

式中，argmin 表示使函数 $E[d(k)]$ 取最小值时，所对应的自变量的集合。$\hat{h}_k$ 的具体迭代过程为

$$\hat{h}_{k+1} = \hat{h}_k + \frac{\mu}{\|u_k\|^2} u_k e_k \qquad (5\text{-}25)$$

式中，μ 是步长因子。

除此之外，标准最小均方（Normalized LMS，NLMS）算法、变步长最小均方（Variable Step Size LMS，VLMS）算法都是通过迭代的方法最小化均方误差目标函数以实现对目标系统的估计。迭代最小二乘（Recursive Least Square，RLS）算法也是常用的算法之一，其收敛速度更快，但计算复杂度也相应更大。自适应滤波器法是基于参考信号与期望信号不相关的假设，然而在实际情况中，回声音信号与期望语音是具有一定相关性的，所以会对音质产生影响。

5.4.7 助听器声源定位技术

在复杂的语音环境中，人脑可以轻松地对传入人耳的声音信号进行筛选和分类，并在较短时间内，在众多语音中找到想要听到的目标语音。但当助听器使用者处于复杂度相同的复杂语音环境时，麦克风所收集到的语音信号的信噪比较低，导致助听器使用者的聆听舒适度也较低，所以声源定位技术至关重要。它的主要思想是对麦克风采集到的语音信号进行处理，以获得声源的精确位置，进而屏蔽对目标语音造成干扰的其他语音信号和环境噪声，并增强来自目标语音方向的信号。常见的声源定位算法包括基于最大输出功率的可控波束形成法、基于高分辨率的谱估计法和基于时延估计的定位方法。

1. 基于最大输出功率的可控波束形成法

这种方法的基本思路是通过麦克风收集多路语音信号，并对这些信号进行加权求和，然后将波束集中到一个方向，扫描搜索声源的具体方位，并对波束进行调整，调节各路信号的加权系数，测得的输出功率最大的波束方向即为声源方向。其数学模型可以表示为

$$y(n) = \omega^H x(n) = \sum_{m=1}^{M} \omega_m^* x_m(n) \qquad (5\text{-}26)$$

式中，$\omega = [\omega_1, \omega_2, \ldots, \omega_M]^T$ 为波束系数。当波束形成器的快拍数为 N 时，平均功率表达式为

$$P(\omega) = \frac{1}{N}\sum_{t=1}^{N}|y(t)|^2 = \frac{1}{N}\sum_{t=1}^{N}|\omega^H x(t)|^2 \qquad (5\text{-}27)$$

因此，声源的方位角可以表示为

$$\theta = \arg\max_{\omega}[P(\omega)] \qquad (5\text{-}28)$$

式中，arg[·] 表示求自变量，max[·] 表示求最大值。图 5-28 给出了波束形成器的原理框图。

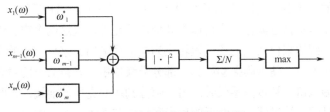

图 5-28 波束形成器的原理框图

加权求和是基于最大输出功率的可控波束形成法中最重要的一步，其作用相当于滤波，对最大值的求解就是求最大似然估计的值。所以必须具有声源和噪声的先验知识，但获取这些数据是十分困难的。而采用其他搜索算法求全局最优解的计算量又较大，不能满足助听器实时性的要求，所以这种方法的应用并不广泛。

2. 基于高分辨率的谱估计法

这种方法的基本思路是先计算麦克风阵列的相关矩阵，并求出方位角，进而通过方位角和阵元间的距离确定声源的位置。常用的声源定位算法包括基于线性预测模型法、最小方差估计法和信号子空间法。基于线性预测模型法要求信号的功率谱必须是连续的，所以这种方法的适用范围有限。信号子空间法则要求输入信号平稳，但如前所述，语音信号只具有短时平稳性，因此处理所得的结果准确性有限。基于上述原因，助听器产品中较少使用这种方法。

3. 基于时延估计的定位方法

这种方法的基本思路是先估计声源到达不同麦克风的时间差，将得到的时延与麦克风的阵列结构结合，确定声源的位置。目前常用的时延估计算法包括广义互相关法、互功率谱相位法和自适应最小均方法，再通过目标函数空间搜索定位法或几何定位法以确定声源位置。这种算法的限制条件少，计算量适中，实时性好，因此在现代助听器中被广泛应用。

5.4.8 方向性麦克风技术

现代麦克风按照方向特性可以分为全向性麦克风和方向性麦克风。全向性麦克风结构只有一个将声音传至麦克风振膜前端的声音入口，可以收集从各个方向传来的声音信号。当使用者需要获取整个环境声音信号或声源在移动时，常用全向性麦克风，其缺点是易接收到四周环境的噪声，在噪声环境下信噪比较低。

为了解决这个问题，方向性麦克风随后问世。它是利用声音到达各个麦克风的时间差特性，通过助听器内部处理，使得助听器能够对接收到的声音选择性地放大。考虑到人与人交流时面对面的情况比较普遍，早期方向性麦克风的设计思路是使其对来自前面的声音比来自后面与侧面的声音更敏感。所以通常利用内部延时装置，对来自人耳前方的声音进行放大，对来自侧方和后方的声音进行抑制，从而提高助听器使用者在噪声环境下的语音理解度。

1. 单体方向性麦克风

20 世纪 70 年代，部分耳背式助听器就已经开始使用方向性麦克风。早期使用的单体方向性麦克风剖面如图 5-29 所示。它的两个声音入口分别位于前端和后端，后端入口带有内部延时装置，它可以是实体过滤器，也可以是其他电子元件，且这两个声音入口与振膜的两端相连，振膜将感受到的来自两端的声压差转换为电信号输出。来自前方的声音一部分进入方向性麦克风的前端入口，使振膜振动；另一部分继续传播。来自后方的声音一部分先到达方向性麦克风的后端入口，被过滤器延时；另一部分到达麦克风的前端入口时也经历了与延迟时长几乎相同的时间。被过滤器延时后的声音和通过前端入口进入的声音同时到达振膜的两边，声波相消，振膜不振动，输出电信号几乎为零，从而衰减了来自后方的声音信号。单体方向性麦克风具有固定的方向性特点，佩戴者无法在方向性和全向性之间切换，限制了其使用环境。此外，单体方向性麦克风获取的声音信号是前后两端口的声压差，因此最终输出的声音信号可能会有部分改变。由于这些缺陷，单体方向性麦克风已经较少用于现代助听器中。

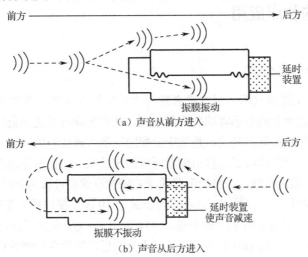

图 5-29　单体方向性麦克风的工作原理示意图（图中由实体过滤器产生延时）

2．双麦克风方向性系统

如今常见的方向性麦克风采用双麦克风设计，即两个麦克风均为全向性麦克风，相当于单体方向性麦克风的前、后端入口，二者间有一定距离，其工作原理如图 5-30 所示。声音进入前后两个麦克风后即被转换为电信号，后置麦克风电路中设有信号延时电路，使来自后方的声音信号延迟（内部延时），其时长与后方声音信号在前、后向麦克风间的传播延迟时长一致（外部延时），将两路来自后方的信号相减，可以基本消除后方声音信号。将延时装置设计成电子线路可以方便佩戴者在全向性和方向性之间切换选择，调节内部延时与外部延时之间的比例可以使助听器适用于更多的使用环境。相较于单体方向性麦克风系统，双麦克风方向性系统具有方向选择灵活性好、信噪比高的优点，被广泛应用于数字助听器中。

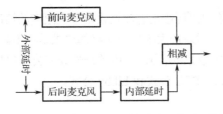

图 5-30　一阶双麦克风方向性系统工作原理框图

与全向性麦克风相比，方向性麦克风的频响特性表现出"低频消减、高频抬升"的特点，加之方向性地接收声音信号，使患者在嘈杂环境下的语音接收能力大为改善。除了早期的单体方向性麦克风和使用较多的双麦克风方向性系统，随着技术的发展，又出现了结构更为复杂的多麦克风方向性系统和自适应方向性麦克风。但随着麦克风数量的增加，方向性麦克风的局限性也逐渐显现出来,主要包括内部噪声相对较高、低频增益减小、对风噪声敏感度高,以及听不到来自后方的柔和声音。尽管方向性麦克风有上述局限,但它仍然是现阶段最有效的语音降噪方法之一。

5.5 助听器的临床应用

5.5.1 助听器的处方公式

听力学家一直试图建立听力损失患者的听力损失程度和助听器的放大特性之间的规律性关系,使放大后的声音满足患者的聆听舒适度,从而使助听器达到最佳的听力补偿效果。这些关系组成了助听器的处方公式,是临床验配助听器时最核心的一环。根据患者的听力图及选用的处方公式,验配师可以计算出患者所需的压缩比、增益值等助听参数,进而获得助听器使用者的输入-输出曲线,以将助听器的频响特性设置在可以达到最佳助听效果的水平。

最早的助听器验配方法是由 Knudsen 和 Jones 于 1935 年提出的镜像听力图法,这种方法认为 1dB 的听力损失需要 1dB 的增益补偿。1944 年,Lybarger 提出了著名的"1/2 增益准则",认为 1/2dB 的增益可以补偿 1dB 的听力损失,成为随后发展的各种侧重点不同的处方公式的基础。助听器的处方公式发展过程如图 5-31 所示。根据助听器增益值随输入声压级的变化趋势,可以将这些公式分为线性处方公式和非线性处方公式。

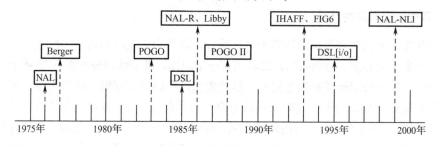

图 5-31　助听器处方公式的发展过程

1. 线性处方公式

线性处方公式是指在输出声压级没有超过设定最大限度的情况下,对所有的输入声压级均给予相同的增益补偿值。一般对最大输出声压级的要求是在不降低助听器助听效果的同时,避免使患者产生不适感或损失残余听力,常用的线性处方公式包括 Berger 公式、NAL-R 公式、POGO 与 POGO II 公式、DSL 公式和 Libby 公式。

（1）Berger 公式

1977 年提出的 Berger 公式是最早被认可的一种基于"1/2 增益准则"的处方公式。其介入增益值与语音频率的关系如表 5-1 所示。对于传导性听力损失或混合性听力损失,还需要引入一个增益因子,即 $(HT_{AC*} - HT_{BC*}) / 5$,其中下标 $AC*$ 为气导,$BC*$ 为骨导。为了应对患者听力损失程度进一步下降的情况和满足患者聆听微弱声音的需要,通常情况下,助听器的增益值不应处于满挡工作状态,而是留有一定余地。所以助听器的满挡增益值与选配时设定的增益值有一定的差值,即为保留增益。Berger 公式中的保留增益为 10 dB。此外,Berger

公式还建议分别计算最大允许饱和声压级和最小理想饱和声压级。前者用于防止放大后的声音超过患者的不适阈；后者为了使放大后的声音有足够大的动态范围。饱和声压级与语音频率的关系如表 5-2 所示。通过 Berger 公式得到的输出声压级会使佩戴者对于轻声和大声的语音都感到舒适，同时也能够承受最强的输出，适用范围广泛。

表 5-1 介入增益值与语音频率的关系表

频率/Hz	500	1000	2000	3000	4000	5000
介入增益值	$HT_{500}/2$	$HT_{1000}/1.6$	$HT_{2000}/1.5$	$HT_{3000}/1.7$	$HT_{4000}/1.9$	$HT_{5000}/2$

表 5-2 饱和声压级与语音频率的关系表

频率/Hz	最大允许饱和声压级/dB SPL	最小理想饱和声压级/dB SPL
500	$UCL_{500}+11$，或<115	$IG_{500}+75$
1000	$UCL_{1000}+7$	$IG_{1000}+75$
2000	$UCL_{2000}+9$	$IG_{2000}+72$
4000	$UCL_{4000}+9$	$IG_{4000}+70$

（2）NAL-R 公式

1976 年，澳大利亚国家声学实验室在"1/2 增益准则"的基础上，提出了 NAL（National Acoustic Laboratories）公式。这种公式以使用者达到的最大语言理解度为目标，期望在满足聆听舒适度的同时，达到各个语音频率的响度平衡。1986 年，为了使某一特定频率处的真耳增益与 500～2000 Hz 之间的听阈建立关联，Byrne 和 Dillon 提出了修订版的 NAL-R 公式，增加了对 500 Hz、1000 Hz 和 2000 Hz 平均听阈的修正，但该公式只适用于轻度和中度听力损失患者。NAL-R 公式为

$$\begin{cases} H_{3FA} = (HT_{500} + HT_{1000} + HT_{2000})/3 \\ X = 0.15 \times H_{3FA} \\ IG_i = X + 0.31 \times HT_i + K_i \end{cases} \tag{5-29}$$

式中，IG_i 为听力损失患者所需的增益补偿值，单位为 dB；HT_{500}、HT_{1000} 和 HT_{2000} 分别为患者在 500 Hz、1000 Hz 和 2000 Hz 的平均听阈，单位为 dB HL；K_i 为修正因子，其与语音频率的关系如表 5-3 所示。

表 5-3 修正因子 K_i 与语音频率的关系表

频率/Hz	250	500	1000	1500	2000	3000	4000	6000
K_i / dB	−17	−8	1	1	−1	−2	−2	−2

1990 年，Byrne 等人对 NAL-R 公式进行了修正，提出了 NAL-RP 公式，增加了 2 个重度听力损失修正因子，即对 2000 Hz 听阈大于或等于 90dB 的患者给予低频增益或降低高频增益，使 NAL-R 系列公式适用于重度以上听力损失患者。

（3）POGO 公式

1983 年，美国犹他州立大学的 McCandless 和丹麦 Oticon 公司的 Lyregaard 提出了 POGO（Prescription of Gain and Output）公式。与 Berger 公式相似，这种公式给予每个语音频率一半

的增益。同时，为了提高语音理解度，POGO 公式在低频区增加了一个削减因子 K，即使用 POGO 公式得到的增益为

$$IG_i = \frac{1}{2}HT_i + K_i \qquad (5\text{-}30)$$

式中，HT_i 为患者不同语音频率处的听力阈值，单位为 dB HL。削减因子 K_i 与语音频率的关系如表 5-4 所示。

表 5-4　削减因子 K_i 与语音频率的关系表

频率/Hz	250	500	1000	2000	3000	4000
K_i / dB	−10	−5	0	0	0	0

POGO 公式只适用于轻度和中度听力损失患者。在 1988 年修订的 POGO Ⅱ 公式中，针对重度听力损失患者，该公式修正了听阈在 65dB 以上的增益，即 POGO Ⅱ 公式为

$$IG_i = \begin{cases} \dfrac{1}{2}HT_i + K_i, & HT_i < 65 \\ \dfrac{1}{2}HT_i + K_i + \dfrac{1}{2}(HT_i - 65), & HT_i \geqslant 65 \end{cases} \qquad (5\text{-}31)$$

（4）DSL 公式

1985 年，美国 Seewald 教授等人提出了 DSL（Desired Sensation Level）公式，意图为无语言能力的儿童提供一种选配助听器的处方公式。该公式是根据患者长时间的平均语音频谱而设计的，旨在使任何语音经过放大后都能映射到听力损失患者的听觉动态范围内。DSL 公式与其他处方公式最大的不同在于它的目标增益是真耳助听增益。随着助听器技术的发展，DSL 公式也不断更新。

（5）Libby 公式

1986 年，Libby 提出了 Libby 公式，也称为"1/3 增益准则"，这种方法认为大部分听力损失患者只要接近他们听阈值的 1/3 的增益即可满足助听需求。同时，为了降低低频掩蔽向上扩展的可能性，250Hz 和 500Hz 低频区的增益还要相对减小。

2. 非线性处方公式

虽然线性处方公式能够对输入的语音信号进行放大，使听损患者可以听到使用助听器前听不到的声音，但由于其不考虑输入声压级的大小，因此可能会对较强的输入语音进行过多的补偿。为了避免这种情况的出现，往往通过"削峰"处理削减强度过大的输出语音信号，但又会造成输出信号严重失真。而非线性处方公式主要根据输入声压级大小的不同，设定不同的频率响应、压缩阈和压缩比等参数。即非线性助听器可以看作几个分别对不同输入声压级信号做出不同响应的线性助听器的总和。现代数字助听器大多采用非线性处方公式，它可以让助听器验配师更方便地调整各项参数，使听损患者能够选配到更合适的助听器。常用的非线性处方公式包括 IHAFF 公式、DSL[i/o]公式、FIG6 公式和 NAL-NL1 公式。

（1）IHAFF 公式

1993 年，Lu Beck 和 Robyn Cox 等人提出 IHAFF（Independent Hearing Aid Fitting Forum）公式。这种公式采用典型的输出语音强度正常化策略，助听器使用者接收到的输出语音声压

级与正常听力者的响度级一致，即经过增益补偿后，轻声仍然为轻声，响声依旧为响声，中等强度的声音则让患者聆听感到舒适。IHAFF 公式旨在将日常声音的强度范围映射到听力损失患者残存的听觉动态范围内：若输入范围等于输出范围，则给予线性放大；若输入范围大于输出范围，则给予压缩；若输入范围小于输出范围，则给予扩展。

（2）DSL[i/o]公式

Cornelisse 等人于 1995 年提出了修订版 DSL[i/o]（Desired Sensation Level Input-output）公式，包括适用于压缩比固定的线性助听器的 DSL[i/o]线性公式和适用于压缩比变化的非线性助听器的 DSL[i/o]曲线公式。后者的主要目的与 IHAFF 公式相同，即达到输出语音强度正常化。随着助听器技术的发展，DSL 公式也不断更新，目前 DSL 5.0 版本被广泛应用。

（3）FIG6 公式

1993 年，Killion 和 Fikret-Pasa 在文章《感音神经性听力损失的三种类型：响度与可懂度的考虑》中第一次提出了 FIG6 公式的计算大纲，并以其中的第 6 幅图片进行命名。该公式同样旨在针对不同频率和输入声压级达到语音强度正常化。但是与 IHAFF 公式和 DSL[i/o]公式不同，FIG6 公式不是以个体的响度测试为基础，而是以具有相同听力损失程度人群的大样本平均响度数据为标准，根据患者的听阈值来计算所需的增益值。

（4）NAL-NL1 公式

NAL-NL1 公式是由 NAL-R 公式演变而来的非线性版本。与上述的三种非线性处方公式的处理策略不同，Byrne 和 Dillon 等人认为只有把语音的所有频率都均衡化而不是正常化，才能最大限度地提高语音理解度。所以该公式给听力损失最严重的频率提供较小的增益值，而在听阈最好的频率区提供较大的增益值。

在上述多种处方公式中，DSL[i/o]公式在儿童助听器的选配中应用得最为广泛，而NAL-NL1 公式在成人助听器的选配中应用得较多。现代的处方公式大多存储在助听器生产厂家的编程软件中，只要输入患者的听力图等主要参数，便可以自动计算出各个频率所需要的放大特性参数。

5.5.2 助听器的选配

随着声学、电子学、语音学等相关学科高新技术在听力康复领域的广泛应用，越来越多的听力损失患者获益于助听器。从事助听器验配工作，需要具备相关的专业知识并按照科学的验配程序进行操作。

助听器验配流程可以分为听力评估、预选、调试、验证、助听后评估和指导五个阶段。

（1）建档及听力评估

选配助听器之前需要对患者的听力进行准确评估，并为其建立档案。档案内容应包括患者基本信息，如姓名、年龄、职业等，以及听力学资料，包括患者本人及家族听力损失的情况，如听力损失的时间、稳定性、有无伴随症状、既往治疗干预效果、言语表达能力等。原则上听力障碍者需要经过专科医生诊断后，再选配助听器。

对患者的听力进行准确评估，是选配助听器的关键。儿童患者应依据其年龄及行为能力选择适当的主观测听法，一般包括行为观察测听、视觉强化测听、游戏测听等，获得有频率特异性的听阈；大龄儿童及成人患者除测定两耳各自的气导听阈外，还应同时检查骨导听阈和不适阈。有条件的机构可结合声导抗测试、听性脑干反应、多频稳态反应、40 Hz 相关电位、耳声发射等客观测听方法，确定其听力损失的性质，并尽可能地获得有频率特异性的听阈。

（2）助听器预选

应根据患者的听力水平、耳道及耳廓情况、经济条件、日常使用环境及个人喜好等，结合现有助听器所能达到的性能（输出、频响曲线等），大致选择助听器的声处理技术档次（模拟电路、可编程或全数字电路助听器）及外形（盒式、耳背式、耳内式、耳道式、深耳道式等）。助听器至少应有 10dB 的保留增益，还要兼顾到其日后使用听觉辅助装置的可能性，一般可根据情况预选 2～3 种助听器。

（3）取耳样及耳模制作

选配耳后式以及所有的定制式（耳内式、耳道式、深耳道式）助听器时，需先提取患者的耳样。取耳样时，要先检查耳廓、外耳道及鼓膜状况，观察有无耳道异常变化和鼓膜穿孔等现象，在超过耳道第二弯曲处放置棉质耳障，用专用注射器将印模材料注入耳道及耳甲腔，凝固后取出，送专业机构制作耳模或定制机。耳模材料应不产热，无形变，对人体无毒，极少发生过敏反应。耳模材质分为软、半软、硬三种质地。低龄儿童患者首选前两种质地，以避免受到意外撞击而伤及耳道；成人则常规选择硬耳模，以便于灵活修正耳模的外观及孔隙，也利于日常维护。硬耳模的形状与听力损失程度有关，一般情况下，极重度和重度听力损失选择密封性较好的壳式耳模；重度和中重度听力损失选择框架式耳模；中重度和中度听力损失选择耳道式耳模。可根据听力图和患者的主观感受，确定声孔的类型、通气孔的取舍、大小、长短，是否加用不同规格的阻尼子等，以实现良好的声学特性。对于斜坡型听力曲线的患者，开放式耳塞及耳内受话器可在很大程度上取代耳模的作用。

（4）助听器调试和校验

将定制式或耳后式助听器（及其耳模）佩戴于患耳，调节模拟助听器上的微调旋钮或运行数字化助听器选配软件，使患者能舒适、清晰地聆听到言语信息。应根据患者的听力动态范围确定非线性放大（压缩）的方式，确保最大声输出不超过患者的不适阈。必要时应调换耳后式助听器的耳钩、修正耳模的声学参数等，最大程度地优化助听器的使用状态。调配可编程或全数字助听器时，应根据患者实际需求设定多套程序，以适应听力损失患者在多种声学环境下使用助听器的需求，同时要顾及儿童及老年人操控助听器的能力。为了帮助初次使用助听器的患者平稳度过适应期，选配中可模拟一些患者日常生活场景，根据患者的初步体验，适当调整助听器的总体增益或频响设置。

助听器的校验，主要关注其在患者真耳中的增益频响曲线和最大声输出频响曲线等电声参数。应进行助听器增益及最大声输出频响曲线的真耳测量，使之与处方公式给出的目标值尽可能地吻合。

儿童助听器的校验多在声场下测定患儿各频率的助听听阈，判定其是否全部或部分地补偿到长时平均语谱（在纯音听力图上称为言语香蕉图）的范畴；对于成人听力损失患者或 5 岁以上配合较好的听力损失儿童，还应选择适宜的言语测试材料和方法进行安静和（或）噪声条件下的言语识别测试，以验证助听器对听障患者听觉言语能力的补偿。

（5）助听器的效果评估

针对不同年龄段儿童及成人患者，可选择采用助听听阈测试、小儿行为观察、Ling 氏六音、数字评估、言语测听、助听效果问卷调查等方法评估助听器的佩戴效果。并注意不同给声强度、不同性质的给声音信号、不同的聆听环境对助听器放大效果的影响。定期随访用户的时间一般为，佩戴的第一年每 3 个月复查一次，以后每半年复查一次。

（6）助听器的使用及维护

验配好助听器后，应向患者和/或监护人传授基本的听觉康复训练知识，并交代助听器的使用及维护事项，包括如何将助听器及其耳模佩戴到合适的位置，如何更换电池，如何开关助听器并控制音量，如何保养耳模及助听器等问题，特别是有关助听器防潮防水、防撞击等注意事项。应根据患者的实际情况和助听器补偿效果，协助制定阶段性的康复计划，指导进行家庭康复训练或推荐到有资质的康复部门进行听觉言语康复。

本章小结

本章首先对助听器进行概述，主要介绍了助听器的发展演变历史；其次，介绍了助听器的基本结构与工作原理，主要包括麦克风、信号处理模块、受话器和其他重要配件；然后，比较介绍了不同类型的助听器及其使用范围；接着，描述了助听器中关键的信号处理技术及其应用场景；最后，简要地提及了助听器的临床应用，包括处方公式和选配流程。

习题

1. 请详述助听器的工作原理。
2. 请叙述模拟助听器与数字助听器的不同之处。
3. 论述频率转移技术和移频压缩技术。

第6章 人工中耳

前面章节介绍的气导式和骨导式助听器能有效地改善大多数耳聋患者的听力,但并不是所有耳聋患者都可以获得很好的听力补偿效果,而且二者均有各自临床应用限制。前者不适合于先天性外/中耳发育畸形或慢性中耳炎导致的重度传导性或混合性耳聋、腮腺炎或听神经瘤导致的单侧极重度感音神经性聋等。骨导式助听器的传导原理令其临床应用始终受限:首先,声音经头皮等软组织传递的过程中有一定程度的失真和衰减,因各人头皮厚度、皮下脂肪厚度等因素而存在差异;其次,对高频声的输出强度和频率有限,对比传统气导助听器有明显不足;振动器必须紧贴颅骨,佩戴时会让佩戴者有明显的压迫感,长时间佩戴可能导致头痛。因此,人们一直致力于研发更先进的听力传导替代装置。广义的人工中耳是指一切替代或增强外中耳传声功能的植入式助听装置,包括目前应用较为广泛的骨导植入式助听装置、电磁式或电压式人工中耳;狭义的人工中耳则仅指后者。本章将逐一介绍其基本结构、工作原理、适应证及临床效果。

6.1 骨导植入式助听器

骨导植入式助听器,是一种半植入式的助听装置,其结构如图 6-1 所示。它可以通过将声音信号转换成振动信号,然后借助颅骨将其传至耳蜗的方式产生听觉。骨导植入式助听装置可根据植入体是否与外界相通分为穿皮式和经皮式两种。

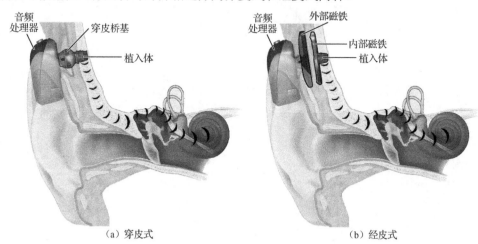

（a）穿皮式　　　　　　　　　　　　（b）经皮式

图 6-1　骨导植入式助听装置结构示意图

早期的骨导植入式助听器利用钛金属的骨融合特性,将其固定在颅骨上,并与穿皮桥基相连,穿皮桥基的另一端暴露在皮肤表面,与位于体外的音频处理器相连。这种采用穿皮式的骨导植入式助听器在临床上得到了很好的应用。

穿皮式骨导植入式助听器工作原理如图 6-2（a）所示,它的基本结构包括位于体外的音频处理器、穿皮桥基和位于体内的植入体。外部音频处理器固定在耳后乳突后方，由麦克风、放大器、信号处理器和振动器组成，麦克风起到收集外界声音信号并将其转换成电信号的作用；放大器和信号处理器分别对电信号进行放大和滤波处理；被处理之后的电信号经过振动器时引起内部振子的高速振动。穿皮桥基用于连接体外的音频处理器和体内的植入体，起到将振动信号传递到植入体上引起植入体振动的作用。植入体是一颗骨融性的钛螺钉，用于接收机械振动，并将振动信号通过颅骨和颌骨传至内耳，引起淋巴液的流动，刺激听觉神经产生听觉。

穿皮式骨导植入式助听器的优点：它能够有效地弥补传统气导式助听器的不足，可减少耳道感染、气闷胀感和佩戴疼痛等并发症，且由于穿皮式骨导植入式助听器是通过穿皮桥基将体内与体外设备进行连接的，因此可以有效地防止声音信号经过皮肤或软组织传输而衰减。随着使用穿皮式骨导植入式助听器的患者增多，各种问题也随之产生，其中穿皮桥基周围皮肤、软组织的增生和感染，钛螺钉骨融合的失败，以及植入体丢失需要重新进行手术等是近年来较为常见的术后并发症。

为了弥补穿皮式骨导植入式助听器的不足，人们研发了经皮式骨导植入式助听器并投入临床应用。经皮式骨导植入式助听器的工作原理如图 6-2（b）所示，它的基本结构包括位于体外的音频处理器、内部和外部磁铁，以及位于体内的植入体。与穿皮式骨导植入式助听器类似，外部声音信号也是通过音频处理器的收集、转换、放大、滤波处理之后转换成机械振动，音频处理器暴露在体外，植入体完全被包裹在体内，与外界无接触，振动信号经过皮肤间接驱动颅骨振动。振动信号通过软组织传入到内部的植入体。植入体是一颗骨融性的钛螺钉，它与颅骨相融合，用于将振动信号通过颅骨和颌骨传至内耳，引起淋巴液的流动，并刺激听觉神经产生听觉。外部磁铁与内部磁铁通过磁性相互吸合，用于固定体外音频处理器和体内植入体的相对位置。经皮式骨导植入式助听器的植入体完全被包裹在体内，它通过内外的电磁铁进行信号的传递，植入体通过与颅骨相耦合的内部磁铁连接到与外部磁铁相连的音频处理器。

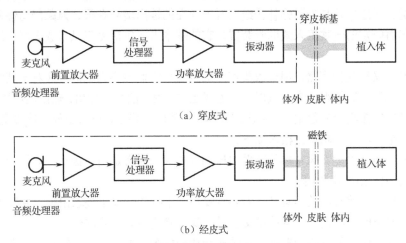

图 6-2　骨导植入式助听器工作原理框图

经皮式骨导植入式助听器可以有效地避免皮肤感染、增生等术后并发症，且针对传导性耳聋患者，经皮式骨导植入式助听器有很好的辅助效果。然而，由于经皮式骨导助听器是通过皮下组织进行信息的传递，能量消耗较大，因此声音的补偿效果不如穿皮式骨导植入式助听器。

总之，对于无法佩戴气导式助听器或传统骨导式助听器的患者，或者补偿不佳的传导性或混合性耳聋及单侧重度、极重度感音神经性聋患者，骨导植入式助听器是补偿听力损失较好的选择。骨导植入式助听器避免了外耳道堵塞感、中耳发炎、声反馈等不良反应，克服了气导式助听器依赖于外耳和中耳的局限性，能提供良好的听觉补偿效果。穿皮式骨导植入式助听器已经在市面出现了多年，穿皮桥基导致的皮肤、软组织，以及植入装置的丢失及损伤问题使越来越多的患者放弃佩戴。经皮式骨导植入式助听器则解决了穿皮桥基及植入体带来的并发症及美观问题，越来越受患者青睐，但是其听力补偿能力仍需进一步提升。

6.2 人工中耳概述

由中耳的先天性/后天性疾病（如耳咽管堵塞、突发性耳聋、中耳炎、耳发育畸形等）所导致的声波无法正常传至内耳，引起听力衰退或丧失，可对人的言语、身心、生活等带来很大的影响。针对此类疾病病因的复杂性和手术的局限性，以及在社会观念上，助听器佩戴被认为是衰老或残疾的标志，一款植入式助听装置——人工中耳被研发和广泛应用。相较于传统助听器，人工中耳具有无声反馈作用、对外观影响小及不易失真等优点，成为专门用于缓解中度或重度感音神经性听力损伤、辅助和替代传导性或混合性耳聋患者听力受损部位的有效手段。

人工中耳（Middle Ear Implant，MEI）是能将振动直接传递并驱动中耳或内耳上的振动元件，但又不影响鼓膜及外耳道声音传导的可植入式声→电→振动换能装置。它能有效地替代鼓膜或听骨链的功能，辅助完成外界声波向内耳的传输过程。其基本工作原理：声音信号转换成电信号；然后通过振子将电信号转换成机械振动；这些振动信号将传至听骨链等人耳组织，继续沿传导通路向后传导至内耳，进而激励耳蜗内的淋巴液流动，刺激听觉末梢感受器产生听觉。人工中耳是为了弥补传统助听器存在的输出增益有限、佩戴舒适性差、存在声反馈等缺陷而研发的一款植入式助听装置，它的基本组成包括麦克风、放大器、线圈、振子和电池等。

麦克风 又称为传声器，用于收集声音信号并将它们转换为电信号（对于某些全植入式人工中耳，不需要麦克风）。麦克风以线性方式工作：输入的声压加倍，输出的电压也会加倍。其优点是信号的接收较为稳定，不易出现断迅；性能较为稳定，不易受外界环境变化的影响；体积小，重量轻，方便佩戴或植入皮下。

放大器 将经过麦克风转换的微弱电压加以放大，通常是由二极管、晶体管、电阻和电容等电子元件构成的集成电路。

信号处理器 将有用的信息从含有各种噪声、干扰的环境中提取出来，并变换为一种便于为人或机器使用的形式。从某种意义上说，就是滤波和去噪的过程。

振子 人工中耳的核心元器件，其结构示意图如图 6-3 所示。电信号经过麦克风、放大器、信号处理器等模块的滤波、增益控制等环节后，传递给植入于耳后皮下或中耳腔的振子使其发生机械振动。可根据振子的不同将人工中耳划分为电磁式人工中耳和压电式人工中耳。如图 6-3（a）所示为电磁振子的示意图，它是由线圈内的电流利用电磁感应产生磁场，与两个永磁体的磁力相互作用从而带动外周钛制结构的振动,振动方向和速度可由输入电流的方向和大小来控制。如图 6-3(b)所示为压电振子的示意图,它以压电双晶片(其能够在外加电压的情况下实现伸长或收缩的结构变化)的形式存在,当有交变电信号输入时,双晶片可实现上下振动,从而带动整个植入体的振动,通过改变电压的大小来改变双晶片形变的大小。

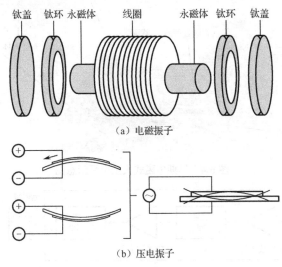

图 6-3 电磁振子和压电振子

电池 为人工中耳提供了能量来源,分为可充电电池和不可充电电池。人工中耳的种类不同,耗电情况也各异,因此电池的使用寿命也不一样。植入式电池需要定期进行手术更换。有临床报道压电式人工中耳的电池使用寿命最长可达 9 年。

人工中耳的种类繁多,根据植入方式的不同,人工中耳可分为全植入式人工中耳和半植入式人工中耳;根据工作原理的不同,人工中耳又可分为电磁式人工中耳和压电式人工中耳。目前由于人工中耳的制造技术不够成熟、价格昂贵,因此植入人数有限,仍处于发展阶段。

6.3 电磁式人工中耳

6.3.1 早期电磁式人工中耳的结构及工作原理

早期电磁式人工中耳的植入体由一块微小的植入于镫骨或砧骨的磁铁、一个位于外耳道的音频处理器(可随时取出)和与之集合的收发线圈组成,其结构示意图如图 6-4 所示。音频处理器类似于传统的助听器,但与助听器不同的是它不会产生声反馈或噪声,能够提供更加清晰的音质,并且可以根据患者的听力损伤程度对声音信号进行不同级别的放大,以满足不同听力损伤患者的需求。

早期电磁式人工中耳的工作原理如图 6-5 所示,声音信号经过音频处理器的接收、转换、放大、滤波处理之后,通过电磁线圈将电信号转换成电磁信号,然后以电磁波的形式穿过鼓膜驱动位于听小骨上的植入体(磁铁)振动,进而带动听骨链的振动,最终将振动传至内耳,引起淋巴液的流动，刺激听觉神经末梢产生听觉。早期的电磁式人工中耳由于其结构简单、手术操作简单且对患者伤害小，因此受到了听力损伤患者的喜爱。

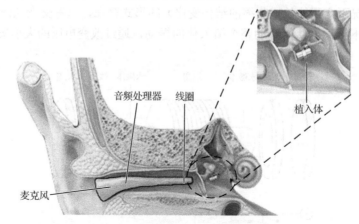

图 6-4　早期电磁式人工中耳示意图

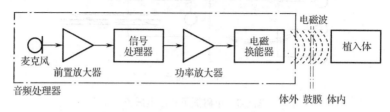

图 6-5　早期电磁式人工中耳工作原理框图

早期电磁式人工中耳很好地弥补了传统助听器存在的局限性。由于传统助听器采用扬声器放大声音，这些被放大的声音中会有一部分从耳道中溢出，并被助听器的麦克风拾取，导致声反馈；还有一部分来自扬声器放大的声波在耳道内反射并相互碰撞，导致产生失真或不自然的声音。而早期电磁式人工中耳采用电磁线圈和植入体，通过声音信号、电磁信号和振动信号的相互转换实现声音的传入，不仅能够提供更清晰的音质和更好的放大效果，同时也减少或消除了声反馈。然而早期电磁式人工中耳的功能有限，对于由先天性外耳发育畸形或后天因疾病使得外耳无法正常接收声音等导致的听力受损，它具有良好的辅助效果，但对于患有传导性或感音神经性聋、中耳运动性感染或鼓膜穿孔等病症，早期电磁式人工中耳的辅助效果不佳，因此新一代的人工中耳被研制，用于弥补传统助听器和早期电磁式人工中耳的不足。

电磁式人工中耳依赖于电磁感应原理实现电场与磁场之间的转换，功耗较大，为了方便更换电池，一般将其设计成半植入式。

6.3.2　半植入电磁式人工中耳的结构及工作原理

半植入电磁式人工中耳（简称电磁式人工中耳）通过将外界采集到的声音信号处理之后形成电信号，电信号经导线传输至振子内部的线圈，利用电磁感应原理使永磁体发生机械振动，从而驱动内耳的振动，以此产生听觉。电磁式人工中耳由位于体外的音频处理器和位于体内的振动听骨链重建假体（Vibrant Ossicular Reconstructive Prothesis，VORP）两部分组成，其结构示意图如图 6-6 所示。音频处理器可通过体外和体内磁体佩戴于头部，用于接收、放大、编码外界声音，并将声音信号转换成特定频段的载波信号发送至植入体。它包括麦克风、放大器、信号处理器、体外发射线圈、外部磁铁及电池等部件。VORP 包括体内接收线圈、内部磁体、解调器、导线和漂浮质量传感器（Floating Mass Transducer，FMT）等部件。最末端为 FMT，它是一个电磁感应设备，外部使用圆筒形钛金属外壳包裹，外壳上缠绕紧密的线圈，外壳内部是一块稀土金属磁体，通过电磁感应原理将导线传输的电信号转换成电磁信号，驱动听骨链振动或传递振动至内耳。FMT 可根据中耳的损伤位置不同被固定在听骨链（砧骨或镫骨）或卵圆窗处。

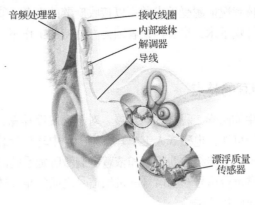

图 6-6 电磁式人工中耳示意图

电磁式人工中耳的工作原理框图如图 6-7 所示，麦克风用于采集体外的声音信号并将其转换成电信号；音频处理器对电信号进行放大、滤波、编码处理，之后调制成特定频段的载波信号，由射频发射电路通过体外线圈以射频载波的形式穿透皮肤发送至皮下的接收线圈；体内射频接收电路通过接收线圈接收信号，并经解调器解调后由导线传输至 FMT，引起 FMT 的振动；FMT 将振动传至生物组织，引起听骨链（砧骨或镫骨）或卵圆窗的振动，进而向内传送至内耳，引起内耳淋巴液的流动，刺激听觉神经末梢产生听觉。

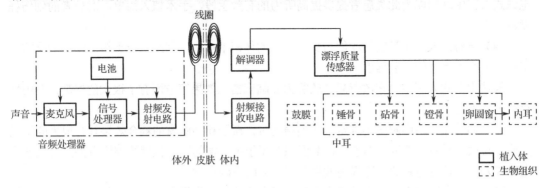

图 6-7 电磁式人工中耳工作原理框图

6.3.3 电磁式人工中耳的适应证

电磁式人工中耳是为了弥补传统助听器和骨导式助听器的不足而发展起来的一款基于电磁感应原理的听力补偿装置。它通过电磁相互作用将电信号转换成机械振动进而传导至内耳，因此它对传导性耳聋具有较好的疗效，此外，它对于轻微的感音神经性聋具有一定的缓解作用。相比于传统助听器，电磁式人工中耳在植入方式、植入效果上都有了很大的改善，其适应对象也更加广泛，具体适应对象主要包括：①中至重度传导性或混合性耳聋患者，如先天性外耳道堵塞患者、手术治疗效果欠佳的耳部硬化症患者以及鼓室硬化症引起的传音系统缺损的患者；②听骨链存在先天性畸形的患者，或者由后天导致的鼓膜穿孔、慢性咽鼓管炎导致鼓膜内外气压失衡，从而使声音无法传至内耳的患者；③因为某些特殊原因不方便佩戴助听器的患者，或者对助听器的效果不是很满意的患者；④最近两到三年听力波动范围不大，大脑功能正常且身体状况能耐受手术并可以接收麻醉的患者；⑤由于生理疾病导致无法佩戴助听器或进行人工耳蜗手术的患者，或者因为一些特殊工作不方便被别人知道佩戴有助听装置的患者。

6.3.4　电磁式人工中耳的特点

随着耳外科技术及生物医学工程技术的发展，对于突发性耳聋、耳咽管堵塞、耳发育畸形等耳科疾病治疗已成为可能。电磁式人工中耳作为一种中耳替代装置，在耳科疾病治疗方面发挥了重要的作用，不同于传统的助听器和依赖电刺激听觉系统的耳蜗植入式助听装置，电磁式人工中耳主要依靠声音信号→电信号→机械信号之间的相互转换来代替听骨链或鼓膜的功能，实现声音信号向内耳的传输。

（1）传统的助听器采用扬声器来实现声音信号的放大，经放大的声音信号传回麦克风会导致声反馈，影响声音的传递效果；电磁式人工中将声音信号转换成放大的电信号，再转换成振动信号，然后通过驱动听骨链的振动将信号传至内耳，因此不存在声反馈。

（2）传统助听器的声音信号经过外耳道向内耳传输的过程中，信号会减弱，传导质量下降；电磁式人工中耳对高频信号的增益效果优于传统助听器，由于电磁式人工中耳是通过机械激励的方式刺激听骨链，可靠性较传统助听器更高，在背景噪声下语音识别能力更强。

（3）传统助听器不适用于中耳慢性炎症、先天性外耳道畸形、鼓膜穿孔/炎症等患者；而电磁式人工中耳则能为此类患者提供提高听力的有效手段，手术植入简单，对患者的创伤程度较小。

（4）电磁式人工中耳的振动能力受中耳腔的体积干扰小，因此相较于易受体积影响的人工中耳可产生更大的增益强度。

虽然电磁式人工中耳在改善患者的听力和临床植入效果等方面有了很大的提高，但仍然存在一些不足。

（1）通过振子与卵圆窗的绑定来传递振动时，振子和卵圆窗的耦合效果具有很大的不确定性，与振子材料的选取、两者的接触面积及振子另一端的固定程度等因素有关，因此使用电磁式人工中耳对患者的听力提高效果具有很大的不确定性。

（2）由于电磁式人工中耳的工作是基于于电磁的相互作用实现的，因此易受到外界磁场的干扰，例如在进行磁共振检查时，由于外界磁场强度较大，人工中耳不能正常工作。

（3）由于电磁式人工中耳的振子功耗较大，充电较频繁，因此不适宜做成全植入式人工中耳，这在一定程度上影响了美观，并且给患者的生活带来不便。

（4）电磁式人工中耳的麦克风一般要置于耳后，因此其对声音方向的辨识性要弱于正常的耳廓。

6.4 压电式人工中耳

6.4.1 压电式人工中耳的结构及工作原理

与电磁式人工中耳不同，压电式人工中耳基于压电陶瓷双晶片（Piezoelectric Bimorph Crystals）在电压发生变化时产生弯曲形变的原理，且这种变化是可逆的，即当双晶片的两端加有电压时，双晶片发生形变，而当双晶片发生运动形变时，也会产生电压。将这种双晶片连接到听骨链上，使其发生形变时能够引起听骨链的振动，并传入内耳。双晶片的形变能力与自身的体积有关，即双晶片体积越大，越容易发生形变。压电式人工中耳只包含植入体，不存在耳道堵塞现象，其结构示意图如图6-8所示。它有3个组成部分，其中两个不同的压电双晶片，一个固定在锤骨表面，起到将振动信号转换成电信号的作用；另一个作为驱动装置，通过手术将其固定于镫骨上，起到将电信号转换成振动信号的作用；信号处理器作为信号的中继站，实现对信号的加工、传输作用，以匹配不同中

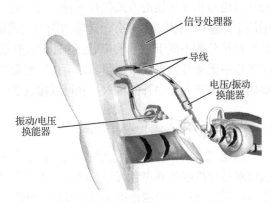

图6-8 压电式人工中耳结构示意图

耳损伤患者的听力需求。导线用于确保锤骨与镫骨上的两个换能器完全分离，以避免两个换能器之间产生振动反馈。

压电式人工中耳的工作原理框图如图6-9所示。外部声音信号通过外耳道由鼓膜接收，并传至位于锤骨上的振动/电压换能器，振动/电压换能器类似于麦克风的作用，起到接收并把声音信号转换成电信号的作用；电信号通过导线传输到信号处理器进行放大、滤波处理，以匹配不同听力损伤患者的需求；再通过导线将处理后的电信号传送至位于镫骨上的电压/振动换能器，电压/振动换能器上的振子感受到电信号后产生振动信号，进而将振动传至内耳，刺激内耳淋巴液的流动，驱动听觉神经末梢产生听觉。

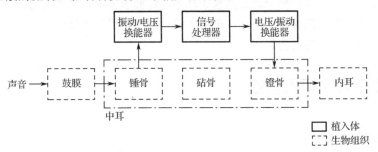

图6-9 压电式人工中耳工作原理框图

对于人工中耳，等效声压级可用于评估听力补偿性能，它的大小与压电振子激振下镫骨足板的位移幅值和压电振子直接激振鼓膜时镫骨足板的位移幅值有关，即

$$P_{eq} = 100 + 20\lg\left(\frac{d_{tr}}{d_{ac}}\right) \tag{6-1}$$

式中，P_{eq} 为等效声压级，其值越大，表示人工中耳的听力补偿性能越好，d_{tr} 为压电振子激振下镫骨足板的位移幅值，d_{ac} 为在 100 dB 声压下激振鼓膜时镫骨足板的位移幅值。

6.4.2 压电式人工中耳适应证

压电式人工中耳与电磁式人工中耳均已成为传导性耳聋患者补偿听力损失的一种重要手段，不同于传统助听器的外耳道声激励，压电式人工中耳直接通过声音信号、电信号和机械振动信号相互转换的方式代替听骨链的振动，以此来完成听力补偿。压电式人工中耳主要适用于：①18 周岁以上拥有一定听力的中度或重度传导性或混合性耳聋患者；②单耳言语识别率测试分数不低于 40% 的患者；③有正常鼓膜和中耳解剖结构，且咽鼓管功能正常的患者；④家族中无免疫损害或慢性葡萄球菌皮肤感染的患者；⑤在乳突腔（耳朵后面的部位）有足够的空间用于人工中耳的植入；⑥可以接收 3～4 小时的全身麻醉。

6.4.3 压电式人工中耳的特点

压电式人工中耳可采用全植入的方式植入人耳，不需要麦克风，只是通过位于锤骨上的压电双晶片接收外界声音信号，经声音处理器处理后传递给位于镫骨上的压电双晶片，利用压电材料的逆压电效应使得压电体发生机械振动，最终实现听力补偿。其主要优势如下。

（1）采用压电材料作为声音信号的振源，即使在噪声环境下仍具有较好的听力补偿效果，制造成本低，制造工艺简单。

（2）全植入式人工中耳省去了麦克风接收信号等环节，功耗较小，电池使用寿命长。

（3）与电磁式人工中耳相比，压电式人工中耳不需要考虑磁场的干扰，适用范围更广，音质更自然、清晰。

压电式人工中耳的发展速度较快，临床效果较好，然而压电式人工中耳仍存在一些不足，有待进一步改进，具体不足如下。

（1）压电式人工中耳依赖于压电双晶片的敏感度，长期使用会导致压电双晶片的敏感度降低，影响输出增益。

（2）压电式人工中耳的整个装置都置于耳内，这要求患者有足够大的乳突骨才能够容纳整个装置。另外，为了减少反馈振动，在手术的过程中需要将砧骨和镫骨切开，一旦手术失败将会给患者带来更大的创伤。

6.5 人工中耳的植入特性

1. 增益强度

人工中耳的增益强度受振动元件体积的影响较大，由于中耳腔的解剖学特点及人工中耳的外形结构限制了人工中耳的体积，因此要达到更高的增益强度，需要通过合理利用中耳腔的体积来实现，如采用压电叠堆代替双晶片振子的振动或改变振动方向等。而电磁式人工中耳体积较小，振动能力不受自身体积和中耳腔体积的限制，反而能够提供比压电式人工中耳更大的增益强度。

2. 中耳负荷

气导阈值是衡量听力状况的重要参数，其值越大，代表听力状况越差。振子植入中耳，势必会增加听骨链的运动负荷，导致气导阈值升高，达到相反的植入效果。因此人工中耳植入之后需要对患者进行随访，记录其气导阈值的变化，根据随访结果，未发现中耳植入导致气导阈值的明显升高，因此人工中耳作为一款植入式助听装置可以被较好地应用于临床。

3. 植入体固定

人工中耳通过骨融性较好的钛夹将振子固定于听骨链上，或者采用激光打孔的方式将振动短针通过小孔与砧骨耦合，引起听骨链的振动，进而将振动传至内耳；或者将振子直接放置于圆窗龛处，振动卵圆窗进而将振动传至内耳。然而无论采用何种耦合方式，微小的松动都会对植入效果产生影响。植入体受到自身重力、外周压力以及与生物组织的不断撞击都有可能导致接触部位的松动。根据随访结果，仅有极少数的振子在长期佩戴的过程中会出现松动的现象，大多数振子与听骨链的耦合较为牢固。卵圆窗振动成形术由于其操作精细化要求较高，耳科医生应用得较少。

4. 植入效果

增益强度、中耳负荷、植入体固定等都是影响植入效果的直接因素。在临床上，一般通过助听听域、安静/噪声状态下言语识别率、满意度问卷调查等方式来评估中耳的植入效果。多年来对植入效果的评估结果表明，相比于传统助听器，人工中耳有更高的输出增益，频响范围更宽；减少了声反馈，使声音更加纯净；提高了患者在噪声下的语音识别能力，消除了堵耳效应；舒适度也有很大程度的提高。满意度调查问卷的结果是人工中耳基本得到了大多数患者的认可。

5. 全植入

相比于部分植入式人工中耳，全植入式人工中耳因其方便和美观的特性而受到更多人的喜爱。在进行游泳、洗澡等活动时，不需要摘掉装置，这在日常生活中为患者提供了很大的便利。全植入式人工中耳收集来自外耳道的声波，这样可以充分发挥外耳道的作用，由于外耳道本身有抑制噪声和声源定位的功能，因此全植入式人工中耳能够实现更好的声源定位；全植入式人工中耳不会被人发现，在一定程度上保护了患者的隐私。虽然全植入式人工中耳在外观和性能上优于部分植入式人工中耳，但它也有不足之处，例如，由于无法对其进行充电，植入只能是一次性的，电能耗尽后就无法被二次使用。围绕人工中耳的研究尚不成熟，未来仍有很多工作要做。

6.6 骨导植入式助听装置的临床应用

6.6.1 适应证及被试筛选

1. 适用患者类型

适用患者主要包括以下两类。

（1）传导性耳聋或混合性耳聋患者：主要适用于先天性外中耳畸形、外伤等原因导致的外耳道闭锁患者；先天性外耳道狭窄患者；反复流脓控制不住的中耳炎患者；胆脂瘤、耳硬化症等中耳疾病，听力重建手术后听力提高不理想者；不能耐受传统气导助听器的传导性或混合性耳聋患者。

（2）单侧耳聋患者：2002 年美国食品和药物管理局（FDA）审批单侧聋为骨导植入式助听装置适应证。听神经瘤、急性突发性耳聋、梅尼埃病等导致的单侧耳聋患者可在患耳侧植入骨导助听装置。其原理是通过骨导助听装置拾取患耳侧声源，经由骨导传至健耳侧耳蜗，可避免头影效应，提高言语识别能力和对声敏感度。患者应同时满足：①使用气导助听器但助听效果不理想；②不适用人工耳蜗植入，充分理解骨导植入装置的听觉收益。

2. 适用听力损失范围

传导性耳聋和混合性耳聋患者患耳在 0.5 kHz、1 kHz、2 kHz 和 3 kHz 测试频率上的骨导听阈应小于或等于 45 dB HL。单侧极重度感音神经性聋的患者健耳侧在 0.5 kHz、1 kHz、2 kHz 和 3 kHz 测试频率上的纯音气导听阈均值应小于或等于 20 dB HL，如图 6-10 所示。

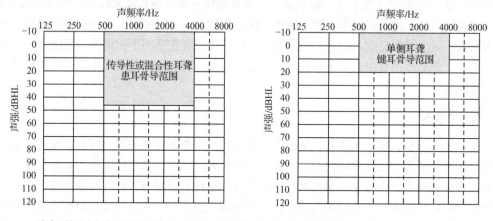

图 6-10 纯音听阈图上表示的骨导植入式助听装置适用听力损失范围（横坐标为声频率，纵坐标为声强）

6.6.2 植入术前评估与术后调机

对植入前患者均应进行综合性评估并记录，以评估患者听觉功能和骨导助听收益。评估内容包括以下几项。

（1）现病史和既往史

评估患者听力损伤相关疾病，以及植入术前、术后可能存在的风险。应包含耳内镜等查体，评估外耳道、中耳状态。

（2）影像学检测

中内耳薄层螺旋 CT（推荐层厚<0.5 mm）对于先天性外中耳畸形患者，CT 检查可评估外耳道、中耳发育情况；若需进一步了解听骨链，如关节连续性、卵圆窗有无闭锁，则需要在薄层螺旋 CT 基础上进行三维重建。对外中耳畸形程度较轻者（Jahrsdoerfer 评分大于 7 分），考虑进行外耳道和中耳重建手术。此外，CT 检查尚可评估乙状窦、硬脑膜等解剖位置和植入部位软组织厚度，为植入部位的选择提供参考信息。

（3）听力、言语检查

① 纯音测听：评估双耳骨导、气导各频率听阈，患耳听力损失程度和类型。

② 言语评估：进行安静环境下和/或噪声环境下言语识别率/言语识别阈的评估。

③ 主观量表评估：对助听器使用情况评估可采用助听器效果评价简表（Abbreviated Profile of Hearing Aid Benefit，APHAB）、评分量表和助听器效果国际性调查问卷（International Outcome Inventory for Hearing Aids，IOI-HA）；对听声效果的评估可采用单侧耳聋问卷（Speech，Spatial and Qualities of Hearing Scale，SSQ）或其改良版本。

（4）生活质量评估

可采用健康实用指数 3 量表（HUI-3）和格拉斯哥收益量表（Glasgow Benefit Inventory，GBI）；对于不能进行自我评估的患者，如儿童或智力发育迟滞患者，可使用父母版本的 SSD 量表或格拉斯哥儿童收益量表（Glasgow Children's Benefit Inventory，GCBI）。

（5）患者沟通能力和心理状态

有条件的单位可根据患者年龄、听损疾病情况评估患者言语表达交流能力；对于有心理疾病和智力缺陷的患者，可进行患者学习能力、个性、植入术期望等评价，以避免植入前对患者有不切实际的期望。

（6）术后调机

患者切口愈合、佩戴言语处理器后，均应对言语处理器进行调机，以达到患者最佳助听状态。调机过程应由经过培训、具有相应资格的临床工作者完成，并符合助听器厂家的调机要求。调机前需检查植入体状态，并向患者解释调机过程。初始调机记录应以报告的方式留档，此后每年均再次调机。

（7）术后评估、随访和助听器维护

术后首次调机后应进行术后患者听力学、言语识别能力和生活质量的评估，具体内容与术前评估相一致。每年均应随访植入体状态、助听装置外置部分的功能、患者的听觉言语功能，并记录患者术后的并发症和主观反馈，或选择骨导阈值更佳侧植入。

6.6.3 临床效果

与传统气导助听器相比，骨导植入式助听装置可减少耳道感染、耳闷胀感和佩戴疼痛等症状。与传统的骨导助听器相比，植入式骨导助听装置直接振动颅骨，不需要压迫皮肤与颅骨耦合，声音振动不会因经过皮肤和软组织而衰减，因此其具有声音传送效率高、音质好、耗电量小、压痛小等优点，使患者佩戴更舒适；可将佩戴者的听力提高 35.2 dB，对老年患者的听力也有所改善；手术植入的操作简单，临床医生的接收度较高。

6.7 人工中耳的临床应用

6.7.1 适应证及被试筛选

1. 适用患者类型

（1）感音神经性聋：①患有中重度老年性聋、噪声性聋、药物性聋但不能佩戴（如难以治愈的慢性外耳道炎、湿疹、过敏性疾病等）或不愿意佩戴传统助听器者，或对传统助听器效果不满意者；②无蜗后性病变，最近 2 年听力稳定；③鼓室压正常、中耳解剖结构正常；④使用耳机阈上 30dB HL 或者在助听器最佳助听状态下，在 65 dB HL 声强时患者的言语识别率大于 50%。

（2）传导性耳聋或混合性耳聋：①先天性外中耳畸形（耳道闭锁、耳道狭窄、中耳畸形）患者；②外伤等原因导致的外耳道闭锁患者；③不能耐受传统经耳道的气导助听器的传导性或混合性耳聋患者；④慢性中耳炎、胆脂瘤、耳硬化症等中耳疾病听力重建手术后听力提高不理想者；⑤患者没有中耳炎，中耳结构可以放置 FMT。

2. 适用听力损失范围

感音神经性聋患耳纯音听阈气导低频阈值不超过 65 dB HL、高频阈值不超过 85 dB HL（如图 6-11 左侧图所示）；传导性耳聋或混合性耳聋患耳纯音听阈骨导低频阈值不超过 45 dB HL、高频阈值不超过 65 dB HL（如图 6-11 右侧图所示）。

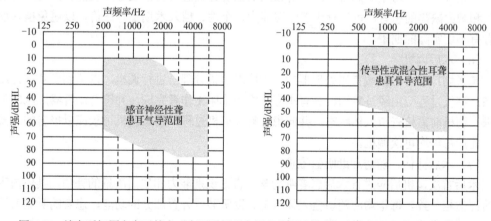

图 6-11　纯音听阈图上表示的人工中耳适用听力损失范围（横坐标为声频率，纵坐标为声强）

6.7.2 植入术前评估

植入前患者均应进行综合性骨导助听装置相关评估并记录，以评估患者听觉功能和骨导助听收益。评估内容与骨导植入式助听装置一致，详见 6.7.1 节。

6.7.3　临床效果

人工中耳与传统气导助听器的主要区别在于它能将声能转换为电能并放大，直接向内耳高效传递，具有更真实、无反馈的特点，同时可消除堵塞感，降低啸叫回馈，减少由耵聍和潮湿引起的维修问题，体外佩戴部分很小并可以被头发遮住，不影响美观。但是临床医生进行手术操作的难度较大，人工中耳的临床使用率仍较低。评价其听力学效果的方法主要包括自由声场下的助听听阈、安静和噪声环境下的言语识别率及患者满意度问卷调查等。

本章小结

本章首先介绍目前应用较为广泛的植入式骨导助听装置结构及工作原理，指出其相对于传统助听器存在的优势及当前应用中存在的不足；然后系统介绍电磁式人工中耳和电压式人工中耳的基本结构及工作原理，简要阐述两者的适应证及特点；最后重点讲述了植入式骨导助听器装置人工中耳的临床应用，包括筛选被试、术前检查以及临床效果。

习题

1. 探究当前市面上现有的人工中耳还存在哪些尚未解决的技术性问题。

第7章 人工耳蜗

全球约有 4.66 亿听力损失患者，重度以上感音神经性聋患者基本或完全听不见外界声音，严重影响其日常生活与交流。特别是对于先天性婴幼儿患者来说，如果在语前阶段得不到及时治疗并重建听觉，必然会阻碍其言语能力的形成，对学习、生活、工作等方面造成严重影响。新型听觉功能替代装置——人工耳蜗的出现使感音神经性聋患者的治疗和恢复有了突破。人工耳蜗（Cochlear Implant，CI）又称为电子耳蜗、仿生耳等，是为重度或极重度感音神经性聋的成人或小儿恢复或重建听力的一种电子仿生装置。人工耳蜗通过体外的言语处理器将声音转换为一定编码形式的电信号，经植入体内的电极阵列直接刺激耳蜗内功能尚存的听神经纤维，从而产生听觉，成为治疗重度聋或极重度感音神经性聋患者的主要手段。几十年来，随着耳科学、听力学、电子技术、计算机技术、语音学、电生理学、材料学、耳显微外科学等学科的不断发展，人工耳蜗系统也在不断改进，包括电极数量的增加、电极形状的改进、功耗的降低、言语信息获取方式的改进、语音处理策略的优化和言语处理器的微型化等。植入患者术后听力恢复的效果不断提高。本章将系统介绍人工耳蜗的相关知识，主要内容有：人工耳蜗的概述；人工耳蜗的基本结构及工作原理，包括言语处理器、数据和能量传输、微电流刺激芯片及电极阵列；不同时期的语音处理策略；人工耳蜗的虚拟通道技术；人工耳蜗在临床方面的应用，包括适应证类型、植入前的评估和筛选、手术过程。

7.1 人工耳蜗概述

7.1.1 人工耳蜗的生理学基础

正常人耳在接收外界声音时，声音的振动信号通过外耳与中耳传导至内耳，使基底膜产生振动，基底膜上的毛细胞将机械振动信号转换为神经电信号，通过相连的螺旋神经节细胞产生动作电位，经听神经传递至大脑皮层，最终产生听觉。如果毛细胞功能受损，则不能有效地将声音的振动信号转换为电信号，大脑就无法产生听觉。毛细胞的功能缺陷或退化疾病又可称为感音性耳聋。此外，还有少数患者是由于听觉神经或听觉中枢病变而导致听力丧失，这种情况称为神经性耳聋。神经性耳聋一般与感音性耳聋一起统称为感音神经性聋。由于感音性耳聋患者的大部分螺旋神经节细胞功能尚存，如果将外界的声音信号转换为电信号，跨过受损的毛细胞，施加到螺旋神经节细胞上，就能使其兴奋并产生动作电位，将声音信号传递到大脑听觉皮层，帮助患者重新产生听觉。人工耳蜗就是一种基于该原理的听觉功能替代装置。

7.1.2 人工耳蜗的发展历史

早在 1800 年，电池的发明人意大利物理学家 Alessandro Volta 将两根金属棒放到自己的外耳处，并施加 50 V 的电压，在电流接通的一瞬间，他感受到阵阵巨响，随后听到类似液体煮沸的声音。该实验最早证明了电刺激可以诱发人类的听觉感知。

1957 年，法国医生 Andre Djourno 等人运用电刺激使两个完全耳聋的患者产生了听力感知。他们将感应线圈埋植在患者的颞肌中，线圈的一端引出，连接到一个电极，放在听神经上，另一端埋在颞肌内，作为参考电极。通过外部的感应线圈可以将信号传递至颞肌中的接收线圈上，进而到达电极，最终使患者听到声音，并可以区分音调的变化。

1968 年，美国医生 Willian House 在 Djourno 研究的启发下，与工程师 Jack Urban 合作，共同研制出第一套可穿戴式的单通道人工耳蜗系统，包括一个长约 20 mm 的刺激电极和可携带的刺激装置，将人工耳蜗从实验室研究带入临床试验阶段。随后，House 医生与美国 3M 公司共同研发的单通道人工耳蜗 3M-House 在 1984 年首次获得美国 FDA 认证，成为世界上第一个进入市场的单通道人工耳蜗产品。但由于其性能差于后来出现的多通道人工耳蜗系统，单通道人工耳蜗逐渐被淘汰。

1978 年，澳大利亚墨尔本大学的 Clark 研制出世界上第一个多通道人工耳蜗，并成功植入两位患者体内。该设计在 1981 年澳大利亚 Cochlear 公司成立后被引入，从 10 通道发展到了 22 通道人工耳蜗产品 Nucleus，并在 1985 年得到美国 FDA 认证，允许成人植入多通道人工耳蜗系统。随后在 1990 年，FDA 又批准了 2～18 岁的儿童使用 Nucleus 多通道人工耳蜗系统。

进入 90 年代后，随着集成电路技术、材料学、耳科学等学科的进步，人工耳蜗的技术越来越完善。直到 2000 年，FDA 允许多通道人工耳蜗最低植入年龄降到了 1 岁。

人工耳蜗发展至今，已经在功能的多样性、器件的微型化、言语处理效果等方面取得了巨大的进步。人工耳蜗是目前最成功的神经假体，在全球临床植入人数已经超过 30 万，极大地改善了植入者的生活质量。

7.2 人工耳蜗的基本结构及工作原理

虽然人工耳蜗的产品多种多样，但都是由麦克风、言语处理器、数据和能量传输、微电流刺激芯片和电极阵列组成，其原理框图如图 7-1 所示。麦克风将外界声音信号转换成电信号，言语处理器提取语音信号的特征并进一步编码为特定的刺激模式信息，调制到特定频段的载波信号上之后，通过体外线圈以射频载波的形式穿透皮肤发送至皮下的收发线圈。射频信号通过整流滤波后产生的能量作为微电流刺激芯片及外围电路的电源。随后，体内线圈接收到的信号经过射频接收电路解调和微电流刺激芯片解码后可以还原出刺激参数信息，并生成有序的刺激脉冲序列，通过电极阵列作用于听神经末梢，产生神经动作电位，最终产生听觉。此外，射频收发电路还能将体内电极的相关参数经线圈传送至体外言语处理器，用以监测体内电极的工作状态。

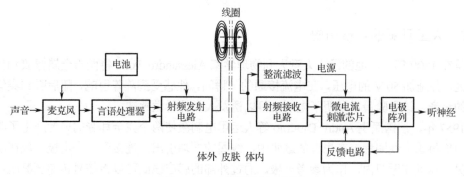

图 7-1　人工耳蜗的原理框图

7.2.1　麦克风

　　麦克风是一种将声音的振动能量转换成模拟电信号的换能器。人工耳蜗系统所用的麦克风通常位于耳背式单元（耳背式言语处理器）或耳后器件（佩戴式言语处理器有单独的配件挂在耳后）上。这种微型麦克风的频率响应范围较宽，但是对低频响应有一定的限制，防止头颈部活动或行走等运动引起干扰噪声。

　　人工耳蜗早期多使用全向性麦克风。近年来，在助听器中使用较多的方向性麦克风和多麦克风系统也开始被应用于人工耳蜗，以提高植入者在低信噪比环境下的语音识别能力。单个方向性麦克风可以过滤环境中非敏感方向的噪声，有助于患者接收麦克风敏感方向的声音。多麦克风系统通过收集不同方向上的声音，利用声音信号的相位差异来增益某一个方向的声音，抑制其他方向的声音。

　　另外，某些电子设备，如电话、电视和音响等，都是将电信号通过换能器转换成声音的振动信号输出。在使用时，可以通过特殊的连接线，直接将电信号传送到人工耳蜗的言语处理器上，经编码后传输给体内的刺激电极，可以有效地提高信噪比。

7.2.2　言语处理器

　　言语处理器的作用主要是根据设定的语音编码策略，对传送来的言语信息进行处理，并转换为特定的电刺激模式信息，经过编码和调制后，通过射频载波发射至体内线圈。

　　目前人工耳蜗的言语处理器主要有佩戴式和耳背式两种类型。耳背式言语处理器的处理模块集成在耳后的器件上，麦克风安置在其中，具有体积小、功耗低、重量轻、隐蔽、连接线短的特点，但因为体积较小，在语音信号的处理能力上不如佩戴式强；佩戴式言语处理器可挂在腰间，通过一根较长的连接线连接到耳后的配件上，接收麦克风传来的电信号，进行处理、编码和调制，并将调制后的信号经连接线发送至体外线圈上。因为佩戴式言语处理器体积较大，可存储的处理策略和调整的参数较多，处理效果比耳背式要好，灵活度高，但只能随身携带，不如耳背式便捷。

　　语音处理策略是人工耳蜗系统的关键技术之一。由于不同植入者的个体差异，如毛细胞和螺旋神经节细胞的受损程度、电极植入的确切位置等，此外，刺激电极阵列和与其相连的刺激器一旦植入手术完成愈合后，就难以二次手术调整，因此，言语处理器必须具备多样化的语音处理策略，才能取得最佳的语音感知效果。

早期的言语处理器采用模拟电路（如放大器、滤波器等结构）搭建，体积大，功耗高。更主要的问题是，不同的语音处理策略需要不同的硬件电路来实现，灵活性较差。

目前言语处理器主要采用专用集成电路（ASIC）和通用的数字信号处理器（Digital Signal Processors，DSP）。ASIC 的功耗低，体积小，处理效率高，但存在不可编程性，可选择的语音处理策略少，而且设计与改进成本高，适用于大批量生产；DSP 具有可编程的特点，相较于一般的可编程处理器（如单片机）而言，DSP 运算速率高，实时性好，可以基于不同的数字信号处理算法实现多种语音处理策略，有利于算法的改进与更新，但软件编程与硬件设计相对复杂。

基于 DSP 的言语处理器原理框图如图 7-2 所示，主要包括以下几个功能模块。

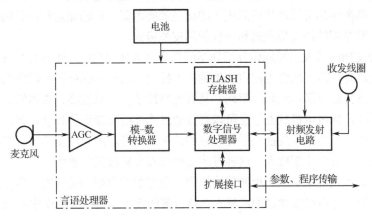

图 7-2　基于 DSP 的言语处理器原理框图

（1）自动增益控制

由于语音信号的动态范围较大，需要通过自动增益控制（Automatic Gain Control，AGC）进行预处理。AGC 电路利用线性放大和压缩放大的有效组合，对麦克风的输出信号进行自动增益调整。当输入信号较弱时，线性放大电路工作，采用高放大倍数，保证输出信号的幅值；当输入信号较强时，启动压缩放大电路，使输出信号不超过限定幅值。

（2）模-数转换器

预处理完成后，模拟信号经过模-数转换器（Analog-Digital Convertor，ADC）后变成数字信号，再输入到 DSP 中进行后续的语音信号处理。

（3）FLASH 存储器

FLASH 存储器集成度高，功耗低，断电后存储内容不会丢失，可以存储丰富的言语处理算法程序和重要数据。在系统通电时，DSP 执行通电引导加载程序，将完整的程序从片外FLASH 存储器中复制到内部高速缓存并跳转到应用程序入口，实现程序加载。

（4）数字信号处理器

DSP 通电后，会执行存储在 FLASH 中的言语处理算法程序，对传入的语音信号进行处理，形成最终的刺激策略信息（包括刺激电极选择、刺激强度和刺激频率等），传输数据格式采用脉宽调制（Pulse Width Modulation，PWM）方式编码，将信息传递给射频发射电路，调制放大后发射至体内线圈，同时还可以接收体内反向监测的数据（如刺激电极的电压、阻抗等），为植入手术效果评估和术后刺激参数优化提供参考依据。

（5）扩展接口

根据患者的个体差异，语音处理策略因人而异，需要通过扩展接口进行处理策略的调整和参数的设置，此外，扩展接口还可以进行反馈数据的读取。

（6）电池

佩戴式言语处理器常采用干电池或专用的可充电电池，耳背式言语处理器采用小体积的纽扣电池或专用的可充电电池。

7.2.3 数据和能量传输

言语处理器生成的编码信息若要形成微电流脉冲，通过电极刺激听神经末梢，需要保证体外的能量和刺激信息可靠地传输到皮下的微电流刺激器。传输能量和信息的方式包括有线和无线两种，即早期的经皮插座式和现代的隔皮感应式。

早期的经皮插座式人工耳蜗体外部分不但具有言语处理功能，还具有生成多通道刺激脉冲的功能，通过外耳后方颅骨上固定的生物相容插座，与体内的刺激电极阵列直接相连。体内体外之间信息传递不需要编码与解码，具有电路简单、可靠性高、成本低、速率高、功耗低等优点；另外，体内电极状态信息可以直接通过连接线反馈到体外处理器。早期的动物实验和临床试验中，多使用经皮插座进行信号的传递。但是，因为经皮插座存在皮肤感染和电气安全的问题，不适合长期植入，这种方式已经被隔皮感应式所替代。

隔皮感应式人工耳蜗是基于电磁感应原理实现能量和数据的传输的。其体外线圈位于耳后乳突尖上方处，体内线圈通过手术植入在该位置的皮下，体内外线圈中心处都安装有强磁片，通过强磁片紧密吸合固定位置，确保线圈之间具有较高的耦合系数，以保证最大的数据和能量传输效率。这种无线传输方式使皮肤完全封闭，不会受到感染，且便携、美观。

随着技术的发展，人工耳蜗系统中的无线数据和能量传输经过了三个阶段：

① 数据和能量各用一个线圈传输；

② 数据和能量公用一个线圈传输；

③ 数据和能量公用一个线圈正向传输，同时，还具有反向传输体内电极状态（电极电压、电极阻抗等）的功能。

在信号传送过程中，射频电路将所要传送的信号（一般是低频信号）调制在高频信号上，经放大后，通过两个线圈之间的电磁耦合，实现数据和能量的发送和接收。其中，高频信号是携带信号的"运载工具"，称为载波。

人工耳蜗的数据和能量传输系统的工作原理框图如图7-3所示。编码后的语音信号经过调制电路，调制为一定频率的射频信号，再经过功率放大后，由体外线圈发射至体内。体内线圈感应到的信号经过整流滤波电路，为微电流刺激芯片提供工作电源。同时，射频信号经过另一路解调电路，将解调后的数字语音信号传送至微电流刺激芯片。体内微电流刺激器的外壳常选用钛合金或生物陶瓷进行封装，之后与体内线圈及刺激电极一起由医用硅胶整体封装。

（1）射频发射电路

射频发射电路的主要结构分为两部分：调制电路和功率放大电路。

言语处理器生成的刺激策略信息需要经过调制电路的调制后才能有效地发送到体内。调制主要是用基带信号（原始的电信号，也称为调制信号）控制高频载波的参数（振幅、频率和相位），使参数随基带信号变化，最终转换成适合无线传输的形式，称为已调信号。人工耳蜗中使用的调制方式主要是数字调制，有振幅键控（ASK）、移频键控（FSK）、移相键控（PSK）和差分移相键控（DPSK）等方式，抗干扰能力较强。传输速率一般低于 $1\,\mathrm{Mb\cdot s^{-1}}$，相应的载波频率一般不超过 10 MHz。

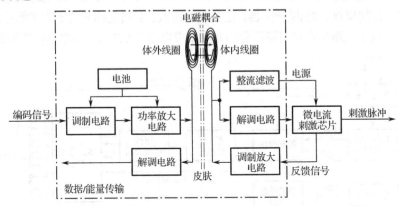

图 7-3　数据和能量传输系统的工作原理框图

已调信号的电压和电流一般比较小，在无线传输过程中还会损失一部分能量，到达体内线圈时信号弱，能量少，不能供给体内刺激芯片的正常工作。因此，在通过线圈进行耦合传输之前，需要通过功率放大电路将信号放大，并将电源供给的直流能量转换成交流能量。无线传输环路设计首先要考虑的问题就是传输环路的效率，为了提高效率，人工耳蜗中使用较多的就是 E 类功率放大器。

（2）线圈

在设计线圈时，需要考虑的因素较多，包括电磁屏蔽材料、线圈的匝数、大小、材料和形状等。电磁屏蔽材料的选择有利于降低对周围产生的磁场辐射影响，同时尽可能减少周围电磁场对其产生的干扰。在满足数据和能量传输功率要求的前提下，尽可能采用匝数少、体积小的线圈，以降低体内外线圈的重量。人工耳蜗的线圈材质多为金丝或铂金丝，具有良好的导电性、生物相容性、延展性和抗疲劳性。

（3）射频接收电路

射频接收电路主要包括谐振电路、整流与滤波电路、解调电路。体内线圈在接收到射频调制信号后，分为两路进行处理：一路对调制信号直接进行整流、滤波，输出直流电压，作为微电流刺激芯片工作所需要的电源；另一路对调制信号进行解调，从中恢复出时钟信号和语音信号，并传送至微电流刺激芯片。

（4）反向数据传输

反向数据可以测量耳蜗内电极的阻抗、电极的电位等参数，传输通过负载调制，即改变体内电路品质因数的方法来实现，测量过程如下：言语处理器通过无线传输向微电流刺激芯片发出测试命令→言语处理器继续向微电流刺激芯片发出恒定幅值的载波提供电源→微电流刺激芯片接到测试指令后将待测电极接入反馈电路→接入电极后，体内等效负载改变，引起品质因数变化→言语处理器通过体内外谐振回路品质因数的变化测量出体内等效负载的变化，转换成相应的被测量参数。

7.2.4 微电流刺激芯片

微电流刺激芯片是人工耳蜗系统中最为核心的器件，其作用是产生可编程、多通道的微电流刺激脉冲，通过电极阵列刺激听神经末梢，从而诱发听觉感受。微电流刺激芯片主要包括分离电路、控制模块、数-模转换器、压控电流源组、多路选择开关矩阵和测量反馈电路等部分，是一个数字电路和模拟电路混合的专用集成电路（ASIC），其原理框图如图7-4所示。

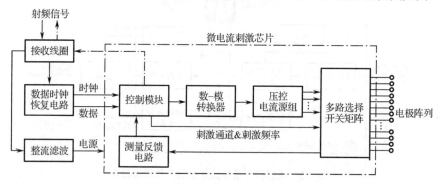

图 7-4 微电流刺激芯片原理框图

1. 整流滤波

电路的功能是将体内线圈接收到的射频信号进行整流、滤波与稳压，输出直流电压，作为微电流刺激芯片工作所需要的电源。

2. 数据和时钟恢复

体内线圈接收调制信号后，经过解调产生语音编码的数字信号，输入到刺激芯片内控制模块的数据输入端。同时，调制信号经过恢复电路中的单稳态电路，生成的输出信号作为微电流刺激芯片的工作时钟。

3. 刺激脉冲的产生

控制模块是数字模块，它接收到的数据参数包含刺激电极选择、刺激幅值和脉宽等信息，按照既定的协议解码后分别输出到不同模块。其中刺激强度参数经过数-模转换后控制电流源产生所需强度的刺激电流；刺激电极选择、脉宽参数输出到多路选择开关矩阵后，用于确定电极的选择及刺激维持时间。

在刺激的过程中，能够影响听觉效果的因素有多个，如电极选择、刺激强度和刺激方式等。

（1）电极选择

电极在耳蜗内基底膜上的刺激位置决定了听觉感受的音调信息。电极阵列上的不同电极对应于基底膜上的不同部位，越靠近蜗底部位的电极，刺激产生的听觉感受音调越高，越靠近蜗顶部位的电极，刺激产生的听觉感受音调越低。因此，体外的言语处理器会根据语音信号中的频率成分来决定刺激电极的位置。

（2）刺激强度

听觉的响度感受主要与刺激电流的幅值、刺激脉宽有关。刺激强度是刺激电流幅值与脉宽的乘积，代表每次刺激的电荷注入量。

为了满足人体安全的需要，人工耳蜗进行电刺激时要注意两点。

① 电刺激的强度不能超过人耳所能忍受的最大阈值。由于刺激电流会与电极周围的生物组织产生电化学反应，刺激强度过大时会产生不可逆的损伤，据相关研究报道，单位面积的电荷注入量应小于 $350~mC \cdot m^{-2}$。

② 刺激脉冲必须是双相脉冲，并且每个周期内刺激电流的净电荷要等于零，否则刺激电极周围会产生电荷的积累，长期的电荷积累可能会对附近生物组织造成损伤，同时也可能使电极发生电化学腐蚀。

（3）刺激方式

在脉冲刺激方式中，不同电极可以同时刺激，也可以按照一定的时序发放刺激。如果两个相邻电极的刺激脉冲同时发放，电极之间可能会产生串扰的现象，导致听觉感受变得模糊。因此，为了避免相邻电极之间的串扰现象，可采用不同顺序的刺激方式。

4．测量反馈

为了在手术植入人工耳蜗过程中和术后语言训练康复中对电极工作状态进行测试评估，微电流刺激芯片必须具备测量反馈的功能。当体内微电流刺激芯片接收到体外言语处理器发送来的测量指令时，会通过测量反馈电路对体内的电极阻抗、耳蜗内诱发神经电位等关键参数进行测量，并传送到体外，以了解电极是否损坏，以及电极与听神经末梢的耦合程度。

7.2.5　电极阵列

电极阵列是人工耳蜗系统与听觉神经直接接触的关键部件，其性能的优劣直接决定了整个系统的安全性与有效性。人工耳蜗电极阵列主要由电极、支撑载体和引线组成，电极呈线性排列，其性能与电极阵列材料、数量、排列、大小和形状、电极配置模式等有关。

1．电极阵列材料

由于电极阵列需要长期植入耳蜗内，因此对电极阵列材料的选择有严格的要求，具体如下。

① 生物相容性：长期植入不会对生物组织环境产生毒副作用，同时，生物组织对电极也不会产生电化学腐蚀。

② 电学性能：电极需具备良好的电荷储存和注入能力以提高刺激效果，电极的引线需要有良好的导电性以传输电荷，支撑载体需具有良好的绝缘性。

③ 力学性能：易于加工，电极和引线具有良好的强度和延展性，支撑载体需具有良好的柔韧性和弹性。

为了满足以上要求，电极和引线一般采用无毒副作用的金属铂或铂铱合金制作而成，导电性能好，抗电解能力强，使用寿命长；支撑载体由硅胶类生物相容材料通过模具灌注制成，软而富有弹性。支撑载体内部的引线呈波浪状，在植入过程中拉伸与弯曲时不易折损，引线外表涂有特氟龙（Teflon）作为绝缘层。

2. 电极的数量

随着技术的不断进步，人工耳蜗系统从单电极变成多电极，再到电极的数量增加。到目前为止，临床上使用的电极数量一般为 16～24 个。

一般来说，人工耳蜗系统电极的数量决定了声音通道的数量。理论上通道越多越好，但是在实际的临床应用中，电极的数量受到以下两方面的限制：一方面电极阵列的长度受到耳蜗植入空间的限制；另一方面，电极的数目要与电极大小及间距达到平衡，需要电极有一定的间距，尽可能减小相互之间的串扰，同时，需要电极有一定的尺寸，保证刺激时有足够的电荷注入量。

3. 电极排列方式

根据正常耳蜗音位分布规律，电极阵列上的刺激位点沿着载体呈线性纵向、等间距排列。每个电极位点承载特定频带的信息，靠近蜗顶的电极位点传递低频语音信息，靠近蜗底的电极位点传递高频语音信息。

4. 电极阵列大小和形状

人类的耳蜗形似蜗牛壳，由蜗底至蜗顶呈螺旋环绕 5/2～13/4 周，展开长度在 30～32 mm 之间。植入电极阵列的尺寸与耳蜗解剖结构、电极数量和刺激位点间距有关。为了适应不同患者的个体差异，电极阵列的尺寸大小不一，有效长度在 1.5～2 mm 之间，其尖端直径在 0.3～0.6 mm 之间，其尾端直径在 0.5～1.3 mm 之间。

目前，人工耳蜗电极阵列主要有两种形状：直电极阵列（见图 7-5）和预弯电极阵列（见图 7-6）。虽然电极阵列都是经过卵圆窗附近的耳蜗造口插入鼓阶中的，但由于直电极阵列和预弯电极阵列的形状不一样，导致其插入鼓阶的耳蜗造口位置也不同，直电极阵列的耳蜗造口靠近耳蜗外壁，预弯电极阵列的耳蜗造口靠近耳蜗轴。

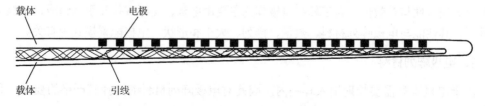

图 7-5　直电极阵列结构示意图

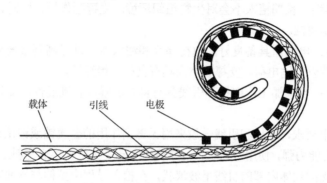

图 7-6　预弯电极阵列结构示意图

在直电极阵列沿着鼓阶外壁植入过程中，由于其弹性及耳蜗的螺旋结构，直电极阵列会紧贴耳蜗外壁，沿着鼓阶螺旋方向逐渐弯曲，直至完全植入。整个过程不会破坏耳蜗轴上分布的螺旋神经节细胞，但是有可能损伤耳蜗外壁组织。同时，由于人工耳蜗都是通过微电流脉冲刺激螺旋神经节细胞感知声音的，直电极阵列上的刺激位点距离耳蜗轴较远，刺激效果不如预弯电极阵列。

预弯电极阵列在自然状态下呈卷曲状，如图 7-6 所示，植入耳蜗前将一根金属内芯插入电极阵列，在金属内芯的支撑下，电极呈直线形。电极阵列缓慢插入鼓阶，遇到阻力时拔出少许内芯，然后继续将电极阵列插入，重复该过程直至电极阵列完全植入，之后电极阵列恢复成环抱蜗轴的弯曲状。预弯电极阵列插入时不会损伤耳蜗外壁，刺激位点距离螺旋神经节较近，刺激效果更好。但是，电极阵列长期环抱耳蜗轴可能会损伤其上分布的螺旋神经节细胞。

6. 电极配置模式

电极阵列上每两个电极之间可以形成一个刺激通道，刺激通道数量越多，每个通道的频率分辨率越高。除电极数量外，影响频率分辨率的因素还有两点：一个是刺激位点附近的螺旋神经节细胞存活状况；另一个是刺激电场的分布状况。螺旋神经节细胞的存活状况与患者的病情有关，良好的神经残存率有利于电极阵列的各个刺激位点诱发不同的频率响应。刺激电场的分布状况主要取决于电极的配置模式，主要分为单极配置和双极配置。

单极配置中，电极阵列上任意一个电极作为刺激电极，耳蜗外有一个单独的电极作为参考电极，该电极通常为刺激器的金属外壳，或一个球形电极单独埋植于颞肌下。单极配置的刺激电场分布范围较大，螺旋神经节细胞兴奋区域也较大，频率分辨率相对较低。

双极配置中，电极阵列上某个电极作为刺激电极，其相邻的另一个电极作为参考电极，在两个电极之间形成的刺激电场分布会聚性较好，螺旋神经节细胞兴奋区域较小，频率分辨率相对较高。

7.3 人工耳蜗的语音处理策略

7.3.1 语音处理策略基础

语音是指人类通过发音器官发出来的、表达一定意义的声音。通过语音，人类可以实现相互交流，传递信息。语音包含了很多要素，如响度、音调、音色和声源位置等。其中响度就是声音的振幅，音调的高低代表声音的频率，音色代表声音的复杂度。

语音信号根据发音的方式可以分为三种：①声道（由口腔、咽腔和鼻腔组成）产生的气流噪声为清音（Unvoiced Sound），英语中清辅音都属于清音，如/f/、/s/等；②声带周期性振动的声音为浊音（Voiced Sound），所有的英语元音都是浊音，如/e/、/i/等，声带振动的频率定义为语音信号的基础频率（简称基频 F_0）；③声带中的气流噪声和声带周期性振动合成的声音，如英语中的浊辅音/z/是由清辅音/s/加上声带振动形成的。

为了定量描述语音信号的特征，人们建立了一种声源-滤波器模型。该模型将声带振动产生的声音作为声源，声道作为可变滤波器，从而产生了不同的语音信号。声道的形状决定了声腔的共鸣频率，可以类比模型中滤波器的频率特性。声带振动的声音在经过声道时，受到声道的滤波作用，使得声音中不同频率成分的能量重新分配，一部分因为声道的共振作用得到强化，另一部分则受到衰减。其频谱中能量分布相对集中的区域称为共振峰，是反映声道谐振特性的重要特征，它代表了发音信息的最直接来源，在人类获得语音感知过程中起到了重要作用。在一系列共振峰中，按频率由低到高依次定义为第一（F_1）、第二（F_2）、第三（F_3）和第四共振峰（F_4），其中 F_1、F_2 和 F_3 决定了语音信号的音色，F_1 和 F_2 对舌的位置较为敏感，提供了区别不同元音及其他浊音的信息。

因此，共振峰是语音信号处理中非常重要的特征参数，在早期的语音处理策略中主要采用语音信号的特征信息（基频和共振峰）作为刺激策略的参考依据。然而在早期的临床应用中，人工耳蜗植入者的语句识别率并不高，这是因为语音信息是由元音和辅音共同组成的，元音主要包含在共振峰内，低频成分相对较多，而大多数辅音含有较多高频成分，无法通过基频和共振峰来准确表达。

研究表明，人耳接收到的语音信号可通过带通滤波器组分解成若干个特定带宽的时域信号，再经过希尔伯特（Hilbert）变换，可进一步将每一个带通信号分解成对应的包络和精细结构（幅值恒定的载波），如图 7-7 所示。其中，这些包络信号包含了丰富的语言内容信息，而精细结构则包含了音调及声源位置信息。人工耳蜗系统中基于滤波器组的语音处理策略，就是利用了语音信号分段滤波后的包络和精细结构，这类策略基本涵盖了语音信号的频率范围，因而其临床效果具有更高的语句识别率。

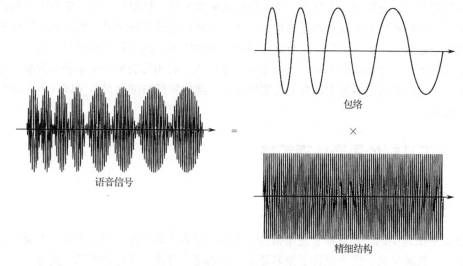

图 7-7　语音信号的分解

上述提到的语音信号特征提取和带通滤波与时域分解都建立在对英语发音的基础上，因此，基于这些方法的语音处理策略在识别英语语句时效果较好，但是应用在汉语语句识别时，效果并不理想。因为英语的语音主要由元音和辅音组成，是对音强变化非常敏感的语言；而汉语的语音携带声、韵、调的特征，对声调变化较为敏感，例如，普通话"啊"（阴平声，即第一声 ā）和"啊"（阳平声，即第二声 á），不同的声调代表不同的意思。现有的语音处理策略传递的大多是语音信号的包络。尽管精细结构包含了音调信息，但是由于电极数量的限制，植入者能感知的音调极为有限，精细结构更多用于电极的定位，这导致植入者在汉语语句识别时对声调的理解效果甚微。这也可以解释为什么耳蜗植入者对于音乐的欣赏能力不强，因为他们只能识别出音乐的节奏，而对于音调的识别较为困难。针对这个问题的解决方案一直在研究，目前已并取得了一定的进展，如基于虚拟通道技术的 HiRes120 策略。

7.3.2 语音处理策略分类

随着人工耳蜗系统植入电极数目的增多和语音处理策略的不断改进，植入者的语句识别率在逐步提高，从最初的 20% 左右提升到 80% 以上，这其中起最主要作用的是语音处理策略。语音处理策略决定着如何分析语音信号并生成什么样的电脉冲刺激方案，即在每个刺激周期内按照什么样的刺激参数驱动哪些对应电极。一个完整的语音处理策略应该解决以下问题：

① 选择用于重建原始语音信号频谱的通道数；
② 确定激活电极的数目；
③ 生成所选通道需要的连续时钟周期数；
④ 确定电极刺激时序方案。

如图 7-8 所示，人工耳蜗的语音处理策略可以大致分为两类。

一类是基于特征提取的语音处理策略，即提取语音信号的基频和共振峰等特征信息，产生相对应的电刺激信号并传送到不同的电极以刺激听神经末梢。基频 F_0 决定刺激脉冲的频率，共振峰 F_1、F_2 等是语音信号的谱峰，其峰值频率决定刺激电极的选择，峰值幅度决定刺激脉冲的强度。这一类策略主要包括 F_0/F_2、$F_0/F_1/F_2$ 和 MPEAK 策略等。

另一类是基于滤波器组的语音处理策略，即对语音信号按照频率波段进行分组滤波，再经过处理得到各段信号的包络信息，生成对应电极的刺激方案。这种策略按照刺激信号不同可以细分为两类：模拟刺激策略（如 CA 策略和 SAS 策略）和脉冲刺激策略（如 CIS 策略、MPS 策略、SMSP 策略、SPEAK 策略、ACE 策略和 n-of-m 策略等）。

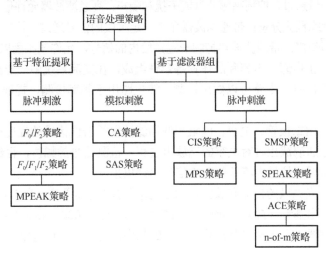

图 7-8 人工耳蜗的语音处理策略分类

7.3.3 基于特征提取的语音处理策略

1. F_0/F_2 策略

F_0/F_2 策略是最早出现的特征提取策略，是由澳大利亚 Cochlear 公司在 1982 年为其人工耳蜗装置研发的语音处理策略，其工作流程图如图 7-9 所示。

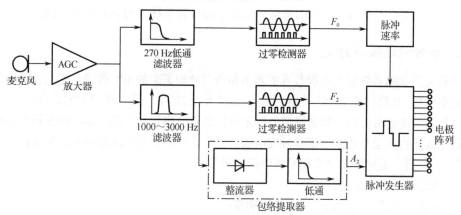

图 7-9　F_0/F_2 策略流程图

在介绍 F_0/F_2 策略的原理之前，先简要介绍处理策略中几个主要模块。

放大器　可以将输入信号的电压或功率进行放大。自动增益控制（AGC）是使放大电路的增益自动随信号强度而调整的自动控制方法。AGC 电路利用线性放大和压缩放大的有效组合，对麦克风的输出信号进行自动增益调整。当输入信号较弱时，线性放大电路工作，采用高放大倍数，保证输出信号的幅值；当输入信号较强时，启动压缩放大电路，使输出信号不超过限定幅值。

滤波器　由电容、电阻和电感组成的滤波电路，可以对信号中特定的频率成分进行有效滤除，按照通过信号的频段可以分为低通、高通、带通、带阻滤波器。低通滤波器允许信号中的低频或直流分量通过，抑制高频分量或干扰和噪声；高通滤波器允许信号中的高频分量通过，抑制低频分量或直流分量；带通滤波器允许一定频段的信号通过，抑制高于或者低于该频段的信号、干扰和噪声；带阻滤波器抑制一定频段内的信号，允许该频段以外的信号通过。

过零检测器　由电阻、电容和晶体管等器件组成，在交流系统中，当波形从正半周向负半周转换，经过零位时，电路可以做出检测。该电路用于频率检测，提取基频 F_0 和共振峰 F_2 的峰值频率。

包络提取器　由二极管、电容、电阻和低通滤波器等器件构成的幅度检波电路。包络提取器通过二极管导通或截止时对电容的充放电过程，检测信号的幅值，再经过低通滤波，提取出包络线，即从调幅信号中将低频包络信号解调出来。

语音信号经过麦克风的提取和放大器的自动增益控制后，通过一个 270 Hz 的低通滤波器及过零检测器提取出基频（F_0）。同时，语音信号另外通过 1000～4000 Hz 的带通滤波器后，一路经过过零检测器提取出第二共振峰（F_2）的频率，另一路经过包络提取器获得它的幅值（A_2）。

最后，F_0 控制电极的刺激频率，即每秒刺激 F_0 个脉冲；F_2 用于刺激电极的选择，F_2 的频率越高，选择的电极越靠近蜗底，反之，选择的电极越靠近蜗顶；A_2 控制刺激脉冲的幅值；电刺激脉冲为双相脉冲。对于语音信号中的清音，由于其没有基频和共振峰，刺激脉冲速率随机选在 100 Hz 左右。早期基于 F_0/F_2 策略的人工耳蜗系统帮助许多耳聋患者获得了一定的开放性语音识别能力，平均开放语句识别率为 16% 左右。

2. $F_0/F_1/F_2$ 策略

1985 年，Cochlear 公司在 F_0/F_2 策略的基础上，增加第一共振峰（F_1）的信息，形成了 $F_0/F_1/F_2$ 策略，如图 7-10 所示。

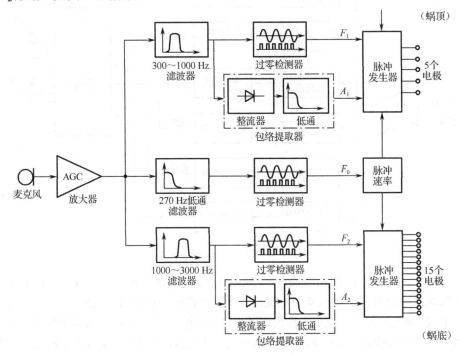

图 7-10 $F_0/F_1/F_2$ 策略流程图

与 F_0/F_2 策略相比，$F_0/F_1/F_2$ 策略增加了一个 300～1000 Hz 带通滤波器及过零检测器，用于提取第一共振峰（F_1）的频率，同时，通过包络提取器得到 F_1 的振幅（A_1）。由于第一共振峰的频带范围为 300～1000 Hz，带宽相对较窄；第二共振峰的频带范围为 1000～3000 Hz，带宽相对较宽，因此该策略将刺激电极分为两部分：靠近蜗顶的 5 个电极与 F_1 对应，并根据 F_1 的频率选择对应的电极施加刺激，A_1 控制刺激脉冲的幅值；其余 15 个电极对应 F_2，并由其具体频率值选择对应的电极进行刺激，A_2 控制刺激脉冲的幅值。该策略的刺激脉冲为双相脉冲刺激，每个相位持续时间为 200 μs，F_1 与 F_2 刺激之间有 800 μs 的时间间隔，这样可以减少电极间的相互干扰，刺激脉冲速率与 F_0/F_2 策略相同。

由于增加了第一共振峰（F_1）的信息，人工耳蜗植入者语音识别的能力有了明显提高，平均开放句子的识别率上升至 35%左右，但是由于 F_0、F_1、F_2 的频率相对较低，对于植入者的辅音识别没有较大的帮助。因此，在该策略的基础上加入高频的信息来提高辅音的识别效果，是接下来的改进方向。

3. "多峰"（MPEAK）策略

1989 年，Cochlear 公司在 $F_0/F_1/F_2$ 策略的基础上提出了的"多峰"（Multi-Peaks，MPEAK）策略。MPEAK 策略增加了 3 个高频段的信息：2000～2800 Hz、2800～4000 Hz 和 4000～6000 Hz，分别对应于从蜗底数起的第 7 个、第 4 个和第 1 个电极，电极刺激的幅度取决于各频段包络的幅度。提取第二共振峰（F_2）的带通滤波器范围变为800～4000 Hz。MPEAK 策略的流程图如图 7-11 所示。

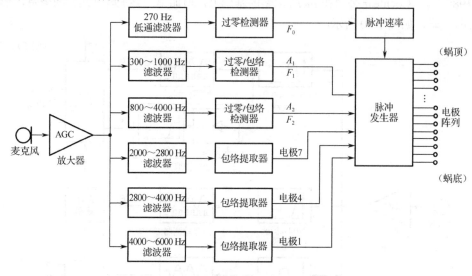

图 7-11　MPEAK 策略流程图

该策略中，F_0、F_1 和 F_2 的峰值频率提取过程与 $F_0/F_1/F_2$ 策略相同。MPEAK 策略在刺激过程中每次选用电极阵列中的 4 个电极：对于语音信号中的浊音，采用 F_1、F_2 的频率对应的 2 个电极，外加电极 7 和电极 4 作为刺激电极，而电极 1 不使用，刺激脉冲速率由 F_0 决定；对于语音信号中的清音，采用 F_2 的频率对应的 1 个电极，电极 7、电极 4 和电极 1 作为刺激电极，F_1 所对应的电极不使用，刺激脉冲速率在 200～300 Hz 之间随机选择。

MPEAK 策略在 $F_0/F_1/F_2$ 策略的基础上，增加了更多的高频信息，使得植入者对于语音中辅音的理解有了一定提高，开放语句识别率上升到了 60%左右。

F_0/F_2 策略、$F_0/F_1/F_2$ 策略和 MPEAK 策略都存在一个共同的缺陷：由于 F_1 和 F_2 的频段范围较宽，因此在提取共振峰信息时对于峰值频率的判断容易存在误差，尤其在噪声条件下误差特别明显，这导致人工耳蜗植入者的语音识别效果不够理想。因此，这些特征提取策略从 20 世纪 90 年代初开始逐渐被基于滤波器组的语音处理策略所取代。

7.3.4　基于滤波器组的语音处理策略

1．模拟刺激策略

1）压缩模拟（CA）策略

20 世纪 80 年代初期，美国 Symbion 公司的多通道人工耳蜗首先采用了压缩模拟（Compressed-Analog，CA）策略。与上文提到的基于特征提取的语音处理策略不同，CA 策略是基于滤波器组的语音处理策略，而且刺激形式为模拟刺激。

CA 策略的流程图如图 7-12 所示。语音信号经过麦克风收集后，通过自动增益控制对语音信号进行压缩，之后分别通过 4 个带通滤波器进行滤波，滤波器的带通频率范围分别为100～700 Hz、700～1400 Hz、1400～2300 Hz 和 2300～5000 Hz，对应的中心频率分别为500 Hz、1000 Hz、2000 Hz、3400 Hz。带通滤波后的信号经过可调节增益控制，调整信号的幅值，使之不超过植入者的听觉动态范围。再通过经皮插座连接，将刺激信号送往对应的4个电极以兴奋残存的螺旋神经节细胞。该人工耳蜗中电极阵列上的4个电极从蜗底到蜗顶均匀分布，间距为4 mm，配置模式为单极模式。

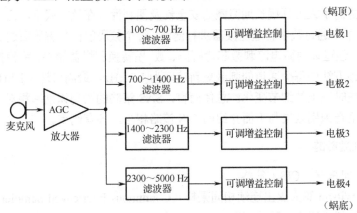

图7-12　CA策略流程图

尽管CA策略的应用使许多耳聋患者在开放环境中也能够识别语音信号，单词平均识别率约为45%，但是该策略存在一定的缺陷。该策略中，每个电极产生的电场分布范围较大，4个电极同时刺激会造成电场叠加，将导致语音频谱信息发生畸变，从而使语音识别效果下降。

2）同步模拟刺激（SAS）策略

同步模拟刺激（Simultaneous Analog Stimulation，SAS）策略是20世纪90年代初在CA策略的基础上改进而来的一种策略。Advanced Bionics公司将SAS策略与同时期提出的另一种语音处理策略（CIS策略，将在下文介绍）一起应用到其人工耳蜗产品Clarion中。与CA策略相比，其改进之处主要有以下两方面。

（1）双极配置模式　为了使刺激时电极的电场具有一定的空间会聚性，SAS策略中的电极设计采用双极配置模式，每两个电极为一对，共有8对电极，如图7-13（a）所示。

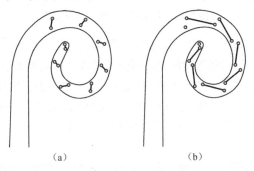

(a)　　　　　　　　　(b)

图7-13　SAS策略中的电极设计采用双极配置模式

（2）刺激通道数量增加　为了能够更精细、自然地传递语音信号的时域信息，刺激通道数量从CA策略的4个增加到8个，如图7-13（a）所示。临床试验发现，即使在最大刺激电流情况下，大多数植入者听到的声音响度仍然较小。原因可能是电极阵列上的电极对间距太小，导致电极在刺激时产生的电场范围太小，兴奋的听觉通路中螺旋神经节细胞数量不足。为了解决这一问题，研发人员通过调整刺激策略改进了电极的配对模式，如图7-13（b）所示。这种配对模式下电极在刺激时产生的电场范围有所增加，能兴奋更多的螺旋神经节细胞，使植入者听到响度适中的声音。但是，有效的电极对从 8 对变成了 7 对。

另外，随着电子技术的发展，该系统将数据和能量从早期的有线经皮传输改为无线隔皮传输，极大地提高了人工耳蜗长期佩戴的安全性及便利性。在该方式下，语音信号预放大后先进行模-数转换，通过数字带通滤波器进行滤波，每个频段的信号编码后通过无线传输的方式传送到体内，经过体内微电流刺激芯片解码、数-模转换和增益调整，将模拟信号传送给电极进行刺激。该方法中每个通道的刺激更新速率为 1.3 kHz，最高可达 9.1 kHz，能够有效地跟踪语音信号在时域上的细节变化。总体而言，SAS 策略的语句识别率相对于 CA 策略有了较大提高，其语音识别效果与下面介绍的 CIS 策略相当，各有侧重。

2．脉冲刺激策略

1）连续相间采样（CIS）策略

1991 年，Wilson 等人提出连续相间采样（Continuous Interleaved Sampler，CIS）策略，该策略中所用的刺激形式为脉冲刺激。

不同于 CA 策略和 SAS 策略的同步模拟刺激，CIS 策略引入了双相异步脉冲刺激方式。该策略将双相脉冲序列以异步方式依次传递给刺激电极，如图 7-14 所示，能够有效降低不同通道之间的相互干扰。

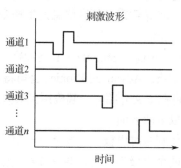

图 7-14　双相脉冲刺激时序示意图

CIS 策略的处理过程如图 7-15 所示。麦克风提取语音信号后进行预放大处理，然后通过一组带通滤波器。滤波后的信号经过全波整流和低通滤波（截止频率通常为 200 Hz 或 400 Hz）以提取信号的包络。输出的包络经过压缩函数进行非线性压缩，确保信号的幅度范围适合个体植入者的听觉动态范围。压缩后的信号调制到双相刺激脉冲序列上。最后，脉冲序列以恒定速率依次分时驱动对应电极，刺激不同部位的耳蜗听神经末梢。该策略的电极配置为单极模式。

CIS 策略通过异步双相脉冲刺激，不但能够有效减小通道之间的相互影响，而且对每一个通道而言，它还具有相对较高的脉冲刺激脉冲速率。因此，CIS 策略能够更好地表达语音信号的细节变化，比早期的 CA 模拟刺激策略有着更高的开放语句识别率。

由于不同耳聋患者的耳蜗听神经残存情况不同，导致其听觉感知的范围（响度、音调等）也有所不同。为了满足不同患者的个性化需求，刺激参数可依据实际临床效果进行调整。这些可调参数包括刺激脉冲速率、刺激时序和压缩函数等。

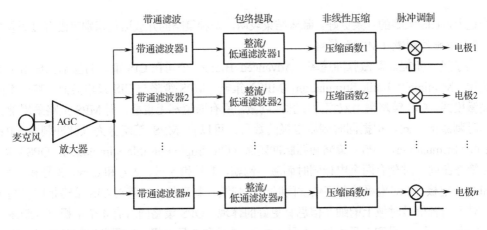

图 7-15 CIS 策略流程图

（1）脉冲速率

脉冲速率定义为每秒钟传送给每个电极的脉冲数量，常用脉冲·秒$^{-1}$（pulse per second，pps）或 Hz 作为计量单位。在 CIS 策略中，脉冲速率的范围为 100~2500 Hz，语音识别的最佳脉冲速率因人而异。例如，有些患者在使用刺激脉冲速率为 833Hz、脉冲持续时间为 33 μs 时，识别效果最佳；而有些患者在脉冲速率为 833~1365 Hz 中的某一个值时，能取得最佳识别率。

（2）刺激时序

刺激时序是指电极的刺激顺序。通常，可以按照从低频（蜗顶）到高频（蜗底）的顺序依次驱动电极。这种刺激顺序的缺点是，两个连续的脉冲之间的时间间隔较短，相邻刺激电极之间仍然存在一定的电场相互干扰。一个有效的解决方案是，按照交错的顺序驱动刺激电极。例如，对于 6 通道电极阵列，刺激顺序可以设定为 6→3→5→2→4→1，这样将两个连续驱动电极的空间距离最大化，从而最大限度地减小相互影响。

（3）压缩函数

由于外界声音强度的动态范围远大于植入者听觉的动态范围（介于几乎听不到和声音过大导致不舒服的水平之间），为了使处理后的声音信号能够匹配患者的需要，CIS 策略在处理过程中加入了一个非线性压缩函数。压缩函数通常被定义为

$$Y = A\lg(x) + B \tag{7-1}$$

式中，x 为提取语音的包络信号；A 和 B 为常数，分别取决于植入者的听力阈值和最大舒适度值；Y 为压缩后的信号幅值。

其他类型的压缩函数是如式（7-2）形式的幂函数。相较于对数函数，使用幂函数作为压缩函数，可以通过修改 p 值更容易地控制信号的形状。

$$Y = Ax^p + B，p < 1 \tag{7-2}$$

对于 SAS 策略，其核心思路是电极阵列通过采用双极配置模式，产生具有空间会聚性的刺激电场，最大限度地减小由于同步刺激产生的电极间相互干扰的问题。与 SAS 策略相比，CIS 策略通过双相异步脉冲刺激方法，也能够显著地减小刺激电极间由于电场叠加而产生的相互干扰。但是，由于 CIS 策略的电极阵列采用单极配置模式，刺激时产生的电场空间范围较大，导致刺激位置频率选择性不高。此外，SAS 策略的刺激脉冲速率高于 CIS 策略的刺激脉冲速率，因而能表达更多的时域信息，但是其同步刺激会使语音信号的频谱信息产生畸变，在频域信息

的表达上，CIS 策略的效果更好。临床结果表明，两种策略的开放语句识别率没有显著差异。

2）多脉冲刺激（MPS）策略

为了进一步提高刺激脉冲速率，Advanced Bionics 公司在 CIS 策略的基础上提出了多脉冲刺激（Multiple Pulsatile Stimulation，MPS）策略。MPS 策略与 CIS 策略类似，唯一不同的是刺激模式，CIS 策略采用双相异步脉冲刺激，所有通道都无重叠，而 MPS 策略采用部分电极同时刺激的方式。根据同时刺激电极的数目，可以将 MPS 策略分为双脉冲刺激（Paired Pulsatile Stimulation，PPS）策略和四脉冲刺激（Quadruple Pulsatile Stimulation，QPS）策略。PPS 策略在同一时刻有两个电极同时刺激，例如，1 号和 5 号、2 号和 6 号、3 号和 7 号、4 号和 8 号电极，4 对电极按顺序依次同时进行刺激，刺激脉冲速率与 CIS 策略相比提高了一倍，对于语音信号时域上的细节信息有更好的体现。QPS 策略同时有 4 个电极进行刺激，例如，1 号、3 号、5 号和 7 号电极，2 号、4 号、6 号和 8 号电极，按照顺序同时刺激，进一步提高了刺激脉冲速率。

3）频谱最大值声音处理器（SMSP）策略

在 20 世纪 90 年代，基于滤波器组的脉冲刺激策略除了上述提到的 CIS、MPS 策略，还有一类 n-of-m 语音处理策略逐渐发展起来，其核心思想是从 n 个带通滤波器组输出的语音信号中，选择幅值较大的前 m 个通道，输出的包络值作为对应电极的刺激脉冲幅值。20 世纪 90 年代初，一款称为频谱最大值声音处理器（Spectral Maxima Sound Processor，SMSP）的新型语音处理芯片研制成功，其流程图如图 7-16 所示。

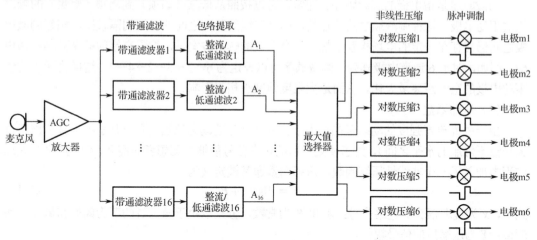

图 7-16　SMSP 策略流程图

语音信号由麦克风采集、自动增益控制预放大后，输入到 16 个带通滤波器，其中，前 8 个滤波器的中心频率从 250 Hz 到 1650 Hz 均匀间隔分布，后 8 个滤波器的中心频率从 1650 Hz 至 5400 Hz 呈对数间隔分布。每个滤波器的输出信号经过全波整流和 200 Hz 低通滤波后，提取出相应频段的信号包络，然后，通过处理器内的最大值选择器从中选择前 6 个包络幅值较大的通道，再经过对数压缩以适配植入者的听觉动态范围，最后将信号编码压缩后通过射频发射到体内微电流刺激芯片中。植入体内的微电流刺激芯片对接收到的信号进行解码，控制微电流源阵列生成刺激脉冲，驱动对应的 6 个刺激电极。刺激波形为双相异步脉冲，每一个刺激周期的持续时间通常为 4 ms，每个通道内电极的刺激频率为 250 Hz。

在临床应用中，通过 SMSP 与 MPEAK 策略的比较研究发现，SMSP 能够提高英语中辅音、元音和单词的识别率，这主要源于该策略保留了更多元音和辅音信号的细节信息。另外，SMSP 策略采用异步双相脉冲刺激，能够减小刺激通道之间的相互干扰。

4）谱峰（SPEAK）策略

20 世纪 90 年代中期，Cochlear 公司联合墨尔本大学研发人员在 SMSP 策略的基础上提出了谱峰（Spectral Peak，SPEAK）策略。

与 SMSP 策略有所不同，SPEAK 策略使用的带通滤波器数量达到 20 个，带通滤波器组的中心频率范围从 250～5400 Hz 扩大到 250～10000 Hz。带通滤波器组的输出经过全波整流和 200Hz 低通滤波后提取出信号的包络，最大值选择器从中选择前若干幅值较高的通道作为输出，选择通道的数量为 5～10 个（平均为 6 个），具体数量主要取决于输入信号的频谱成分构成。SPEAK 策略的电极刺激脉冲速率在 180～300 Hz 之间调整，平均约为 250 Hz，主要取决于选取的刺激通道数目和植入者的个体参数。

当语音信号具有较宽的频谱时，选择更多的刺激通道并降低刺激脉冲速率；当语音信号的频谱较窄时，选择较少的刺激通道并提高刺激脉冲速率，以提供更多的时域信息。SPEAK 策略中的刺激电极采用双相异步脉冲刺激的方式，从蜗底向蜗顶依次刺激。如图 7-17 所示为使用 SPEAK 策略的电刺激模式示意图。

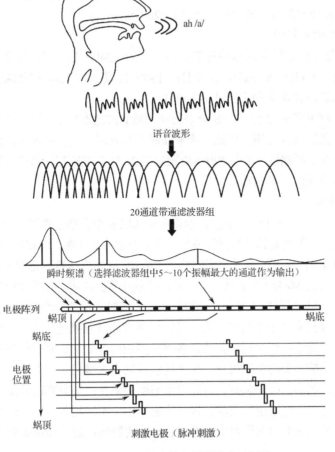

图 7-17 SPEAK 策略的电刺激模式示意图

人体发出"ah"（发音为/a/）的声音后，人工耳蜗系统的言语处理器先将语音信号通过20个不同频段的带通滤波器组进行滤波，之后经过整流与低通滤波提取出相应频段信号的包络，再采用最大值选择器挑选幅值较高的前6个频段，它们的中心频率分别对应电极阵列上不同位置的6个电极，这6个电极刺激脉冲的幅值由各自对应频段的包络幅值决定。人工耳蜗系统选择适当的刺激脉冲速率后，沿着蜗底至蜗顶的方向，依次驱动对应的6个电极，完成双相异步刺激过程。

与SMSP策略相比，SPEAK策略能够提供更多时域和频域的语音信息，主要是因为：20个滤波器构成的滤波器组覆盖的频率范围更宽；每个刺激周期内驱动电极数量最多可达10个；刺激脉冲速率能够基于电极数目自适应调整。在临床应用中，SPEAK策略比MPEAK策略更具有优越性，尤其是在噪声中的语音识别测试上。

5）高级组合编码器（ACE）策略

高级组合编码器（Advanced Combination Encoder，ACE）策略是Cochlear公司在SPEAK策略的基础上，于2002年提出的一种改进型语音处理策略，其改进之处如下。

（1）增加滤波器数量

ACE策略的滤波器数量从SPEAK策略的20个增加到双极模式的21个或单极模式的22个。

（2）扩大刺激电极选择范围

ACE策略同样是根据语音信号频谱的构成和植入者的个体差异选择刺激电极，但是选择的范围从SPEAK策略的5～10个扩大到10～20个。

（3）提高刺激脉冲速率

ACE策略每个通道的刺激脉冲速率提高到250～2400 Hz，可供选择的刺激脉冲速率为250 Hz、500 Hz、700 Hz、900 Hz、1200 Hz、1800 Hz及2400 Hz，但要求在每个分析周期内所有通道的刺激脉冲速率总和不超过14400 Hz。

总的来讲，ACE策略结合了CIS策略的高刺激脉冲速率特点，同时还增加了频率分析通道，扩大了刺激范围选择范围，因此，能够在时域和频域上提供更加丰富的语音信息。在临床应用中，部分人工耳蜗植入者从SPEAK策略转为ACE策略后，语音识别率进一步得到提高，尤其是对包含高频信息的辅音。

6）n-of-m策略

n-of-m策略泛指从m个带通滤波器的输出中选取n个包络幅值相对较大的通道，作为选择对应刺激电极和控制刺激脉冲幅值的参数。从策略架构上来看，SMSP、SPEAK及ACE策略都属于n-of-m策略的范畴，只是它们的滤波器数量、选择电极数目范围和刺激脉冲速率有所差别。n-of-m策略在MED-EL公司的人工耳蜗系统中得到应用，在该策略中，m的最大值为12，n为固定值，具体根据植入者的个体情况而定，其刺激脉冲速率整体比前3种策略要高。

随着信号处理技术的不断进步，人工耳蜗的语音处理效果越来越好。从早期的特征提取策略，到模拟刺激策略和脉冲刺激策略，各种类型的语音处理策略语句识别率逐步上升，明显提高了人工耳蜗植入者的生活质量。虽然这些成功令人瞩目，但人工耳蜗仍然有很多方面可以进一步提高，例如，改进现有语音处理策略的局限性；提高算法的降噪性能，使植入者在嘈杂的环境中可以更好地进行交流；进一步缩小由于不同植入者的个体差异对语音处理效果造成的影响；继续研究电刺激对听神经语音编码的影响；进一步提高患者对于音乐及汉语的感知效果等。

7.3.5 其他语音处理策略

除了上述提到的语音处理策略，近 10 多年来，各公司及相关研究小组进一步提出了一系列新型的处理策略。例如，高分辨率（High Resolution，HiRes）策略、精细结构处理（Fine Structure Processing，FSP）策略和频率幅度调制编码（Frequency Amplitude Modulation Encoding，FAME）策略等。

1）HiRes 策略

21 世纪初，Advanced Bionics 公司提出了 HiRes 策略，并随后应用于其高分辨率人工耳蜗产品中。其基本流程如下：麦克风采集语音信号→信号分成宽度可调的声音视窗进行预处理→16 通道带通滤波→时域细节处理（包括提取时域包络和进行精细结构处理）→通过高速双相脉冲序列来调制语音的细节信息→刺激信号送往相应电极，刺激听神经末梢。

由于正常的螺旋神经节细胞存在不同的反应速率，快慢相差几十倍，且不同的螺旋神经节细胞在同一时刻下的状态呈随机分布，刺激时有些螺旋神经节细胞产生反应，有些处在不应期。HiRes 策略总的刺激脉冲速率最高可达 83000 脉冲·秒$^{-1}$，有效地利用了神经反应的随机性和非同步性，能更好地跟随原始声音信息，还原声音效果，提高声音传递到听觉神经的速率和精确性。

2）FSP 策略

2006 年，MED-EL 公司提出了 FSP 策略，并运用于 Opus 语音处理器中。该策略在 CIS 策略的基础上，把耳蜗顶部的 1～3 个通道加入时域精细结构，并在较高频率段采用虚拟通道处理方法（将在 7.4 节介绍）。研究表明这种策略可以增强噪声环境中的语音识别和音乐感知能力，在不同噪声条件下较 CIS 策略有所改善。

3）FAME 策略

FAME 策略主要提取语音信号的幅度和频率成分，基本流程如下：

麦克风采集语音信号→预处理→带通滤波器（带宽较窄带）→对窄带信号进行希尔伯特变换，同时提取频率和幅度信息→刺激信号调制（刺激频率和刺激幅度）→将调制好的脉冲信号送往刺激电极，刺激听神经末梢。

FAME 策略可以利用窄带分析的能力来提供宽带的语音信息，可以增强音乐和语音语调的识别能力。

7.4 人工耳蜗的虚拟通道技术

随着人工耳蜗的逐步推广和使用人数的增加，其存在的问题也越来越明显，特别是在有音乐、汉语或噪声的环境下，人工耳蜗的语音识别比较困难。人工耳蜗的研究重点在于如何提高人工耳蜗系统的频域分辨率，以提升植入者对音调和音色的感知能力。人工耳蜗系统功能的实现主要是通过固定位置的电极刺激耳蜗听神经来完成的，由于耳蜗空间结构和电极制作工艺的限制，植入耳蜗内的电极数目存在局限，每次电极刺激时只能使周围有限的听神经产生兴奋，植入者的音调辨别能力有限。因此，有限的电极数量与更多频域信息的传达需求之间的矛盾是人工耳蜗研究中的一个难题。

随着研究的推进，虚拟通道技术的发展成为了解决这一问题的重要途径，国内外的研究把重点集中在了利用虚拟通道技术增加听觉的频域分辨率上，以求让植入者获得更好的听力感知。

虚拟通道（Virtual Channel，VC）是指利用同步或异步刺激人工耳蜗两个电极，在两个电极之间能够产生额外的音调感知，这个音调介于两个电极单独刺激所产生的音调之间，这个通道并不是实际存在的。如图 7-18 所示，原始信号（a）经过言语策略处理后送往电极时的实际刺激波形（b）与原始信号相似，但由于电极植入位置是固定的，即响应频率固定，因此处理后的刺激信号与原始信号在能量较高处的中心频率上有细微差异，刺激信号不能完全还原出原始信号。通过利用虚拟通道（c），可以在耳蜗内没有实际电极的位置产生虚拟刺激，以弥补电极位置的限制，较好地还原出原始信号。

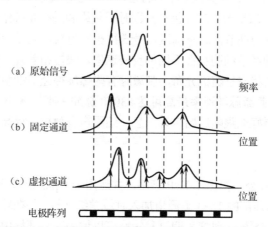

（a）原始信号频谱；（b）使用固定位置的通道生成的频谱；（c）使用虚拟通道生成的频谱

图 7-18 虚拟通道示意图

7.4.1 虚拟通道的发展历史

关于虚拟通道的研究早在 20 世纪 80 年代就已开始，1987 年，Townshend 等人通过在两个距离较远的电极上同时施加刺激，发现了介于两个电极之间的重叠的电流刺激区域，植入者均产生了额外的音调感知，虚拟通道现象首次被发现，这种同步刺激的技术被定义为电流定向技术。

1993 年，Wilson 等人改变了刺激方法，他们选择在植入者的相邻电极上同时施加刺激，结果也令植入者感知到了中间的音调，证明相邻电极之间也可以产生虚拟通道，并提出可以用该方法提高人工耳蜗植入者的频域分辨率。

1994 年，McDermott 和 McKay 通过实验研究证明两个电极异步刺激时也能产生虚拟通道，但是需要的刺激电流较强，刺激区域也较大，该方法产生的虚拟通道响度与单电极刺激时的响度一致。

2005 年，Donaldson 在 Townshend 和 Wilson 的研究基础上进一步验证了采用同步刺激，且两个电极上流过的电流总量恒定时，刺激响度恒定，即虚拟通道的响度与单电极刺激时的响度相等。他还发现虚拟通道的数量不止 1 个（2~9 个），随着两个电极电流分配比的变化，虚拟通道的位置也会随之改变,说明人工耳蜗可以通过虚拟通道技术来产生更多的频域通道。

7.4.2 虚拟通道技术的产生方式

虚拟通道技术就是通过双电极刺激，产生更多有效刺激通道的方法。利用这一技术，可以有效地缓解人工耳蜗植入电极数目有限的问题，提高人工耳蜗系统的频域分辨率，令植入者产生更多的音调感知。

前面的研究证明，电流总量一定时，改变电极对的刺激电流分配比例，可以产生不同的虚拟通道。如图 7-19 所示，假设总电流为 i，两个电极的刺激电流分别为 αi 和 $(1-\alpha)i$，其中 $0 < \alpha < 1$。当 α 从 0 到 1 逐渐变化时，产生的虚拟通道会从位置 1 逐渐偏向位置 2，音调感知也会从 1 号电极单独刺激产生的音高逐渐偏向 2 号电极单独刺激产生的音高。

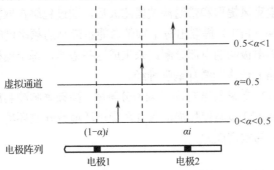

图 7-19 虚拟通道位置与电极电流分配比的关系示意图

经过系统地研究，合理地产生虚拟通道的方法可以归纳为 3 种。

1. 同步刺激

同步刺激（Simultaneous Stimulation）即在一对相邻电极上同时进行刺激，从而产生虚拟通道。这种方法的前提是每个电极都需要独立的电流源，才能在同时刺激时给每个电极施加不同幅度的刺激电流。随着滤波器的使用和无线能量传输在人工耳蜗上的实现，才使得独立电源得以实现。这种方法产生的虚拟通道多，需要的电流小，电流扩散区域小，频域分辨率高，可以减少频域混淆现象。美国 Advanced Bionics 公司的 Clarion CII 装置就是采用该方法产生虚拟通道。

2. 序列刺激

序列刺激（Non-Simultaneous Stimulation）也称异步刺激，即在极短的时间内（小于听神经的绝对不应期），先后在一对相邻电极上产生刺激，从而产生虚拟通道。该方法的实现比同步刺激容易，但是这种方法通过使用两个电极先后刺激才产生一个虚拟通道，实际上使系统的频域分辨率降低了，而且序列刺激需要的刺激电流较大，电流扩散区域较大，虚拟通道不易控制且容易产生干扰。

3. 改进的序列刺激

为了改进大电流带来的影响，该方法降低了对虚拟通道数量的要求，在相邻电极进行序列刺激时只选择一种电流分配比，这种比例下两个电极之间的阻抗最小，因此该方法只会产生一个虚拟音调。但是改进的序列刺激方法仍然存在虚拟音调不稳定，声音质量无法保证的问题。

7.4.3 基于虚拟通道技术的语音处理策略

随着虚拟通道技术的研究，2006 年，美国 Advanced Bionics 公司在其第一代 HiRes 策略精细时域分辨率的基础上，改进提出了 HiRes Fidelity 120（简称为 HiRes120）策略，通过产生虚拟通道来提高频谱分辨率。

HiRes120 策略的人工耳蜗系统共有 16 个电极，利用主动电流定向技术，在总电流量一定的情况下，通过控制相邻电极对上的电流分配比（见图 7-19），使得相邻每对电极之间最多可以产生 7 个虚拟通道，即 16 个电极最多可产生 120 个频带信息。由于该人工耳蜗系统有 15 个电极对可以用来引导电刺激的焦点，因此，HiRes120 策略共有 15 个带通滤波器。对于每一帧语音信号，经麦克风提取和带通滤波器滤波后，通过包络提取器提取出包络信息，同时经过快速傅里叶变换（FFT）提取出每个频带内能量最高的频率谱峰。然后，基于虚拟通道技术，通过调整相邻电极间的电流分配比来生成这些谱峰，每个电极对按照规定序列，以高速率（类似 CIS 策略）依次刺激耳蜗听神经。

临床显示，HiRes120 策略显著提高了频谱分辨率，高频率脉冲刺激同时也使语音信号能得到更好的表达，HiRes120 策略使耳蜗植入者在噪声环境或开放环境下都有较高的言语分辨率，对音乐也有了一定的欣赏能力。

7.5 人工耳蜗的临床应用

7.5.1 人工耳蜗的适应证

1. 患者的选择标准

人工耳蜗植入主要用于治疗双耳重度或极重度感音神经性聋，中华医学会在 2013 年发布了人工耳蜗植入工作指南。

（1）语前聋患者的选择标准

① 植入年龄通常为 12 个月～6 岁。植入年龄越小效果越佳，但要特别预防麻醉意外、失血过多、颞骨内外面神经损伤等并发症。目前不建议为 6 个月以下的患儿植入人工耳蜗，但脑膜炎导致的耳聋因面临耳蜗骨化的风险，建议在手术条件完备的情况下尽早手术。6 岁以上的儿童或青少年需要有一定的听力言语基础，自幼有助听器佩戴史和听觉言语康复训练史。

② 双耳重度或极重度感音神经性聋。经综合听力学评估，重度聋患者佩戴助听器 3～6 个月无效或效果不理想，应进行人工耳蜗植入；极重度聋患者可考虑直接进行人工耳蜗植入。

③ 无手术禁忌证。

④ 植入者本人和/或监护人对人工耳蜗植入有正确的认识和适当的期望值。

⑤ 具备听觉言语康复教育的条件。

（2）语后聋患者的选择标准

① 各年龄段的语后聋患者。

② 双耳重度或极重度感音神经性聋，依靠助听器不能进行正常听觉言语交流。

③ 无手术禁忌证。

④ 植入者本人和/或监护人对人工耳蜗植入有正确的认识和适当的期望值。

2. 手术禁忌证

（1）绝对禁忌证

内耳严重畸形，例如耳蜗未发育；听神经缺失或中断；中耳乳突急性化脓性炎症。

（2）相对禁忌证

癫痫频繁发作不能控制；严重精神、智力、行为及心理障碍，无法配合听觉言语训练。

7.5.2　耳蜗植入的评估和筛选

1. 病史采集

通过询问病史了解可能的发病原因。耳科病史重点放在听力损失的病因和发病过程，应了解患者的听力史、耳鸣与眩晕史、耳毒性药物接触史、噪声暴露史、全身急慢性感染史、耳科既往史、听力损失家族史、助听器佩戴史、发育因素（全身或局部的发育畸形、智力发育等）和其他病因（如癫痫和精神状况等）。听力损失患儿还应包括母亲妊娠史、生产史、小儿生长史、言语发育史等。此外还应了解患者的言语语言能力（如发音清晰度、理解能力、表达能力等）以及改善交流的愿望。

2. 耳部检查

耳部检查包括耳廓、外耳道和鼓膜等。

3. 听力学及前庭功能检查

（1）检查项目

① 纯音测听：包括气导和骨导阈值；6 岁及以下小儿可采用小儿行为测听法，包括行为观察、视觉强化测听和游戏测听。

② 声导抗：包括鼓室图和镫骨肌反射。

③ 听觉诱发电位：包括 ABR、40 Hz 听觉事件相关电位或听性稳态反应（Audio Steady-State Response，ASSR）以及耳蜗微音电位检查。

④ 耳声发射：畸变产物耳声发射或瞬态诱发耳声发射。

⑤ 言语测听：可分为言语识别率和言语识别阈测试，根据患者的年龄和言语认知水平选用适宜的开放式和/或闭合式言语测试材料。

⑥ 助听效果评估：助听器优化选配后的助听听阈测试和/或言语识别测试。

⑦ 前庭功能检查（有眩晕病史且能配合检查者）。

⑧ 鼓岬电刺激试验，即在植入前进行的电诱发听觉脑干反应，有助于对严重内耳畸形、蜗神经发育不良、听神经病患者植入后效果的预估。

（2）听力学入选标准

① 语前聋患者：需进行主观和客观综合听力学评估。客观听力学评估：短声 ABR 反应阈值>90 dB nHL，40 Hz 听觉事件相关电位 1 kHz 以下反应阈值>100 dB nHL，听性稳态反应

2 kHz 及以上频率阈值>90 dB nHL；耳声发射双耳均未通过（听神经病患者除外）。主观听力学评估：行为测听裸耳平均阈值>80 dB HL；助听听阈 2 kHz 以上频率> 50 dB HL；助听后言语识别率（闭合式双音节词）得分≤70%，对于不能配合言语测听者，经行为观察确认其不能从助听器中获益。

② 语后聋患者：双耳纯音气导平均听阈>80 dB HL 的极重度听力损失；助听后听力较佳耳的开放短句言语识别率<70%的重度听力损失。

③ 残余听力：低频听力较好，但 2 kHz 及以上频率听阈识别率>80 dB HL，佩戴助听器不能满足交流需要者，可进行人工耳蜗植入；对于检测不到任何残余听力的患者，应向本人或监护人说明术后听觉康复效果欠佳的风险。

4．影像学评估

常规进行颞骨薄层 CT 扫描、内耳及颅脑 MRI，必要时进行耳蜗三维重建、内听道斜矢状位 MRI 以了解听神经发育情况。

5．言语−语言能力评估

对有一定语言经验或能力的患者，可做言语−语言能力评估，包括言语清晰度、理解能力、语法能力、表达能力和交往能力；对于小于 3 岁、无法配合的婴幼儿可采用"亲子游戏"录像观察及问卷调查的方法进行评估。

6．儿童心理、智力及学习能力评估

3 岁以上儿童可选用希−内学习能力测验（中国聋人常模修订版），3 岁以下儿童可选用格雷费斯心理发育行为测查量表（中国婴幼儿精神发育量表，MDSCI）。对疑有精神智力发育迟缓（希−内学习能力评估智商<67 分，格雷费斯测验精神发育商<67 分）或有异常心理行为表现的患儿，建议到专业机构进行进一步观察、诊断和鉴定。社会文化型智力低下者可考虑人工耳蜗植入；而非社会文化型智力低下或多动症、自闭症（孤独症）以及其他精神智力发育障碍的患儿，应向家长讲明此类疾病可能会给术后康复带来的困难，帮助家长建立客观合理的心理期望值。

7．儿科学或内科学评估

进行全身体格检查和相关的辅助检查，如心脏超声。

8．家庭和康复条件评估

术前应该使患者本人和/或监护人及教师了解人工耳蜗植入后听觉言语康复训练的重要性，帮助患者本人和/或监护人树立正确的期望值，并对语前聋患儿术后如何进行康复训练及康复地点的选择做好准备，合理进行科学的康复安置。

7.5.3　耳蜗植入手术

1．术前准备

手术医师和听力师开展术前谈话，需使患者和/或监护人充分了解手术中可能发生的危险

和并发症，了解人工耳蜗植入带来的收益和风险，并在手术知情同意书上签字。人工耳蜗植入手术属清洁类切口并非无菌，围手术期应常规使用抗生素预防感染，手术准备、全身麻醉准备和术前用药同其他手术。手术前剃除耳周 5 cm 以上的毛发。麻醉后患耳朝上平卧，面部肌肉插入（额肌、眼轮肌、口角肌）面神经监测的针式电极，使用配制溶液对手术部位进行彻底消毒和铺无菌单。

2. 手术操作步骤和方法

常规采用耳后切口、经乳突面隐窝入路，具体操作可按照各类型人工耳蜗装置的相关要求执行。

（1）切口设计。常用耳后 C 型或直线型切口。近年来随着微创理念发展，多数手术医生采用距离耳后沟 1 cm 的近直线型切口。微型电钻潜入骨膜下的"口袋"内钻磨植入体骨槽，不必翻转皮瓣。

（2）开放乳突至鼓室的手术径路。医生根据患者的耳部解剖情况，决定使用哪种径路，或者联合采用两种径路直至暴露圆窗龛。

① 面隐窝径路：乳突切除，清理乳突气房及炎性组织并在乳突腔下部磨一条骨槽，容纳信号导线。暴露鼓窦时，避免钻头碰到砧骨和附着的韧带，定位砧骨短脚。定位面神经，研磨时保留面神经表面的骨管。充分开放后鼓室，以更好地显露听骨链，特别是砧镫关节。开放面隐窝直到能通过电极，可用 2 mm 直径的钻头查看面隐窝大小是否足够。在保证充分开放后鼓室的前提下，尽可能地保留鼓索神经。调整头位或显微镜角度观察圆窗龛。

② 外耳道径路：进入中耳，切开外耳道后下皮肤，并剥离皮鼓膜瓣，磨除外耳道后下壁部分骨质，顺着外耳道后侧壁实施部分乳突切除，深度达到鼓环水平即可。扩大外耳道，磨骨深度约 2 mm，至圆窗龛暴露良好。定位鼓索神经和鼓环后，从鼓室由内往外在外耳道下壁研磨一条骨槽，注意避免钻头碰到听骨链。骨槽宽为 1 mm，深为 2 mm，通向乳突腔，用于放置信号导线。

（3）研磨植入体骨床和缝线孔。使用模具确定骨床的位置、大小和坡度。骨床底部平坦，并形成朝向乳突的斜坡；同时导线能顺利地滑入乳突腔。避免导线悬空在乳突腔内。

（4）固定植入体。打开包装，取出植入体，将其放入乳突骨槽内。此后严禁使用单极电凝。

（5）安放电极。在面隐窝入路或外耳道径路下充分暴露圆窗龛，依据耳蜗的解剖将电极放入鼓阶可以选择经圆窗入路或鼓阶打孔的方法。

① 圆窗植入：首先用 1 mm 金刚砂磨钻磨低圆窗龛，暴露半透明灰白色圆窗膜。细针挑破膜，可以看到外淋巴溢出。使用显微操作细镊夹持电极沿耳蜗鼓阶解剖方向将电极缓慢插入耳蜗。有的产品有配套的电极推送器，参照其说明使用。通常在电极完全植入后用小块自体筋膜或皮下组织封堵电极周围空隙，防止外淋巴漏。

② 耳蜗鼓阶打孔：当圆窗龛暴露不良时，或根据特定类型电极要求选用鼓岬打孔的方法。一般在圆窗膜前下方用直径小于 1 mm 的金刚砂磨钻磨去鼓阶外壁骨质，显露膜迷路。使用显微操作细镊夹持电极沿耳蜗鼓阶解剖方向将电极缓慢插入耳蜗。有的类型包裹电极的硅胶内有金属导丝作为内芯，植入一半时用另一只手持细镊夹金属芯尾部，将电极继续推进的同时取出金属芯（止芯进极法）。

5．术中监测

根据所使用的人工耳蜗装置进行电极阻抗测试和电诱发神经反应测试，以了解电极的完整性和听神经对电刺激的反应。

6．手术后的处理

手术后进行影像学检查判断电极位置，其余操作与一般耳科手术相同。

7．手术并发症

常见并发症有鼓膜穿孔、外耳道损伤、味觉异常、眩晕、耳鸣、面肌抽搐或疼痛、感染、头皮血肿、脑脊液漏、面神经麻痹、脑膜炎、颅内血肿、植入体移位或脱出、皮瓣坏死等，应根据相应情况积极处理。

8．开机和调试

通常术后1～4周开机，一般开机后的第1个月内调机1～2次，之后根据患者情况安排时间，待听力稳定后适当延长调试间隔，最终1年调机1次。开机和调试方法及步骤可按照各产品的技术要求执行。如果对侧耳可从助听器获益，建议尽早验配助听器。对调机听力师的要求：应具备良好的听力学和人工耳蜗基础知识，并经过专业培训。婴幼儿的调试应由有经验的听力师完成。

本章小结

本章系统回顾了人工耳蜗的发展历史，并详细介绍了人工耳蜗的基本结构和工作原理，包括言语处理器、数据和能量传输、微电流刺激芯片、电极阵列，以及不同时期的语音处理策略。除此之外，本章还对人工耳蜗在临床方面的应用进行了介绍，包括适应证类型、植入前的评估和筛选，以及手术植入过程。

习题

1．请详述人工耳蜗完成完整刺激的过程（包括各个模块和相应功能）。
2．请以CA策略为例，实现人工耳蜗语音处理以及生成刺激方案的简化实例（程序）。

第 8 章　视觉的形成

视觉是人类认知世界最重要的感觉系统，超过 70% 的外界信息是通过视觉感知的。外界物体反射或自身发出的可见光，包含其形状、明暗、颜色、运动等丰富信息。这些可见光进入眼睛，通过眼的屈光系统在视网膜上形成清晰的物像，视网膜将这些光学信息转换为神经电信号，通过视网膜神经网络进行编码处理后，经由视神经传递至外侧膝状体，通过其中继、分类和调节处理，传递至大脑视觉皮层进行整合分析，最终形成视觉。本章主要从解剖学和生理学角度介绍视觉形成的相关基础知识，首先介绍视觉形成的解剖学基础，主要包括视觉通路中各个部分的组织形态、结构及基本功能；在此基础上进一步介绍视觉形成的生理学基础，包括眼的光学成像、视网膜和视觉皮层的细胞响应特性及信息处理机制。

8.1　视觉形成的解剖学基础

视觉通路是指视觉在形成过程中的信息传导途径，如图 8-1 所示，其主要结构包括眼、视神经、外侧膝状体和视觉皮层。

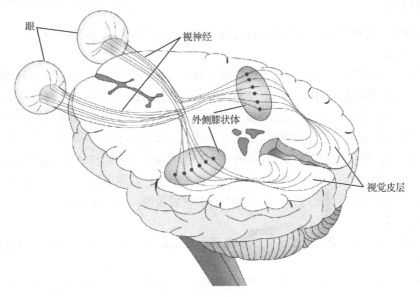

眼
视神经
外侧膝状体
视觉皮层

图 8-1　视觉通路示意图

8.1.1　眼的结构

眼是视觉通路的重要部分，功能上主要由屈光系统及视网膜组成。眼的屈光系统包括角膜、房水、晶状体、玻璃体，其作用是将外界物体投射到视网膜上形成物像。视网膜主要包括光感受器细胞、水平细胞和双极细胞、神经节细胞组成的三级神经网络，光感受器细胞将外界的可见光转换成神经电信号，经过视网膜神经网络编码处理，最终由神经节细胞以动作电位的形式经视神经传递至外侧膝状体。

眼的容积约为 6.5 ml，外形近似球形，前段稍凸，后端略扁。人的平均眼轴在 21～26 mm之间，直径约为 23 mm。眼的解剖结构由眼球壁和眼球内容物两部分组成，如图 8-2 所示。

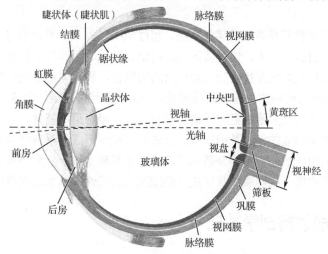

图 8-2　眼球的水平剖面示意图

1. 眼球壁

眼球壁由三层膜组成，即外层的纤维膜、中层的葡萄膜和内层的视网膜。

1）纤维膜

纤维膜是一层厚而致密的结缔组织，起到折光和保护内容物的作用，包括角膜和巩膜。

角膜　为外膜的前 1/6 段，透明、无角化层、无色素细胞，曲率很大，起到折光作用，屈光指数为 1.337，相当于一个 +43 的凸透镜。角膜上虽然没有血管分布，却有丰富的神经末梢，感觉十分灵敏。角膜最外层的上皮细胞层修复能力很强，受损后 1～2 天即可完全愈合。此外，角膜表面还有一层泪膜，具有提供氧和营养物质的作用。角膜的外表面和泪膜是眼的主要折光部分。

巩膜　为外膜的后 5/6 段，白色不透明且较为坚韧，四周有眼外肌肌腱附着，可维持眼球的形态。巩膜表层有少量血管，深层的血管和神经极少，代谢缓慢。

2）葡萄膜

葡萄膜的颜色近似紫色，富含色素和血管，为眼球提供营养。葡萄膜从前到后分为虹膜、睫状体和脉络膜。

虹膜　位于晶状体前侧，周围与睫状体相连，形如圆盘，直径约为 12 mm。中央有一直径为 2.5～4 mm 的圆形瞳孔。虹膜有广泛的血管吻合和丰富的血液供给。瞳孔的大小决定了光线进入眼内的总量，由瞳孔开大肌和瞳孔括约肌的收缩状态决定。当处于暗光环境或兴奋、恐惧状态时，瞳孔扩大；当处于强光环境、会聚运动及睡眠时，瞳孔缩小。因人种不同，虹膜中的色素上皮细胞所包含的色素不同，使得虹膜呈现不同的颜色。

睫状体　为一环状组织，宽约 5～6 mm，前与虹膜相接，后与脉络膜相连。前端表面有放射状突起，称为睫状突，可产生房水，调节眼压及眼球内部组织营养代谢。睫状体内有睫状肌，参与调节晶状体的屈光能力：当睫状肌收缩时，与晶状体相连的悬韧带松弛，晶状体变凸，屈光能力增强，可看清近处的物体；反之则使得屈光能力减弱，可看清远处物体。

　　脉络膜　中层葡萄膜的后 2/3 为脉络膜。脉络膜与外侧的巩膜之间存有潜在性腔隙，称为脉络膜上腔。其内侧为血管层，包括大血管层、中血管层和毛细血管层。脉络膜主要由血管和色素细胞组成，主要功能是为视网膜外层提供营养。此外脉络膜还可以吸收眼球内多余的光线，防止其反射后再次通过视网膜。

　　3）视网膜

　　视网膜是眼球壁最内层的透明薄膜，最前端位于锯状缘，后端延伸至视盘，由色素上皮层和神经细胞层组成，面积约为 1250 mm^2，厚度不均，约 0.1～0.5 mm，外周较薄。视网膜的功能是将外界的图像信息转换成神经冲动，并进行编码处理，再传递至高级视觉处理中枢进行整合分析，最终形成视觉。

　　根据形态结构，视网膜由外向内可分为 10 层：视网膜色素上皮层、光感受器层、外界膜、外核层、外丛状层、内核层、内丛状层、神经节细胞层、神经纤维层和内界膜，如图 8-3（b）所示。视网膜的细胞种类主要包括视网膜色素上皮细胞、光感受器细胞（视锥细胞和视杆细胞）、双极细胞和神经节细胞，以及水平细胞和无长突细胞等。各种细胞的形态及相互连接如图 8-3（a）所示。

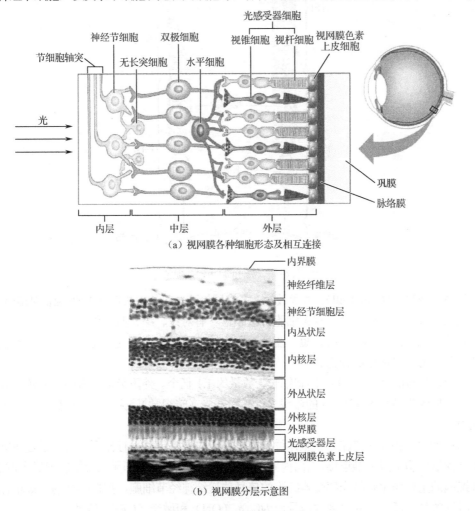

（a）视网膜各种细胞形态及相互连接

（b）视网膜分层示意图

图 8-3　视网膜结构示意图

视网膜色素上皮细胞（Retinal Pigment Epithelium，RPE） 是一层形态及功能高度统一的六边形细胞，具有多种生理作用：细胞间紧密联系形成血-视网膜屏障，维持视网膜内环境稳定；支持光感受器细胞，存储、运输并传递视觉活动必需的物质（如代谢产物和维生素 A）；吞噬、消化光感受器外段脱落的盘膜及视网膜代谢产物；合成光感受器内基质；吸收穿过视网膜的光线，减少其发散，从而提高成像质量。

光感受器细胞（Photoreceptor） 是接收、转变光刺激为电信号的神经细胞，其外段含有感光物质视色素，细胞呈狭长形。光感受器细胞分为两种，视锥细胞和视杆细胞，其形态结构如图 8-4 所示。这两种细胞在视网膜不同部位的分布不同，周边区域以视杆细胞为主（约30000 个/mm），近中央凹区域以视锥细胞为主（约 150000 个/mm），中央凹处仅有视锥细胞。其细胞核位于外核层，轴突在外丛状层形成突触性终末，与双极细胞和水平细胞形成突触联系，如图 8-3（a）所示。

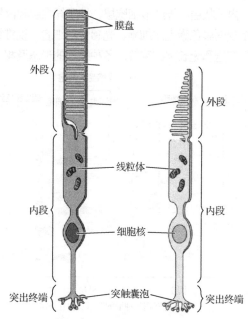

图 8-4 视锥细胞和视杆细胞

① 视锥细胞（Cone Cell）：外段较短，多为圆锥形，但是中央凹处的视锥细胞排列紧密，形状狭长，数量约 700 万个。视锥细胞外段膜盘含有对红、绿、蓝三色光敏感的感光物质，可分别感受长（红）、中（绿）、短（蓝）波段区域的可见光。感受强光（明视觉）和色觉，有精细分辨力，形成中心视力。

② 视杆细胞（Rod Cell）：形状细长，数量约 1.1 亿个。外段膜盘含有的感光色素为视紫红质，主要吸收波长为 496 nm 的蓝绿光。感受弱光（暗视觉），无色觉，敏感度高，形成周边视力。

双极细胞（Bipolar Cell） 胞体位于内核层，与光感受器平行排列。向外通过树突主要与光感受器细胞形成突触连接，而向内则通过轴突与神经节细胞和无长突细胞形成突触连接。双极细胞的主要作用是将光感受器细胞的信号传递给神经节细胞，把持续性的分级电位转换为瞬时性的神经活动，并将视觉信号分为给光（ON）和撤光（OFF）信号。

神经节细胞（Ganglion Cell）　是视网膜的最后一级神经元，胞体主要位于神经纤维层和内核层之间。神经节细胞的树突主要与双极细胞的轴突形成突触连接，其轴突在视网膜最内层形成纤维层，汇集于视乳头处，被神经胶质细胞分隔、包裹成束，形成视神经，经视交叉，连接到丘脑外侧膝状体。人眼视网膜中约有 100 万个神经节细胞，根据它们的投射范围和功能，可以分为 5 类。

① 小神经节细胞（Midget Cell/Parvocellular）：胞体和树突范围小，投射到外侧膝状体小细胞层。这类节细胞有颜色选择性，空间分辨率较高，反应速度慢，对比敏感度较低。

② 大神经节细胞（Parasol Cell/Magnocellular）：胞体和树突范围大，投射到外侧膝状体的大细胞层。这类节细胞无颜色选择性，空间分辨率较低，反应速度快，对比敏感度较高。

③ 双层细胞（Bistratified/Koniocellular）：这类细胞体积很小，空间分辨率、反应速度、对比敏感度均适中，可能参与颜色视觉的形成。

④ 光敏神经节细胞（Photosensitive Ganglion Cell）：这类神经节细胞包含视黑素，可直接对光刺激产生响应，投射至视交叉上核，参与调节和维持昼夜节律。

⑤ 其他神经节细胞：这些神经节细胞投射至外侧膝状体，参与调节瞳孔的对光反射等。

水平细胞（Horizontal Cell）　胞体位于内核层外侧，发出水平走向的树突或轴突，与视锥细胞或视杆细胞形成突触连接，使得光感受器细胞之间形成横向联系。主要有两个作用：对光感受器细胞输出的信号进行亮度调节；通过中心-周边拮抗反应，增强边缘对比度。

无长突细胞（Amacrine Cell）　胞体较大，位于内核层，树突则延伸至内丛状层，属于中间神经元，与双极细胞和神经节细胞形成突触连接，多数起抑制作用。其功能主要是辅助水平细胞，调节明暗视觉的灵敏性。

星形胶质细胞（Astroglia Cell）　主要位于神经纤维层、神经节细胞层和内丛状层，形成不规则蜂窝状支架连接，起支持作用。此外，星形胶质细胞还能阻止邻近神经细胞传来不必要的神经冲动，防止相互干扰。

Müller 细胞　是视网膜上主要的支持性胶质细胞，其胞体主要位于内核层。其主要作用是维持视网膜细胞的形态结构和功能稳定，包括通过上调神经传导物质调节细胞外环境；清除细胞残骸；调节钾离子水平；为视网膜神经元提供机械支撑等。

神经节细胞的轴突汇集到眼球后极处形成一个直径约为 1.5 mm 的浅红色圆形凸起区域，穿出眼球形成视神经，这一区域称为视盘（Optic Disc），也称为视乳头。视盘中心呈漏斗状，称为生理凹陷。由于视盘区域无光感受器细胞，因此外界的光线照射在此处，不会产生视觉感受，生理学上称之为盲点。

位于颞上动脉和颞下静脉之间有一直径约为 5～6 mm 的圆形区域，称为黄斑区（Macular）。黄斑区中央、视盘颞侧约 3.5 mm 稍偏下方的位置，有一直径约为 1.5 mm 的浅黄色区域，称为中央凹（Fovea）。在中央凹中心有一直径约为 0.35 mm 的区域，称为中央小凹（Central Fovea），是整个视网膜中最薄的地方，仅有色素上皮细胞层和视锥细胞，与视锥细胞相连的双极细胞和神经节细胞向两侧斜向排列。此处的视锥细胞密度最高，因此感光敏锐度最高。视盘与中央凹区的结构示意图如图 8-5 所示。需要注意的是，中央凹中心与注视点之间的连线称为视轴，瞳孔中心与视网膜中心的连线称为光轴，这两条虚拟的连线并不重合（见图 8-2）。

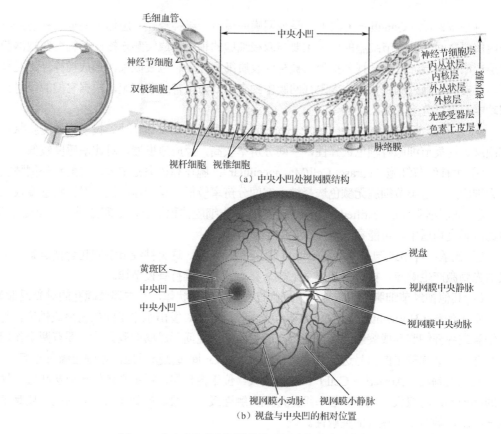

（a）中央小凹处视网膜结构

（b）视盘与中央凹的相对位置

图 8-5　中央小凹处视网膜结构及视盘与中央凹的位置

2. 眼球内容物

1）眼内腔

眼内腔包括前房、后房和玻璃体腔。

前房　是由角膜、虹膜、晶状体和睫状体包围形成的腔体。容积约 250 μL，内充满房水。瞳孔外周处为前房角，是房水排出的主要部位。

后房　是由虹膜、晶状体、玻璃体前表面和睫状体内表面围成的腔体，容积约 60 μL，其形状随晶状体形状的调节而改变。

玻璃体腔　是容纳玻璃体的腔体，前侧为晶状体和睫状体，后侧为内层视网膜。

2）眼内容物

眼内容物包括房水、晶状体和玻璃体，与角膜共同组成眼的屈光系统。

房水　是充满前房、后房的无色透明液体。主要由水及少量的无机盐、蛋白质、维生素、葡萄糖、生长调节因子等组成。房水由睫状体的无色素上皮细胞产生，在眼内的循环途径为睫状体→后房→瞳孔→前房→虹膜角膜角→巩膜静脉窦。房水的主要作用包括：屈光作用，其屈光系数为 1.33；为角膜、晶状体提供营养和氧气，并排出代谢产物；维持眼内压。

晶状体　位于虹膜和玻璃体之间，通过晶状体悬韧带与睫状体连接，是特化细胞组成的无色透明的、有组织的、双凸透镜状的弹性实体，内部无血管、神经分布。在睫状肌控制下可通过形状改变，调节折射能力。正常成人的晶状体直径为 9～10 mm，厚度为 4～5 mm，屈光力约为 19 D，随着年龄增长，屈光能力逐渐减弱。晶状体最主要的功能是调节焦距、屈光成像，将不同物距的物像清晰地聚焦在视网膜上，此外还可以滤除部分紫外线。

　　玻璃体　是无色透明的黏弹性胶状物，主要成分是水和胶质，充满玻璃体腔。在玻璃体中央有一可见度较低、含有少量胶原、充满液体的漏斗形管道，称为玻璃体管，是胚胎时期玻璃体动脉的遗留物。玻璃体的主要功能包括：支撑视网膜和眼球壁，维持眼内压；具有良好的透光性，使得光线能够尽可能无损失地照射到视网膜上；起到一定的屈光作用，屈光系数为 1.33。

8.1.2　外膝体的结构

　　神经节细胞的轴突会聚到视盘，形成视神经，将视网膜编码加工的视觉信息输送到视觉通路的中继站——外膝体。外膝体（Lateral Geniculate Nucleus，LGN）全称为外侧膝状体，属于丘脑，两侧半脑均有此结构，位于丘脑枕腹侧、大脑脚颞侧、内侧膝状体颞上方，是形似弯曲膝盖的、具有独特层状结构的核团。

　　人和多数灵长类动物的外膝体细胞分为 6 层，从外到内通常称为 6、5、4、3、2、1 层，如图 8-6 所示。内侧的 2 层（1、2 层）细胞体积较大，称为大细胞层（Magnocellular Layers）；外侧的 4 层（3～6 层）细胞体积较小，称为小细胞层（Parvocellular Layers）。另外在大细胞层和小细胞层中间，还存在数量较少、体积微小的尘细胞（Koniocellular Cell）。外膝体 3 种细胞的大小、位置及响应特性如表 8-1 所示。

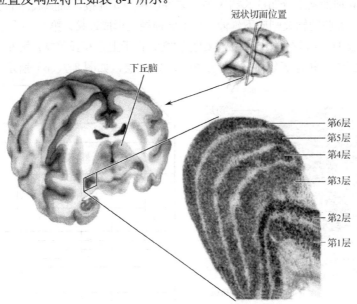

图 8-6　外膝体位置及切片结构示意图

表 8-1　外膝体 3 种细胞的大小、位置及响应特性

细胞类型	细胞大小	接收信息来源	处理信息类型	位　　置	响应特性
大细胞	大	视杆细胞	感知运动、深度以及亮度信息的微小差别	1、2 层	快速、瞬时性
小细胞	小	视锥细胞；中、长波长的光	主颜色视觉和形状视觉（精细视觉）	3、4、5、6 层	慢速、持续性

续表

细胞类型	细胞大小	接收信息来源	处理信息类型	位　　置	响应特性
尘细胞	极小	对短波长（蓝光）反应的视锥细胞	—	位于大、小细胞层中间	—

注：细胞大小指胞体、树突和感受野的大小。

8.1.3　视觉皮层的结构

　　视觉皮层（Visual Cortex）是大脑皮质中与处理视觉信息有关的神经元群体，位于枕叶皮质距状裂的周围，接收来自外膝体的视觉信息。对于人及其他灵长类动物，视觉皮层主要包括初级视觉皮层（即视觉第一区域 V1/17 区，又称为纹状皮层 S（Triate Cortex））和纹外皮层（视觉第二至第五区域等，即 V2/18 区、V3/19 区、V4、V5）。实际上随着神经解剖学和生理学的研究，猴等灵长类动物脑部，与视觉功能相关的皮层区域至少有 35 个。

　　视觉皮层内主要的神经元包括星形细胞（Stellate Cell）和锥体细胞（Pyramidal Cell，细胞呈三角形）。根据神经元种类及连接方式，初级视觉皮层通常分为 6 层，其中第 4 层又分为 4A、4B、4Cα、4Cβ 层，如图 8-7（a）所示。不同层之间的输入/输出关系如下：星形细胞主要分布在 4A 层和 4C 层，其树突与外膝体的投射纤维形成联系；锥体细胞主要分布于第 2、3、5、6 层，其顶部向上分布的长树突与上方各层神经元连接，细胞底部的少量树突横向连接同层神经元，细胞的轴突则向下延伸，与下层神经元形成连接。第 2、3 层的锥体细胞轴突终止于大脑皮层 18、19 区；第 5 层锥体细胞轴突终止于上丘和丘脑枕；第 6 层锥体细胞轴突下行终止于外膝体，并有部分轴突上行至第 2、3、4 层，如图 8-7（b）所示。

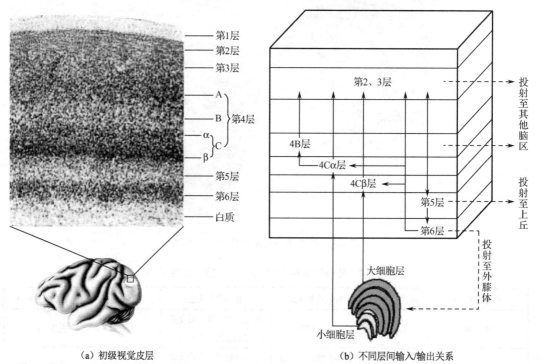

（a）初级视觉皮层　　　　　　　　　　（b）不同层间输入/输出关系

图 8-7　灵长类动物纹状皮层及各层之间的投射关系

8.2　视觉形成的生理学基础

视觉的形成过程可概括为以下 4 步。

① 眼的光学成像：物体反射/发出光→角膜（固定屈光）→瞳孔（调节进光量）→晶状体（调节屈光）→玻璃体（传输光线）→视网膜物像。

② 视网膜的光电转换及编码处理：视网膜物像→光感受器细胞（光电转换及编码处理）→双极细胞（编码处理）→神经节细胞（编码处理及产生动作电位）→视神经（传导电信号）。

③ 外膝体进行中继调节：视神经→外膝体（中继及调节）→视放射（传导投射）。

④ 视觉皮层分析整合：视放射→视觉皮层（分析整合）→视觉。

8.2.1　眼的光学成像

眼的成像过程是指物体反射或发射的光，依次经过角膜、房水、晶状体、玻璃体等屈光系统的折射后，在视网膜上会聚形成倒立缩小的实像。首先是角膜的屈光作用，整个角膜相当于一个凸透镜，整体折射率为 1.38，屈光度为 43 D（前表面为 +48.8 D，后表面为 -5.8 D），占整个眼球总屈光力的 70% 左右，完成眼球的大部分屈光作用，此外由于角膜的特殊结构，经过角膜的光线不会发生散射；其次是晶状体的屈光作用，晶状体屈光度为 19 D，其最重要的作用是调节屈光度，通过睫状肌的收缩和舒张改变其厚度，调节焦距，使物像精确地聚焦在视网膜上；房水和玻璃体的折射率相同，均为 1.33，房水和角膜的屈光能力相近，可看作一个屈光体，玻璃体也能起到一定的屈光作用。由此可见，外界光线在眼睛内部的成像过程是非常复杂的，因此人们常用简化眼模型来分析眼的成像原理。假设眼内容物是均匀介质，折射率为 1.33，角膜表面曲率为 5 mm，即节点（光心）在晶状体内距角膜 5 mm，视网膜距节点 15 mm，如图 8-8 所示。ab 为物体 AB 在视网膜上所成的像，其大小为

$$\overline{ab} = \overline{bn} \cdot \overline{AB}/\overline{Bn}$$

式中，AB 为外界场景的物像，ab 为视网膜上的成像，n 为节点。

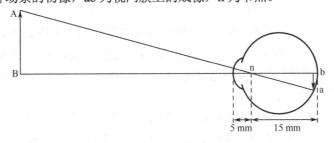

图 8-8　简化眼模型成像原理

8.2.2　视网膜的信息处理

视网膜具有十分规则的层状结构，是由上亿个神经元组成的、主要由三级神经元构成的复杂神经网络，由于在胚胎发育时期和大脑均起源于外胚层，因此又被称为外周脑。近年来，随着神经科学的迅速发展，人类对于视网膜信息处理神经机制的理解虽然不断深入，但是还不够完善，故本节只对视网膜信息处理机制的基础内容进行介绍。

1. 视网膜神经元的感受野

视网膜的主要功能是通过光感受器细胞将光照信息转换为神经电信号，再经内部神经网络的信息传递和编码处理，最终由神经节细胞形成动作电位传出视网膜。纵向上，各级神经元接收外界刺激或上一级神经元传来的电信号，产生神经冲动（需要指出的是，所有视网膜神经细胞中，只有神经节细胞能产生动作电位，其余的神经元均只能产生分级电位）；横向上，由于神经元相互之间存在突触联系，每个神经元所能接收信息输入的空间范围各不相同，即视网膜神经元均存在"视野"的概念，这一能够描述视网膜神经元响应特性的重要概念就是视网膜神经元感受野（Receptive Field）。对于视觉系统中任何一级神经元，当一定空间或时间构型的光照作用于视网膜光感受层某区域而对该神经元的响应产生调制时，这个区域即为该神经元的感受野。

光感受器细胞和水平细胞都属于不能产生动作电位的无冲动神经元，当它们受到刺激时，都只能产生分级的超极化电位。由于光感受器细胞之间存在经间隙连接的电突触，因而视锥细胞和视杆细胞的感受野比较大。水平细胞不仅接收光感受器细胞的输入，彼此之间还存在广泛联系的电突触，因此水平细胞的感受野是已知的各种视网膜神经元中最大的，远大于其本身树突野的范围。与上述两类细胞相比，双极细胞虽然也属于无冲动神经元，但是它的感受野呈现出明显的中心-外周同心圆拮抗方式，可分为两类：对感受野中心刺激呈现去极化反应，称为给光（ON）-中心双极细胞；对感受野中心刺激呈现超极化反应，称为撤光（OFF）-中心双极细胞，如图 8-9 所示。原因是这两类双极细胞的谷氨酸受体机制不同：ON-中心双极细胞与谷氨酸作用之后会导致超极化，而 OFF-中心双极细胞与谷氨酸作用会导致去极化。当光照刺激时，光感受器细胞释放的谷氨酸减少，ON-中心双极细胞去极化，而 OFF-中心双极细胞超极化。

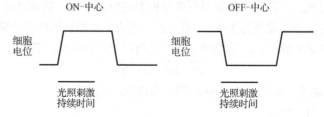

图 8-9　ON-中心和 OFF-中心双极细胞对感受野中心光刺激的响应示意图

神经节细胞是各种视网膜神经元中研究最早、最广泛的一类细胞，在黑暗或恒定亮度的环境中，神经节细胞会有低频率的动作电位自发放响应。根据其对光照刺激的反应类型，神经节细胞主要分为两类：给光型（ON-型），当给光或光强骤增时，这种类型的细胞动作电位发放频率增加；撤光型（OFF-型），当撤光或光强骤减时，OFF-型神经节细胞动作电位发放频率增加，而当给光时无反应或发放频率下降。此外，有些动物（如蛙）的视网膜中还存在给光-撤光型（ON-OFF-型）神经节细胞，即给光和撤光时都能引起发放频率增加，如图 8-10 所示。

神经节细胞感受野的空间分布呈现中心兴奋-外周抑制的同心圆形式，中心和外周在功能上是相互拮抗的。如图 8-11 所示，左侧为 ON-型细胞，当用小光斑刺激中心区域时，ON-型细胞动作电位发放频率增加（见图 8-11（b））；当刺激外周区域时，ON-细胞受到抑制，发放频率降低（见图 8-11（d））；当用光刺激整个中央区域时，ON-型细胞产生最大给光-反应（见图 8-11（c））；而用环形光刺激周边区域时，ON-型细胞产生撤光-反应，响应抑制最强（见图 8-11（e））；若用覆盖全感受野的光刺激，中心外周拮抗响应相互抵消，产生较弱的给光-

反应甚至无反应（见图 8-11（f））。而右侧的 OFF-型细胞的响应规律则恰恰相反。

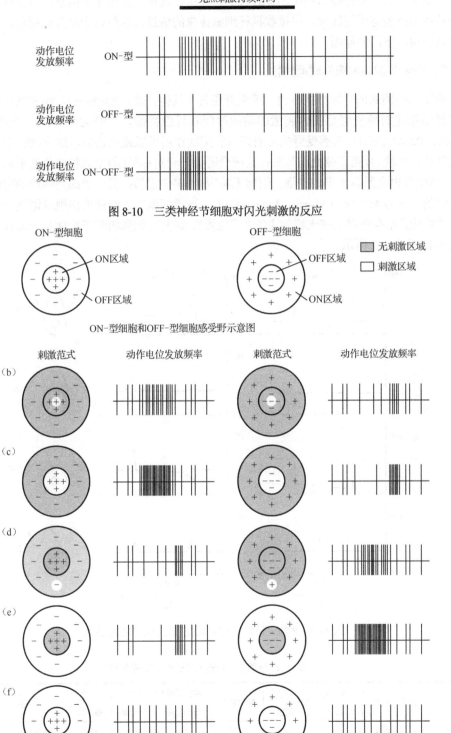

图 8-10　三类神经节细胞对闪光刺激的反应

图 8-11　神经节细胞同心圆拮抗式的感受野及其对光反应形式

不同神经节细胞的感受野大小不同，且相邻细胞的感受野会有彼此重叠的现象。一般情况下，中央凹附近的神经节细胞感受野较小，多接收视锥细胞传来的信息；而视网膜周边区域的神经节细胞感受野较大，多接收视杆细胞传来的信息。这就是相对外周视野，中央视野的空间分辨率更高的原因。

2. 神经节细胞响应的时间特性

除了同心圆式的空间拮抗特性，感受野还具有其他性质，如响应的时间和线性特性。根据神经节细胞对感受野范围内刺激的响应时间和线性特性，可分为两类：一类是 P 细胞（P-cell，Parvo Cell），其感受野响应的兴奋和抑制作用可以线性叠加，这类细胞对于刺激的响应具有持续性，且当正弦光栅刺激在其感受野处于奇对称时（即空间相位角处于90°和270°时），感受野内光照等于平均光强，细胞无响应（"零位置"）；另一类细胞响应的空间总和是非线性的，称为 M 细胞（M-cell，Magno Cell），这类细胞对于光栅的出现或消失产生强烈的瞬变性响应，不存在对正弦光栅刺激的"零位置"。这两类细胞的响应特性及形态和功能差异如图 8-12 及表 8-2 所示。

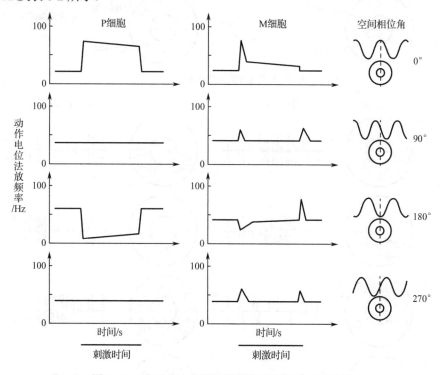

图 8-12 P 细胞和 M 细胞对正弦光栅刺激的响应特性

表 8-2 P 细胞和 M 细胞的形态和功能差异

	分 布 范 围	树突野范围	感受野范围	轴突粗细	神经纤维传导速度	空间分辨率	对比敏感度	功　　能
P 细胞	多在中心区	较小	较小	较细	慢	较高	较低	空间信息的检测与传递
M 细胞	多在中心区外	较大	较大	较粗	快	较低	较高	时间信息的检测与传递

3．视网膜内的并行通路

视网膜内的细胞虽然种类众多，联系复杂，但是不同的信息处理通路存在一定的相对独立性，保证各自处理的信息相互分离，能够使信息分别传递至视觉中枢进行处理。

1）视杆和视锥通路

尽管光感受器细胞末端之间、水平细胞之间、无长突细胞之间均存在丰富的电突触连接，但是视杆和视锥信息传递通路是相互独立的。视锥细胞将光刺激转换为生物电信号，传递至双极细胞，然后将调制编码过的信息传到神经节细胞，完成视网膜内最后一级信息处理，以动作电位脉冲串的方式最终传递至视觉皮层；而视杆细胞一方面通过电突触连接调制视锥细胞末梢，还同时将信息传递至专属的视杆-双极细胞，后经过一个 AII 型无长突细胞，间接地将视杆细胞信息传递至神经节细胞。

上文已经提及，视杆和视锥细胞分别负责暗视觉和明视觉，上述相互独立的视杆和视锥通路分别将信息传递至外膝体不同层，最终传递至视觉中枢。表 8-3 比较了明、暗视觉系统功能性质的差异。

表 8-3　暗视觉和明视觉系统功能性质的比较

功 能 性 质	暗视觉系统	明视觉系统
感受器类型	视杆细胞	视锥细胞
最敏感的光刺激波长	505 nm	555 nm
色觉类型	无色觉（黑白）	色觉和黑白
对光敏感度	较高	较低
对光进入瞳孔位置	不敏感	敏感
工作光强范围	低、中等光强	中、高等光强
视锐度	低	高
对闪光刺激	反应慢	反应快
视网膜敏感位置	中央凹外周	中央凹

2）ON-通路和 OFF-通路

视网膜内的信息传递通路从双极细胞开始出现具有 ON-中心和 OFF-中心的同心圆拮抗感受野，分别对闪光刺激呈现去极化和超极化两种截然不同的响应。给光和撤光这两类视觉信息的传递在视网膜内也是分离的，在视杆和视锥通路内，光感受器细胞转化的电信号分别传递至位于不同亚层的 ON-双极细胞和 OFF-双极细胞或 AII 型无长突细胞，从而形成相对独立的 ON-通路和 OFF-通路。这样，亮和暗这两种最基本的视觉信息形成两个分离的通路，使得视觉系统能够灵敏地检测出黑白、颜色边界及其所形成的轮廓信息，这条并行分离的信息处理通路是形状视觉的神经基础。

8.2.3　视觉皮层的细胞响应特性及功能构筑

获得视觉感知的过程涉及整个视觉通路各个部分的编码整合，以及相互之间的联系。其中视网膜的信息处理定义了视觉的极限，包括识别精细细节、辨别微小运动、察觉细微差异的能力，从约 1.3 亿个光感受器细胞接收外界光刺激，到约 100 万个神经节细胞产生神经兴奋动作电位，是整个视觉感知过程中获取外部场景并进行初级压缩编码加工的过程。外膝体在视觉通路中主要起到中继的作用，将视网膜传来的神经冲动传递至视觉皮层进行进一步整合分析，并对这些视觉信息流进行一定的调节加工，控制输入视觉皮层的信息流。此外，外膝体还能接收视觉皮层的下行反馈调节，形成复杂的神经调控网络。

视觉皮层是视觉通路中最高级的处理中枢，它将前端输入的视觉信息进行解析，将前景物体及场景从背景中分离出来，提取出轮廓、纹理、表面、方位、方向、颜色等信息，然后在相应的皮层区域进行独立分析，再传递至更高级的皮层进行整合，最终产生完整的视觉认知。因此，在接收外膝体传来信息的初级视觉皮层，处理不同信息的神经元聚集在一起，形成具有一定规律的功能构筑。通过研究观察视觉皮层神经元细胞的响应特性及视觉皮层的功能构筑，能够了解视觉信息在视觉皮层处理的神经机制。

1. 视觉皮层细胞的响应特性

研究发现，大多数视觉皮层的细胞对弥散性光刺激没有反应，而对于特殊方位（朝向）的条形光栅刺激反应强烈。因此，根据感受野的响应特征，视觉皮层的细胞可分为简单细胞、复杂细胞、超复杂细胞等。

（1）简单细胞

简单细胞的感受野较小，呈长条形，感受野中心区为狭长形，一侧或双侧有与之平行的拮抗区，如图 8-13 所示。由图 8-13（b）可见，简单细胞有且只有一个最优方位，此方位的刺激能够引起细胞最强烈的响应。不同细胞的最优方位不同，越远离最优方位的刺激引起的响应越弱，垂直于最优方位的刺激完全不引起响应。由此可见，简单细胞对位于拮抗区边界的最优方位刺激和一定宽度的刺激有强烈响应，对边缘位置和方位的选择性高，适合于检测有明暗对比的边界信息。形态学上，多数简单细胞可能相当于星形细胞。

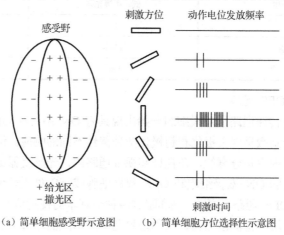

（a）简单细胞感受野示意图　　（b）简单细胞方位选择性示意图

图 8-13　视觉皮层简单细胞及方位选择性

（2）复杂细胞

与简单细胞相似，复杂细胞的响应也具有方位选择性，不同的是复杂细胞的感受野范围更大，且不存在明显的拮抗区，因此对于位于感受野中的刺激无严格的位置选择性，如图 8-14 所示。对于平行于最优方位的刺激，细胞呈现出最强的给光或撤光响应；而对于处在感受野内部的任何位置的明暗边界刺激，均能引起响应，且响应强度差异不大。因此复杂细胞参与处理方位的信息。复杂细胞多分布在视觉皮层 17 区（占大多数）和 18 区，形态学上可能是锥体细胞。

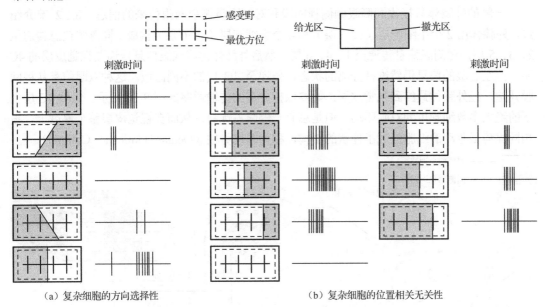

（a）复杂细胞的方向选择性　　　　　　　（b）复杂细胞的位置相关无关性

图 8-14　视觉皮层复杂细胞的响应特性

（3）超复杂细胞

超复杂细胞是皮层内一种对条形刺激有方位选择性的细胞，与复杂细胞不同的是，超复杂细胞感受野存在很强的抑制区，对条形刺激有明显的端点中止反应，即当条形刺激过长，覆盖外侧的抑制区时，将产生抑制作用，响应减小或消失，如图 8-15 所示。对于超复杂细胞，最优刺激是在感受野内具有最优方位的端点、角隅和拐角等。超复杂细胞主要分布在视觉皮层 18 区和 19 区中的第 3、5 层内。

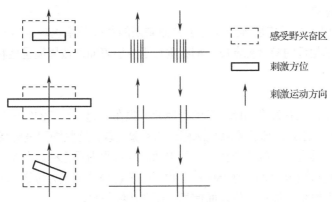

图 8-15　超复杂细胞的端点中止反应

2. 视觉皮层的功能构筑

通过单细胞微电极记录研究发现，在初级视觉皮层中，具有相同视觉功能特性的细胞按一定规则聚集在一起形成柱状结构，从皮层表面一直延伸到白质区，这种按照功能排列的皮层结构，称为皮层的功能构筑（Functional Architecture）。

（1）眼优势柱

一侧的外膝体只接收同侧眼颞侧视网膜和对侧眼鼻侧视网膜传来的信息，8.1.2 节介绍过，外膝体由 2 个小细胞层（1、2 层）和 4 个大细胞层（3～6 层）构成，同侧眼信息传递至 2、3、5 层，对侧眼信息传递至 1、4、6 层，然后外膝体再将双眼信息传递至视觉皮层的 4C 层，但左右眼的信息仍然维持分离的状态，传递至 4C 层的不同区域。这种双眼信息从视网膜开始，经外膝体最终到视觉皮层，始终保持分离的传输通路如图 8-16 所示。虽然 4C 层上下的绝大多数细胞可为双眼驱动，但是总有一侧眼占优势，从而在视觉皮层整个厚度上，被相同优势眼驱动的细胞形成了柱状的结构，称为眼优势柱（Ocular Dominance Column）。

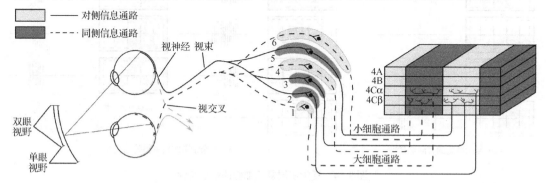

图 8-16　双眼视觉信息的并行投射通路

（2）方位功能柱

拥有相同最优方位的细胞聚集在一起，形成垂直于皮层表面的柱状结构，称为方位功能柱（Orientation Column）。在皮层表面，通常每 750 μm 就会有一个完整周期（180°）的方位功能柱按顺时针或逆时针排列。一套完整周期的方位功能柱排列成从简单平行条纹到复杂风车轮的形状结构，而在条纹断裂或风车轮中心的位置，最优方位发生明显的跳变。

（3）空间频率柱

研究人员发现，视觉皮层神经元对于光栅刺激的空间频率也表现出一定的功能构筑特性。最优空间频率相近的初级视觉皮层细胞垂直于皮层表面，按周期呈柱状排列，间隔约为 1 mm。

（4）颜色柱

在视觉皮层中，还有许多功能相近的神经元聚集在一起，它们的空间选择性很差，但有很强的颜色偏好性。通过细胞色素氧化酶标记的实验发现，这些细胞呈斑点（Blob）样分布，这种聚集成团的、具有强烈颜色选择性的细胞功能构筑称为颜色柱。在初级视觉皮层内，这些斑点直径约为几百微米，间隔约 750 μm。由于颜色柱内的细胞方位选择性很差，而颜色选择性很强，因此主要负责提供物体表面信息，而非边缘信息。

（5）超柱

由上述讨论来看，可以假设视觉皮层的基本结构功能单元是 1 mm 见方、2 mm 深的小块，这其中包含了一个完整周期的方位功能柱，一个周期的左右眼优势柱，以及斑块状的颜色柱和斑块间隙（或许还包括空间频率柱），这种基本单位称为超柱（Hypercolumn）。在初级视觉皮层，超柱内基本包含了所有功能和解剖类型的细胞，所处理的视觉信息涉及所有可能的柱状功能系统。

3. 视觉系统中的信息处理机制

视觉系统中的信息处理机制既有并行又有分级串行，视觉系统通过不同的信息处理通路分别对形状、颜色、运动等进行分析处理；同时，在同一通路中相邻的部分，以及各种前向传递和后向反馈连接中，信息处理又是分级串行的，如图 8-17 所示。需要注意的是，不同的信息处理通路并非完全相互独立，尤其是在高级视觉中枢中，不同的信息通路相互之间存在许多信息交流，这也使得视觉信息在高级处理中枢得以整合加工。视觉皮层中的柱状功能系统为这种串并行处理通路奠定了基础。在这种特殊柱状结构下，处理相似功能信息的神经元共同接收并行处理通路中特定的信息输入，同时这些神经元彼此之间信息传递距离最短，因此这种结构最大限度地降低了处理不同信息所需的神经元数量，节省了大脑的体积，提高了视觉信息的处理速度。

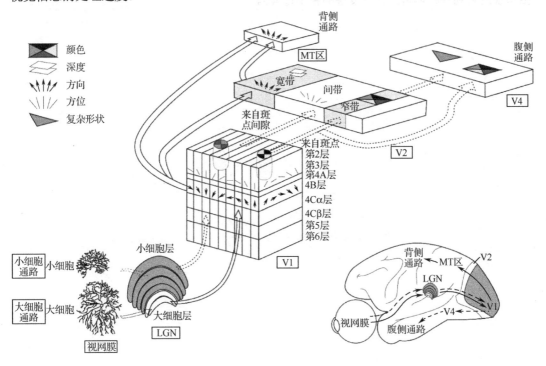

图 8-17　视觉系统中并行又分级串行的信息处理通路

视觉形成的生理机制是十分复杂的，上述介绍的只是一些最基本的知识点，除此之外，还涉及不同视觉皮层之间的同步、整合及相互调控等相当复杂且精密的处理机制，在此无法也无须一一详细介绍清楚。随着科学技术的发展，越来越多的科学研究工作者投入到视觉系统神经机制的研究中，探究其中的奥秘，在此也只是针对其中的基础神经机制稍做介绍，有兴趣的读者可自行查阅其他相关内容。

本章小结

本章主要介绍了视觉形成的解剖学和生理学相关基础知识，包括视觉通路中各个部分的组织形态、结构、基本功能及神经处理机制。安排本章内容的主要目的是让读者对视觉的形成有一个基本的认识，以为后续章节的学习奠定基础。

习题

1. 查找资料并结合视网膜处理视觉信息的特点，讨论为什么视网膜的处理通路方向与成像光路相反，即从神经节细胞到光感受器细胞，依次远离？

2. 以小细胞和大细胞通路为例，简述视觉系统中既平行又分级串行的信息处理机制（包括从视网膜到外膝体再到视觉皮层的整个过程）。

第 9 章　视觉检查与诊断技术

视觉系统具有特殊的结构，根据其特殊结构而设计的各种检查与诊断技术在视觉研究和眼科临床中起着不可替代的作用。了解这些技术的原理与应用对掌握视觉相关的基础研究和临床应用的技术方法，以及深入理解视觉生理和眼科疾病机理具有重要的意义。本章主要介绍常用视觉检查技术的基本原理和临床应用，包括角膜形态与角膜地形图，眼生物参数与光学、超声检测技术，眼屈光检测与验光仪，眼底检查与检眼镜、眼底照相机、光学相干层析成像仪、共焦激光扫描检眼镜，视功能检查与视野计、眼压计、视觉电生理检测技术等，内容基本涵盖了视觉功能与眼科疾病检查常用的技术方法与设备原理。

9.1　角膜形态检测

9.1.1　角膜形态检测概述

角膜是高度透明的屈光介质，是眼屈光系统的主要组成部分，约占人眼总屈光力的 2/3。根据 Gullstrand 模型眼，角膜前表面中心曲率半径为 7.7 mm，后表面中心曲率半径为 6.8 mm，折射率为 1.367，因此可推算前表面的屈光度为 48.83 D，后表面屈光度为 -5.88 D，角膜总屈光度为 43 D。

角膜表面形态具有非球面性，中心区域接近球面，到周边逐渐平坦，通过顶点的截线接近长椭圆形，数学上可用二次曲线函数表示为

$$x^2 + y^2 + (1-Q)z^2 - 2Rz = 0 \tag{9-1}$$

式中，R 为角膜中心曲率半径，Q 为非球面系数。

由于角膜具有非球面形态，为了便于检查和记录，通常把角膜划分为 4 个同心圆区域，从中心向周边分为中央区、旁中央区、周边区和角膜缘区，如图 9-1 所示。

中央区（Central Zone）角膜中央区为角膜中心直径为 4 mm 的区域。该区域内角膜形态接近球面，角膜曲率变化很小。由于此区正对瞳孔，具有重要的屈光作用，习惯称为光学区（Optical Zone）。

旁中央区（Paracentral Zone）该区为角膜中央区旁 4～7 mm 直径的环形区域，为中央区域周边区的过渡带，较中央区平坦，曲率逐渐降低，也称为中间区（Intermediate Zone）。

周边区（Peripheral Zone）该区为角膜中心直径为 7～11 mm 的环形区域。对于正常角膜，该区域最平坦，角膜曲率较中央区明显减小。

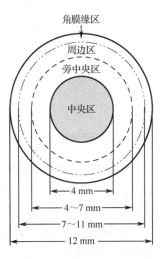

图 9-1　角膜的分区示意图

角膜缘区（Limbal Zone） 该区邻接巩膜，宽约 0.5～1 mm，通常为角膜缘血管网所覆盖。

由于角膜是视觉系统最重要的屈光介质，角膜表面的微小变化，都将可能对视力造成明显的影响，因此了解与测量角膜表面的形态，对屈光不正评估、角膜接触镜的佩戴与评估、屈光与白内障手术，以及角膜疾病的诊断都具有重要的意义。

9.1.2 角膜形态检测的方法与原理

对角膜形态学的研究始于 17 世纪。1619 年，Scheiner 采用栅格在玻璃球和角膜上的映像对比，推测角膜的曲率半径。1854 年，Helmholtz 发明了角膜曲率计。1880 年，Placido 发明了角膜盘（后人称之为 Placido 盘）。1896 年，Gullstrand 研制了照相角膜镜。20 世纪 80年代，计算机辅助的角膜地形图分析技术相继问世，极大地促进了对角膜表面形态的精确测量和人们对角膜形态的深入了解。

1. Placido 盘

Placido 盘和照相角膜镜（Photokeratoscope）是测量和研究角膜形态信息的旧式方法，目前临床上已经比较少用，但是其基本原理被很多现代角膜测量方法所借鉴，因此有必要在此做简单介绍。

Placido 盘是在一个圆盘上绘制黑白相间的同心圆环，或者采用亮暗相间照明的同心圆环，投射到角膜上，通过人眼直接观察或通过照相记录角膜上反射 Purkinje 像的圆环疏密和形态，可判断角膜曲率分布。图 9-2 显示了不同角膜形态的 Placido 盘角膜反射图像。

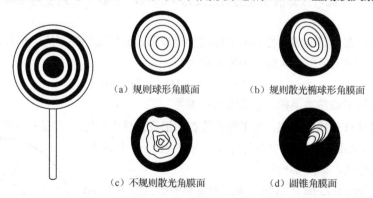

（a）规则球形角膜面　　　　　（b）规则散光椭球形角膜面

（c）不规则散光角膜面　　　　　（d）圆锥角膜面

图 9-2　Placido 盘及其在不同角膜形态下的反射图像

2. 角膜地形图

地形测量法（Topography）是地质学的术语，表示对地形地貌的描绘。角膜地形图（Corneal Topography），顾名思义，就是对角膜表面进行大范围的逐点形态描绘，具有信息量大、精确度高等特点。

角膜地形图测量方法主要可以分为两类：Placido 环角膜地形图测量法和扫描裂隙投影角膜地形图测量法。

1）Placido 环角膜地形图测量法

1896 年，基于 Placido 环和照相技术，Gullstrand 首次定量测算了角膜地形分布，并建立了 Arc-Step 角膜地形重建算法，该算法经研究者不断改进优化，被很多现代 Placido 环角膜地形图仪沿用至今。

Placido 环角膜地形图仪的基本构造包含投影系统和数据采集与分析系统两大部分。

（1）投影系统

投影系统由一组圆锥形分布的圆环组成。圆环数目一般为 20～30 个，通过背向照明，形成亮暗相间的同心圆环。测量时，该圆环被投射到被检眼角膜上，形成 Placido 环的反射虚像，再经物镜和光电探测器进行数据采集，如图 9-3 所示。投影系统通常位于被检眼和光电探测器之间，因此 Placido 环中间留有小孔，角膜反射光可通过小孔到达光电探测器。不同于传统的 Placido 盘，所有圆环处于一个平面上，角膜地形图仪的圆环分布在球面或旋转对称的非球面上。这种安排有两个技术方面的考虑：首先，圆环的这种非平面布局可以获得更大的投射角，有利于检测角膜周边的形态分布；其次，这种非平面布局使得所有反射圆环精确成像于光电探测器的同一成像平面上。在具体设计时，需要综合考虑圆环分布曲面形态、投射角、聚焦及误差容限、成像视场和工作距离等相关技术因素。

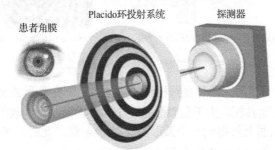

图 9-3　Placido 环角膜地形图投影与数据采集示意图

（2）数据采集与分析系统

Placido 环反射图像经光电探测器采集后，转换成极坐标形式的二维数据阵列，圆环图像和以极坐标原点为中心的半子午线（Semi-Meridian）的交叉点记录为一个原始数据点，存储后进行后续重建处理，如图 9-4 所示为角膜地形图仪的光学原理图。

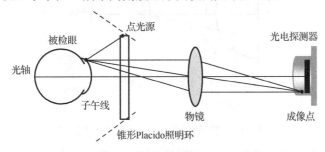

图 9-4　Placido 环角膜地形图仪光学原理图

在数据重建过程中，一般分别对每个半子午线上的数据点进行计算。每个半子午线位于对应的重建平面上（重建平面是指系统的光轴和主光线组成的子午面）。具体的数据重建算法可参考有关文献。

2）扫描裂隙投影角膜地形图测量法

扫描裂隙投影角膜地形图测量法根据扫描方式和成像模式不同又可分成横向扫描裂隙投影法和旋转裂隙 Scheimpflug 照相法。

（1）横向扫描裂隙投影法

横向扫描裂隙投影法通常采用双裂隙光束投影器，左右对称分布。通过扫描装置，每个投影器以 45°角分别从左右两侧依次投射约 20 个裂隙光束（约 12mm×0.3mm）到角膜面上，投射的裂隙光束覆盖整个角膜面。两侧向相反方向扫描的反射/散射光束被视频相机记录存储，用于后续处理，如图 9-5 所示。

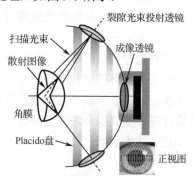
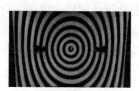

（a）双裂隙扫描角膜地形图仪结构（俯视）　　　（b）照明裂隙和Placido环

图 9-5　双裂隙扫描角膜地形图仪原理图

如图 9-6 所示，投影器的光轴和视频相机的光轴相交于参考面 Z_0 处，Z_0 垂直于视频相机的光轴并与相机的感光面共轭。由于角膜面是一个曲面，因此直线状的裂隙光束投射到角膜后，在视频相机的感光面上将得到一个弧形的反射/散射像。此时，某一投射点 $P_i(x, y)$ 的横向位移 $\Delta s_i(x, y)$ 与该点到参考面 Z_0 的距离成正比，即

$$\Delta s_i(x, y) = \Delta h_i(x, y) \tan \gamma_i \tag{9-2}$$

式中，γ_i 为入射角。

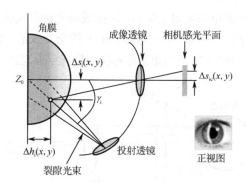

图 9-6　横向扫描裂隙投影角膜测量原理图

由视频相机获取的裂隙图像，可计算图像的横向位移 $\Delta s_{ic}(x, y)$，然后便可获得角膜的高度图分布 $\Delta h_i(x, y)$。

（2）旋转裂隙 Scheimpflug 照相法

传统的成像光路中，一般是物镜平面 L、像面 I 和焦平面互相平行且垂直于光轴，如图 9-7 所示。成像系统的焦距一般较小，所以一个倾斜的物体 ac 只有小部分能准确成像于像面上。采用 Scheimpflug 照相法可实现倾斜物体的整体准确成像。如图 9-8 所示，L 表示透镜平面，I 表示成像平面，SL 表示投射裂隙。投射到角膜和晶状体上的裂隙光束的散射光通过透镜 L 成像于平面 I，此时不再垂直于透镜的光轴，也即此时的像面是倾斜的。裂隙光束、透镜平面和倾斜像面相交于 Scheimpflug 线。利用 Scheimpflug 照相法，旋转裂隙光束，采集裂隙光束图像，采用上述类似的计算方法，便可实现角膜形态及眼前节其他参数的测量。

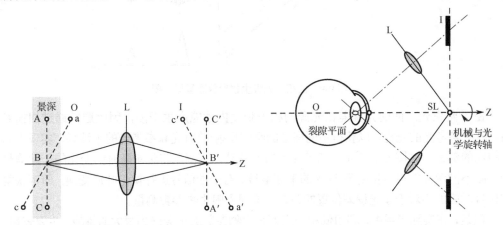

图 9-7　Scheimpflug 照相法原理图　　　图 9-8　旋转裂隙 Scheimpflug 照相示意图

相比于 Placido 环角膜地形图测量法，扫描裂隙法可直接获取角膜前后表面的高度分布图。通过与最佳适配参考面比较，可获得角膜厚度、曲率半径和对应的屈光力（Refractive Power）的分布。

9.2　眼生物参数检测

人眼的生物参数主要包括角膜曲率、角膜厚度、角膜直径、前房深度、晶体厚度和眼轴长度等。人眼生物参数的精确测量不仅对无晶体眼人工晶体或有晶体眼屈光晶体植入手术前确定晶体度数至关重要，而且对眼球发育、屈光系统检测和眼前节疾病诊断也具有重要的临床价值。人眼生物参数中的轴向距离，如角膜厚度、前房深度、晶体厚度和眼轴长度，通常采用超声和光学的方法进行测量，本节主要介绍人眼生物参数的光学测量技术。

低相干光干涉技术常用于多层介质的轴向距离测量，具有精度高、非接触和无创的特点。如图 9-9 所示，低相干光源输出的宽带光束经分光镜 BS 后分成两束光，分别是参考光 $E_r(t)$ 和样品光 $E_s(t)$，参考光经反射镜反射，样品光经组织反射/散射，再经过 BS 叠加产生干涉场 $E_r(t) + E_s(t)$。探测器记录干涉场的光强分布

$$I_0 \sim |E_r|^2 + |E_s|^2 + 2E_r E_s \cos(2k\Delta l) \tag{9-3}$$

式中，Δl 为参考光和样品光之间的光程差，k 为波数。

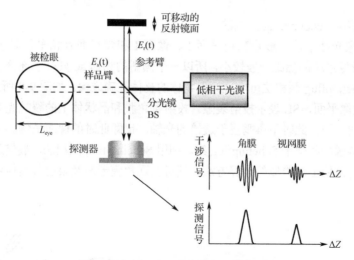

图 9-9 低相干光眼生物参数测量原理图

　　由于两束光之间的光程差在光源的相干长度内才能产生干涉，因此通常通过扫描参考臂，改变参考光的光程，以获得不同深度的组织反射/散射光和参考光的干涉场，实现不同深度组织的测量，如图 9-9 所示。随着参考臂的移动，探测器将记录随时间变化的干涉信号，即人眼不同深度的组织反射/散射光的干涉信号。对干涉信号进行傅里叶逆变换，即可获得干涉信号对应的相对于零光程差位置的距离，实现人眼生物参数测量。

　　但是，在实际应用中，利用低相干光人眼生物参数测量会遇到很大的挑战，主要表现在：①白内障患者的晶状体非常浑浊，光需要通过其两次，导致信号受到强烈的衰减，此外，角膜与视网膜信号之间有很大的动态范围；②眼睛光辐射安全的要求限制了可使用的激光功率；③为测量整个眼睛的长度，需要使用 40 mm 的扫描范围，需要较长的扫描时间。在扫描过程中，眼睛可能沿轴向移动，可能会降低轴向长度测量的期望精度（一般不大于 30 μm）。

　　为了解决以上问题，在实际设计中需要进一步提高信噪比和扫描速度。双光束法可在不增加硬件成本的基础上部分解决上述问题。

　　如图 9-10 所示，该装置包含迈克耳孙干涉仪，由分光镜 BS_1 和反射镜 M_1、M_2 组成，低相干光经分光镜 BS_1 分成两束共轴光线 E_1 和 E_2，E_1 由固定的反射镜 M_1 反射，E_2 由移动的反射镜 M_2 反射，两束光线的相位相对偏移了 $4\pi d/\lambda$，其中 d 为 M_1 与 M_2 两臂的路径差，两束光线沿着视轴进入眼睛并经过另一个分光镜 BS_2，从角膜表面反射和散射的光（E_{1C} 和 E_{2C}）与从视网膜反射和散射的光（E_{1R} 和 E_{2R}）发生干涉，最后由光电二极管检测。如果迈克耳孙干涉仪的路径差 d 等于眼睛中的光程长 L_{eye}/n_{av}，则 E_{2R} 和 E_{1C} 之间会产生干涉，在光电二极管中也会产生较强的信号。经过角膜顶点的平面 C 被作为参考平面，患者眼睛的相对移动不会影响眼睛长度的测量结果。

　　该方法的精度主要取决于光源的相干长度。此外，参考镜 M_2 以固定速度 v 移动，导致在干涉信号中产生频率为 $2v/\lambda$ 的多普勒频移，可通过外差法提高信号灵敏度。在实际产品设计中，通常将上述技术和角膜形态检测技术集成在一起，实现相关眼生物参数的同时检测。

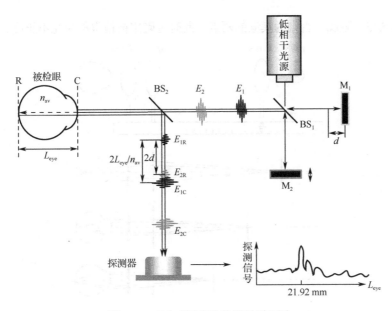

图 9-10　双光束法眼生物测量原理图

9.3　眼屈光状态检测

9.3.1　眼屈光状态及其检测方法

　　眼屈光系统将外界物体成像在视网膜光感受器细胞上，通过光电转换形成生物电信号，从而在大脑视觉中枢获得视觉感知。作为光学系统，人眼不可避免地存在像差、色散、散射和衍射效应等，这些因素将对成像质量产生不同程度的影响。

　　人眼像差包含低阶像差和高阶像差。离焦和散光属于低阶像差，能够用眼镜矫正，临床上统称为屈光不正，如近视、远视或散光。眼睛屈光状态的测定是眼视光学中最常见的检查方法。

　　由于离焦和散光可分别通过球镜和柱镜来矫正，因此在临床实践中，屈光不正度一般采用矫正球柱镜的度数表示，常用 S 表示球镜度（"+"表示正镜度，"-"表示负镜度），即离焦度，C 表示柱镜度（"+"表示正柱镜度，"-"表示负柱镜度），A 表示散光的轴位（0°～180°）。例如，S/C×A = -200DS/-50DC×180°（常简写为-200/-50×180）表示该眼睛近视 200°，散光 50°，散光轴位在 180°。

　　眼屈光状态检测俗称验光，主要有主观验光法和客观验光法。

　　1）主观验光法

　　在主观验光法中，人眼屈光状态是通过测试视敏度进行测量的。被检眼注视某一视标，在被检眼前面依次放置不同球柱镜度的试镜，根据被检者的反馈，直到达到最佳的视敏度，从而找到所需的矫正球柱镜度。

　　另一种主观验光法是基于 Scheiner 盘原理。如图 9-11 所示，点状光源 S 经小孔 S₁、透镜 L 和双孔 S₂ 后，成像于眼底。前后移动光源 S，直到被检者观察到的光源为一个点时，表示光源准确聚焦在眼底，否则为模糊的两点。此时可确定被检眼的屈光不正度。

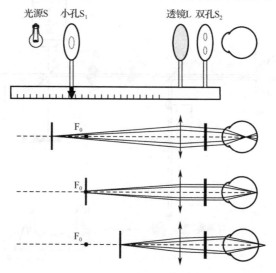

图 9-11　主观验光法示意图（透镜统一风格）

主观验光法需要被检者的主观反馈，实际上眼睛的屈光状态和整个视觉系统（包括视网膜和大脑）的功能都同时进行测试，容易受到眼调节、模糊分辨本领及色差的影响。

2）客观验光法

客观验光法主要通过光学方法确定人眼的屈光状态，无须被检者的互动与反馈，因此客观验光法"仅仅"可以检测被检眼的屈光状态。常见的客观验光法有检影法、自动验光法和像差测量法等。

9.3.2　验光仪

自动验光仪在光学原理上由一个照明光路和一个观察光路组成。照明光路通过瞳孔照亮被检眼的眼底。入射光通过眼底反射和散射，然后从眼睛射出，通过适当的方法在自动验光仪的探测路径中检测和分析该出射光。此外，自动验光仪基本都使用近红外光源进行操作，并配备了用于被检眼放松调节和固视的设备。

1. 自动验光仪的共同特征

1）光源

对于照明，自动验光仪基本都使用近红外光作为光源，其波长为 800～950 nm。相对于可见光，它具有如下优点。

（1）信号强度高。近红外光的眼底反射系数比可见光高约 10 倍。同时，眼睛的屈光介质对近红外光的透光率最大。因此，采用较低强度的照明光即可获得足够的信号强度，增加患者的舒适度。

（2）无瞳孔反射和无调节刺激作用。人类视觉系统对近红外光不敏感，因此近红外光对人眼的"自动"反射刺激（如瞳孔反射、调节刺激和眩光等）可以忽略，这样在测量过程中能保证瞳孔大小和调节状态不变。

然而，屈光检测的目的是为了确定人眼在可见光光谱范围内的屈光状态，而不是为了确定人眼在近红外光光谱范围内的屈光状态。采用近红外光作为光源时，还需要考虑以下影响因素。

（1）色散。眼屈光介质对近红外光和可见光有不同的折射率，在近红外光谱范围内测量的屈光力比在可见光光谱范围内实际屈光力偏差达 0.7～1.0 D。

（2）轴向位置和眼底反射的扩展。与可见光不同，由于视网膜色素上皮细胞对近红外光吸收较少，近红外光在视网膜组织中的穿透深度更深，视网膜反射的近红外光比可见光要更弥散。因此，对于近红外光来说，眼底反射的轴向位置朝着脉络膜轴向移动，并且不能精准确定。

2）信号强度和反射抑制

尽管近红外光的眼底反射系数高于可见光的，但也要考虑到视网膜的漫反射效应，而且眼屈光系统的数值孔径相对较小，只有不到 1% 的反射光线可以通过瞳孔离开眼睛。因此，必须使用较高强度的入射光照明。但同时也必须考虑眼睛可承受光强的安全标准。另外，自动验光仪光学元件和屈光系统光学面上的镜像反射将影响信号质量并导致测量误差，需要在系统中采用分光镜、偏振片、照明与观察光路的出入瞳位置分离设计等特殊方法加以消除。

3）注视装置和调节控制

在测量被检眼的远点时，常常受到被检眼不自主调节的影响。为了尽可能放松调节，要求被检眼注视一个固定目标，该目标在光学上处于无限远处。有些验光仪在检查前还通过内置的雾视系统进一步放松眼调节。

4）对准装置

在验光之前，需要调整验光仪的位置，使其和被检眼的瞳孔保持适当距离，且位于瞳孔中心。检查者通常会看到一个由摄像机拍摄的虹膜图像。根据这个实时图像，检查者对验光仪进行必要的调整，使其精确对准。

2. 测量方法

自动验光仪大多是基于视力计（Optometer）的基本原理进行设计的，如图 9-12 所示。一个视力计包括一个照明光路和一个观察光路，两个光路由分光器分离。在照明光路中，一个测试视标 M 通过透镜 L_{opt} 投射到被检眼的眼底。M 的眼底反射像经透镜 L_{oph} 成像到一个探测器 D 上。

如果被检眼没有屈光不正，当 M 位于透镜 L_{opt} 的物方焦平面上时，则 M 的像可准确成像到视网膜上，其反射像由位于透镜 L_{oph} 像方焦平面上的探测器 D 探测。如果被检眼有屈光不正，则 M 将成像于眼底前或者眼底后，探测器 D 得到一个模糊的图像。此时，为了在视网膜上获得一个清晰的图像，M 和探测器 D 必须沿着光轴移动（实际上，M 和探测器 D 之间可通过机械耦合同时移动，后面将其称之为"耦合 MD 系统"），直到 M 准确成像于视网膜上。

在具体实现过程中，探测器获取图像，并通过算法对其成像质量进行分析。然后移动耦合 MD 系统，使图像质量达到最优化。根据移动距离 z'，由视力计公式 $A_{far} = -D_{oph}^2 z'$（其中 $D_{oph} = 1/f_{oph}$，为透镜 L_{oph} 的屈光力）计算远点屈光力 A_{far}。如果耦合 MD 系统朝向眼睛的方向移动（即 $z' > 0$）来获得准确成像，则被检眼为近视眼；反之（即 $z' < 0$），为远视眼。

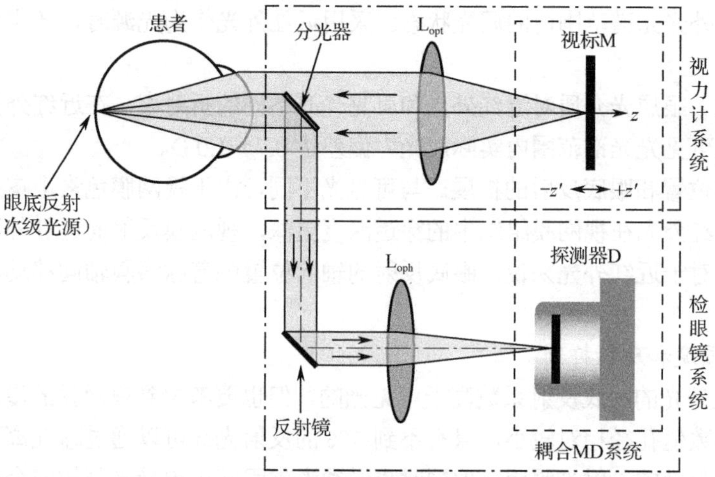

图 9-12　自动验光仪原理图

3．使用自动验光仪的注意事项

自动验光仪能够快速提供可靠的屈光数据，为后续的主观验光提供参考起点。但需要注意的是，自动验光仪的测量精度和可靠性还受到以下因素的影响：

① 被检者是否有固视困难或无意识眼调节问题；

② 验光仪是否准确对准和聚焦；

③ 被检眼瞳孔直径是否太小（小于 2 mm）；

④ 被检眼屈光不正度是否超过验光仪的测量范围；

⑤ 眼屈光介质是否混浊；

⑥ 角膜表面是否严重不规则（如圆锥形角膜）；

⑦ 眼底反射是否异常。

9.4　眼底检查技术

眼球内位于晶状体后面的组织，包括玻璃体、视网膜、脉络膜和视神经等，通常被称为眼底（或眼后节）。眼底检查不仅是眼科疾病诊断的基础，而且对心脑血管疾病的诊断也具有借鉴意义。

眼底检查仪器主要有检眼镜（Ophthalmoscope）、眼底照相机（Fundus Camera）、激光扫描检眼镜（Scanning Laser Ophthalmoscope，SLO）、光学相干层析成像仪（Optical Coherence Tomography，OCT）、眼科超声仪、视野计、视觉电生理仪等。本节主要介绍检眼镜、眼底照相机、激光扫描检眼镜和光学相干层析成像仪的原理、设计与应用，眼科超声仪、视野计和视觉电生理仪将在其他章节单独讲述。

9.4.1　检眼镜

虽然眼睛是天然的光学窗口，但由于缺乏照明，眼科医生无法直接观察到眼底的形态。

1850 年，Helmholtz 发明了直接检眼镜，首次清楚地观察到了活体人眼视网膜，开创了眼底疾病诊断的新纪元。检眼镜的发明，也标志着现代眼科仪器的诞生。

眼科医生通过检眼镜可以直接观察到患者眼底形态。由于结构简单，使用方便，检眼镜是眼科医生临床诊断的常规使用设备。检眼镜分为直接检眼镜和间接检眼镜。

由于眼底是一个暗室，如果没有外加照明，无法观察到眼底。因此，检眼镜的基本结构包括照明光路和观察光路两部分。照明光路和观察光路经过特殊设计，确保照明视场和观察视场重合，如图 9-13（a）所示。图 9-13（b）、（c）、（d）分别为采用半反半透镜法、针孔反射镜法和小棱镜法进行眼底照明的示意图。

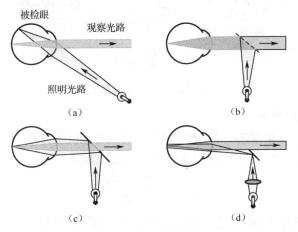

图 9-13　检眼镜的照明和观察光路示意图

1. 直接检眼镜

1）直接检眼镜的原理

直接检眼镜的原理如图 9-14 所示，光源（一般采用卤化氙灯或 LED 光源）经聚光透镜、孔径光阑、投射透镜和反射镜照明被检眼的瞳孔，再经瞳孔和被检眼屈光系统照亮眼底。眼底反射光经眼屈光系统、瞳孔、窥孔和屈光补偿透镜，进入检查者眼底，实现对被检眼眼底的观察。照明光采用小角度斜入射有利于减少角膜的反射。为了保证更多的入射光能照亮被检眼的眼底，反射镜应尽可能靠近被检眼瞳孔。聚光透镜和投射透镜将入射光聚焦在反射镜上，这样可减小反射镜的尺寸，不至于影响观察光路。孔径光阑位于聚光透镜和投射透镜之间，并通过投射透镜和被检眼屈光系统成像于眼底，使视网膜获得均匀照明，并可控制视网膜上的照射光斑大小。有时，为了更好地观察眼底血管，在照明光路中加入无赤光滤光片，以提高血管的可见度。观察光路中的屈光补偿透镜主要用于补偿被检眼和检查眼的屈光不正。

2）直接检眼镜的放大率

直接检眼镜的名义放大率取决于被检眼的屈光系统，其表达式为

$$\beta_n = \frac{D_e}{4D} \tag{9-4}$$

式中，D_e 为被检眼的总屈光力，D 表示屈光力的单位（屈光度，Diopter）。如果被检眼的总屈光力为 60 D，则直接检眼镜的放大率为 15。因此通过直接检眼镜，眼科医生可以观察到被检眼视网膜的细微之处。显然，在实际使用直接检眼镜时，若被检眼为近视眼（远视眼），

则放大率大于（小于）β_n。

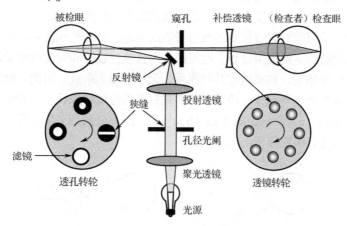

图 9-14　直接检眼镜原理图

3）直接检眼镜的视场

直接检眼镜的视场是指在不移动检查者的眼睛或直接检眼镜时，检查者能够观察到被检眼视网膜区域的大小。对于正视眼，直接检眼镜的最大视场角为

$$\alpha = \frac{d_{pat} + d_{phys}}{L_{pp}} \tag{9-5}$$

式中，α 的单位是弧度（rad），d_{pat} 与 d_{phys} 分别为被检眼和检查者的瞳孔直径，L_{pp} 表示被检眼和检查者的瞳孔之间的距离。因此，直接检眼镜观察到的视网膜大小为

$$d \approx \frac{\alpha}{D_e} \tag{9-6}$$

类似于放大率，直接检眼镜的视场也和被检眼的屈光状态和瞳孔大小有关。实际上，受到渐晕因素的影响，直接检眼镜的视场范围一般比上式计算所得的理论最大值要小，一般只有 2 mm 左右。医生在观察时，要摆动检眼镜或嘱咐被检者注视不同方向，以观察视网膜不同的位置。

2. 间接检眼镜

直接检眼镜虽然放大率高，可分辨视网膜的细微结构，但是它的视场太小，不利于视网膜大范围观察。1852 年，Ruete 发明了单目间接检眼镜。1861 年，Teulon 发明了双目间接检眼镜，具有视野大、立体感强的优点。

从检眼镜的视场角公式［式（9-5）］可以看出，要想增加视场角，一个有效途径就是减小被检眼和检查者之间瞳孔的距离 L_{pp}。但是，在直接检眼镜中，L_{pp} 已经很小（30～40 mm），如果继续减小 L_{pp}，医生将无法进行操作。但是，如果将被检眼的瞳孔通过一个透镜成像在检查者的瞳孔处，将可以实现上述的设想。

间接检眼镜的原理如图 9-15 所示，照明光源经集光镜和检眼透镜进入被检眼，眼底反射光经检眼透镜成倒实像于中间像面（如果被检眼为正视眼，则中间像面即位于检眼透镜的像方焦面），检查者则观察到被检眼的中间像。

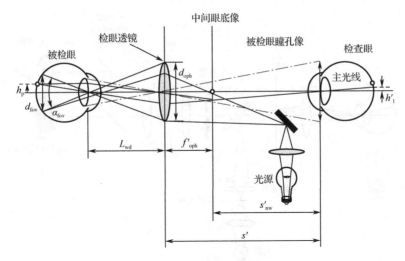

图 9-15　间接检眼镜原理图

1）间接检眼镜的角放大率

如果被检眼是正视眼，根据理想光学系统的拉赫公式，容易得到间接检眼镜的放大率为

$$\beta = -\frac{D_e}{D_1} \tag{9-7}$$

式中，D_e 和 D_1 分别为被检眼和检眼透镜的屈光力，负号表示倒像。

假设 $D_1 = 20\,D$，$D_e \approx 60\,D$，则 $\beta \approx -3$，大约是直接检眼镜的 1/5。

2）间接检眼镜的视场角

如图 9-15 所示，视场角可由下式计算：

$$\frac{\alpha}{2} = \tan^{-1}\left(\frac{d_1/2}{L_{wd}}\right) \tag{9-8}$$

为了简化，可把视场角写为

$$\alpha \approx \frac{d_1}{L_{wd}} \tag{9-9}$$

则被检眼视网膜观察范围为

$$d \approx \frac{\alpha}{D_e} \tag{9-10}$$

式中，D_e 为被检眼的总屈光力，$D_e = \dfrac{1}{f_e}$。

9.4.2　眼底摄影技术

眼底摄影（Retinal Photography）是用来观察和记录眼底状况的技术，其典型设备是眼底照相机。其原理与间接检眼镜类似，结构上分成照明光路、照相与观察光路两个模块，如图 9-16 所示。

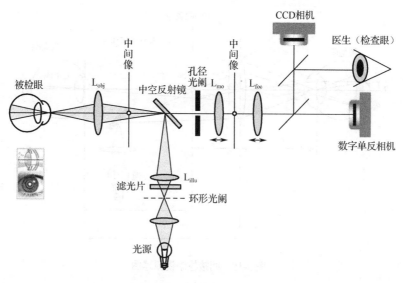

图 9-16　眼底照相机示意图

1．照明光路

由于眼底本身不发光，因此眼底成像时需要提供外部照明。照明光源一般有两个：一个是在眼底照相机调焦时观察眼底使用，一般可采用小功率白炽灯或 LED 光源，现代眼底照相机一般都采用近红外照明，以尽可能减少调焦时对人眼的刺激而造成不适；另一个是闪光灯，一般可采用卤素灯或脉冲氙灯。但近年来，由于 LED 亮度高、不发热、尺寸小、容易固定，因此采用 LED 灯是一个趋势。

设计照明光路要重点考虑如下三个影响因素：

① 成像光学系统和人眼屈光系统（特别是角膜）无明显反射光进入成像光路，对成像光路造成干扰；

② 照明要均匀、柔和、显色好，光强适中；

③ 照明视场尽可能大，满足成像视场的设计要求。

环状照明是降低角膜反射、提高眼底照明均匀性的常用方法。如图 9-16 所示，环形光阑被聚光透镜 L_{illu} 成像于中空反射镜上，接目物镜 L_{obj} 将环形照明光带成像于瞳孔位置，确保眼底得到均匀照明。同时，角膜旁周边区域形成环形照明光带，避开了角膜中央的强光反射，而旁周边区域的反射将通过成像光路中的光阑滤除，不会进入后继成像光路。在设计环形照明的光带尺寸时，必须考虑到人眼瞳孔的大小，确保眼底照明的效率。

2．照相与观察光路

一般的照相光路只要包括照相物镜和成像底片（或光电探测器）即可，但眼底照相机的照相光路一般要包括接目物镜 L_{obj}、成像物镜 L_{mo}、调焦透镜 L_{foc} 和底片（或光电探测器）4 部分。与间接检眼镜类似，接目物镜将被照亮的视网膜成像于中空反射镜之前，该中间像进一步经过成像物镜形成第二个中间像，再通过调焦透镜成像于无穷远处，即从调焦透镜出射的即为平行光，分别通过后续的探测器物镜和分光镜在探测器上形成眼底像或由检查眼进行直接观察。

通过移动调焦透镜可以补偿被检眼的屈光不正。成像物镜前放置一个孔径光阑，与被检眼瞳孔共轭，有利于限制成像光束和消除杂散光。接目物镜和成像物镜采用远心光学系统，减小由于被检眼屈光不正引起的眼底像大小的变化，有利于眼底图像几何尺寸的可重复性定量测量。

3．视场角与放大率

参考间接检眼镜视场角的计算公式［式（9-9）］，最大视场角 α_{fov} 取决于接目物镜的通光孔径 d_1 和工作距离 L_{wd} 的比值。在眼底照相机的设计中，工作距离 L_{wd} 是固定的，因此最大视场角 α_{fov} 仅取决于接目物镜的通光孔径 d_1。一般的眼底照相机的最大视场角约为 50°。同样，眼底照相机的放大率也可以参考间接检眼镜的放大率计算公式进行计算，在此不再赘述。

4．彩色和单色光成像

眼底照相机一般采用白光照明，拍摄眼底的彩色照片，如图 9-17（a）所示。但是，有些单色光成像可以提高对眼底特定组织的可见度。在光路中放置带通滤光片，选择对应波长的照明光进行成像，从而突出眼底特定组织的可见度，该方法已经在临床上得到广泛的应用。例如，蓝光照明（490～530 nm）可以突出视网膜神经纤维的可见度，绿光照明（540～580 nm）可突出显示视网膜血管。红光照明（620～650 nm）由于视网膜色素上皮细胞吸收较弱，可以穿透眼底深部组织，实现脉络膜成像。采用同时或顺序的单色光成像，实现眼底的多光谱成像，可以根据眼底组织的光谱特性，突出显示某些特定物质的分布情况，如图 9-17（b）所示。另外，根据氧合血红蛋白和脱氧血红蛋白对光吸收的差异，还可以实现血氧饱和度测量，实现功能成像，有助于眼底病的早期诊断或鉴别诊断。

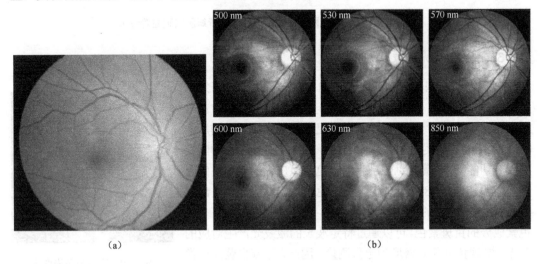

（a）　　　　　　　　　　　　　　　（b）

图 9-17　眼底彩色成像和多光谱眼底成像

5．荧光造影

为了进一步显示视网膜和脉络膜血管，可以通过静脉注射荧光剂，经血液循环到眼底血管网络，采用合适波长的单色光激发荧光，实现血管网络的显影成像。荧光造影（Fluorescence

Angiography，FAG）可以分析动态血流、渗漏和堵塞。如果集成计时装置，还可以分析血液循环的时间。

一般激发荧光的中心波长大于激发光，且荧光强度比激发光弱得多。如果要观察微弱的荧光图像，必须滤除激发光的反射光对荧光成像造成的干扰。实现的办法是，在眼底照相机的照明光路中放置带通的激发滤光片产生单色光照明，激发荧光的同时又能阻断其他光谱成分的照明光进入光路。在成像光路中放置屏障滤光片，只允许某一截止波长以上的光谱成分通过，同时阻断激发光的反射光进入成像光路对荧光信号造成干扰，光电探测器便可记录到眼底荧光图像。

眼底荧光造影可分为两类：一类是荧光素钠血管造影（Fluorescein Angiography，FA）（吸收中心波长在 480 nm 附近，荧光中心波长在 520 nm 附近），主要用于视网膜血管造影（见图 9-18（a））；另一类是吲哚青绿血管造影（Indocyanine Green Angiography，ICGA）（吸收中心波长在 795 nm 附近，荧光中心波长在 810 nm 附近），主要用于脉络膜血管造影（见图 9-18（b））。

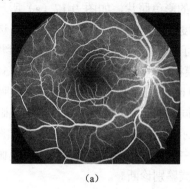
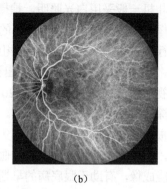

（a）　　　　　　　　　　　　　　（b）

图 9-18　荧光素钠视网膜血管造影和吲哚青绿脉络膜血管造影

6. 眼底自荧光成像

眼底组织某些色素在对应波长的单色光激发下，可发出相应的内源性自荧光。通过自荧光成像（Fundus Auto Fluorescence，FAF），可以了解眼底组织的色素或代谢物质的空间分布，实现对某些细胞/分子进行定性定量分析，判断视网膜的功能状态。最常见的是视网膜色素上皮细胞脂褐质的自荧光成像。选择 488 nm 的激发光，色素上皮细胞会激发出中心波长在 590 nm 的宽谱荧光，如图 9-19 所示。又如具有多种色素成分的黄斑素色，可以通过特定波长的激发光产生对应的荧光，实现黄斑色素密度的定量测量。因此，眼底自荧光成像对年龄相关性黄斑变性等眼底病的诊断具有重要意义。

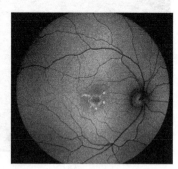

图 9-19　眼底自荧光图像

与荧光造影相比，自荧光成像无须注射荧光剂，可减少荧光剂引起的过敏等副作用，但是眼底色团的自荧光产生效率更低，且不同色团的荧光光谱可能重合，因此探测和鉴别更加困难。

眼底照相结合荧光造影已经成为眼科临床常用的技术设备，但目前常用的功能只体现在眼底组织的结构成像，未来的发展趋势首先在于通过图像信号的分析，如血管网络及血管直径变化的动态分析，以及结合光谱成像，实现功能成像。另一方面，眼底照相技术同其他成像技术相结合，实现眼底组织的多模态或多功能成像，为临床诊断提供更全面的诊断信息，也是未来发展的重要趋势。

9.4.3 激光扫描检眼镜

激光扫描检眼镜（Scanning Laser Ophthalmoscope，SLO）采用聚焦于眼底的激光束作为照明光源，通过扫描振镜逐点扫描眼底，并逐点采集眼底的反射或散射信号，实现高分辨率眼底成像。1980 年，Webb 等发明了激光扫描检眼镜技术，后经不断改进，尤其是与共聚焦技术相结合，发明了共聚焦激光扫描检眼镜（Confocal Scanning Laser Ophthalmoscope，CSLO），在临床上得到了广泛的应用。

1. 共聚焦激光扫描检眼镜的基本原理

如图 9-20 所示，平行激光束经二维扫描振镜和由 L_1、L_2 组成的远心光学系统，再经由被检眼屈光系统聚焦于眼底。眼底反射或散射光经被检眼屈光系统、L_1、L_2、中空反射镜 M、L_3、针孔 P，最后被光电探测器 D 记录。其中，针孔 P 和眼底的激光聚焦点共轭，这样来自聚焦点外的反射光或散射光将被针孔阻断，从而提高图像的分辨率和对比度。扫描振镜被 L_1、L_2 成像于被检眼瞳孔处，以实现最大范围的激光扫描。

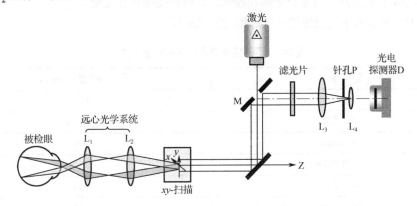

图 9-20　共聚焦激光扫描检眼镜原理图

通过精密控制 L_1、L_2 的移动，可实现被检眼的屈光补偿，同时还可以实现扫描激光聚焦在视网膜的不同深度，联动针孔 P，便可实现视网膜不同深度的成像，从而实现三维成像。

由于眼底反射光或散射光非常微弱，而且针孔 P 将进一步减小信号的强度，为了提高信噪比，通常采用光电倍增管（Photomultiplier Tube，PMT）或雪崩二极管（Avalanche Photo-diode，APD）进行弱光信号探测。

2. 共聚焦激光扫描检眼镜的分辨率

1）数字分辨率

CSLO 的数字分辨率可根据视场和数字图像的尺寸计算而得。如果被检眼是正视眼，根据式（9-6），如果视场角为 20°×20°，数字图像尺寸为 1024×1024 像素，则数字分辨率约为 5.7 μm。

2）光学分辨率

在不考虑各种光学像差，并且视网膜获得均匀照明的理想衍射极限条件下，可以用点扩展函数（Point Spread Function，PSF）的半高全宽值（Full Widths at Half Maximum，FWHM）代表 CSLO 的光学分辨率，这在低数值孔径的眼屈光系统和共焦的 CSLO 系统中是合适的。CSLO 的轴向分辨率表示为

$$\Delta Z = 1.67 \frac{\lambda}{\mathrm{NA}^2} \tag{9-11}$$

横向分辨率为

$$\Delta L(x, y) = 0.51 \frac{\lambda}{\mathrm{NA}} \tag{9-12}$$

式中，NA 为数值孔径（Numerical Aperture）。

如果正视眼的瞳孔直径为 2 mm，CSLO 的照明光源为 550 nm 的绿光，则轴向分辨率 ΔZ 约为 286 μm，横向分辨率 $\Delta L(x, y)$ 约为 5 μm。

3. 共聚焦激光扫描检眼镜的功能扩展

同眼底照相机类似，共聚焦激光扫描检眼镜也可以实现荧光素钠和吲哚青绿荧光造影以及自荧光成像，只是需要更换不同波长的激光，如图 9-21 所示。因此，实际的共聚焦激光扫描检眼镜集成了不同波长的激光光源和滤光片，结构变得更加复杂。

如表 9-1 所示为不同成像模式时选用的激光波长。

表 9-1　不同成像模式时选用的激光波长

成像模式	激光波长/nm
无赤光成像	488/532
蓝光成像	488/490
红光成像	660
近红外光成像	820/790
荧光造影	488/490
吲哚青绿造影	790
自荧光成像	488/490

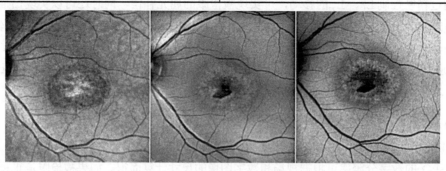

图 9-21　不同波长 CSLO 眼底成像图

9.4.4　光学相干层析成像技术

1. 概述

光学相干层析成像技术（Optical Coherence Tomography，OCT）是继 X 射线、计算机断层扫描技术（Computed Tomography，CT）、磁共振成像（Magnetic Resonance Imaging，MRI）及超声成像技术之后的一种新型的光学层析成像方法。OCT 基于低相干光干涉的基本原理，通过检测与重建生物组织反射/散射回来的弹道光子干涉信号，获得组织不同深度的结构信息，实现生物组织三维的高分辨率显微结构成像。

近年来，OCT 技术在分辨率和成像速度等方面得到了很大的提高和发展，能够更快、更高分辨率地对生物体内部微观结构进行检测。同时，为了能够提供生物组织更多的功能信息，如血流速度、血管造影、组织弹性分布等，人们也开始进行 OCT 功能成像研究，拓展出多种 OCT 功能成像模式，如多普勒 OCT（Optical Doppler Tomography，ODT）、OCT 血管造影技术（Optical Coherence Tomographic Angiography，OCTA）、OCT 弹性成像技术（Optical Coherence Elastography，OCE）等。

2. OCT 的工作原理

OCT 系统包括宽带低相干光源、样品臂、参考臂、干涉系统及探测器，其工作原理如下：从宽带光源发出的低相干光经过分束器分别进入参考臂和样品臂。从样品臂反射回来的样品光和从参考臂反射回来的参考光再次经过分束器汇合。由于光源的低相干性质，只有参考光和样品光在光程差匹配时才会发生干涉，并通过探测器接收携带组织信息的干涉信号。将探测到的干涉信号进行重建即可得到生物组织层析（A-line）信号，入射光在样品臂表面进行一维扫描获得扫描方向上的若干 A-line 信号，得到样品的二维断层图像（B-Scan），然后通过二维扫描获得若干 B-Scan 信号，形成三维数据体，进而通过三维重建获得组织的三维图像，如图 9-22 所示。

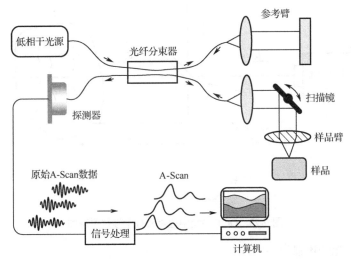

图 9-22　光学相干层析成像的示意图

3. OCT 信号获取方法

最早的OCT技术基于时域探测技术，称为时域光学相干层析成像技术（Time-Domain Optical Coherence Tomography，TD-OCT）。利用参考臂反射镜的快速移动来匹配样品光中不同深度信息的干涉信号，采用光电探测器以点探测的方式接收干涉信号。随着技术的发展，基于频域探测技术的频域光学相干层析成像技术（Frequency-Domain Optical Coherence Tomography，FD-OCT）比 TD-OCT 具有更高的灵敏度、信噪比、分辨率和成像速度。根据不同的光源和探测器类型，FD-OCT 又可进一步分为谱域光学相干层析成像（Spectral-Domain OCT，SD-OCT）和扫频光源光学相干层析成像（Swept-Source OCT，SS-OCT）。前者利用光谱仪中的线阵探测器获得干涉条纹谱，经傅里叶变换等信号处理方法重建获得样品的断层图像；而后者则利用扫频光源，通过点探测的方式探测不同波长的干涉谱，重建得到样品组织图像。

4. OCT 信号处理与图像重建方法

将宽带光源发出的低相干光视为平面波，记为 E_i，并将空间坐标简化到 z 轴，即

$$E_i = s(k)e^{[-j(\omega t - kz) + \varphi_0]} \tag{9-13}$$

式中，$\omega = 2\pi\upsilon$ 表示角频率，$k = 2\pi/\lambda$ 表示波数，这里 λ 和 υ 为波长和频率，两者满足 $cn(\lambda) = \lambda\upsilon$，$c$ 为光速，$n(\lambda)$ 为某个波长下的介质折射率，$s(k)$ 为宽带光源的幅度谱，z 为光的传播距离，φ_0 为初始相位。忽略初始相位 φ_0，式（9-13）可简化为

$$E_i = s(k)e^{[-j(\omega t - kz)]} \tag{9-14}$$

假设 OCT 基于迈克耳孙干涉仪构建，如图 9-23 所示。E_i、E_s 和 E_r 分别代表光源、样品臂和参考臂的光场强度，I_D 代表探测器上的光强。依据迈克耳孙干涉仪的分光特性，光在分束器上分离，经样品臂上组织和参考臂反射镜的反射之后，在分束器重新混合。假设分束器的分光率为 0.5，同时为了便于讨论，假设分束器的中心为 $z=0$ 的位置。

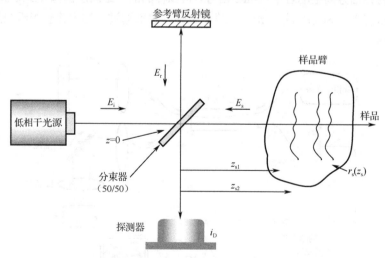

图 9-23　OCT 系统中迈克耳孙干涉仪原理图

参考臂反射光的场强为

$$E_r = \frac{E_i}{\sqrt{2}} r_r e^{j2kz_r} \tag{9-15}$$

式中，r_r 为反射镜的振幅反射率，参考臂光强反射率 $R_r = |r_r|^2$，z_r 为从反射镜到分束器的距离。由于分束器的分光率为 0.5，因此进入参考臂的光强为原来的一半，所以在振幅表达式中添加 $\sqrt{2}$ 因子。

为方便讨论，可以假设样品由有限多个离散的反射点组成，因此它的反射系数可被描述为与深度相关的函数 $r_s(z_s)$，其中 z_s 表示从分束器中心到样品的光程。此处为了简化讨论，假设样品是由有限个离散类 δ 函数反射面组成，因此，该样品的振幅反射率函数可表示为

$$r_s(z_s) = \sum_{n=1}^{N} r_{sn}\delta(z_s - z_{sn}) \tag{9-16}$$

式中，r_{sn} 为第 n 个反射面的反射率，第 n 个样品点的光强反射率 $R_{sn} = |r_{sn}|^2$。z_{sn} 为第 n 个反射面到分束器中心的距离。OCT 结构成像的目的就是从干涉信号测量中重建样品反射率 $r_s(z_s)$。

组织样品的背向散射光是光在轴向深度上所有反射面背向散射的集合，因此样品臂上的反射光可以描述为

$$E_s = \frac{E_i}{\sqrt{2}}[r_s(z_s) \otimes e^{i2kz_s}] \tag{9-17}$$

式中，$2z_s$ 表示从分束器中心到样品反射面 S 的往返距离，符号 "$\otimes$" 表示卷积。

参考光和信号光在分束器发生干涉后，干涉信号被探测器接收。由于光电探测器获得的是光的强度，它等于输出光与其复共轭乘积的时间平均。因此探测器上得到的干涉信号为

$$I_D = \frac{\rho}{2}\langle |E_r + E_s|^2 \rangle = \frac{\rho}{2}\langle (E_r + E_s)(E_r + E_s)^* \rangle \tag{9-18}$$

式中，ρ 是光电探测器的响应效率。角括号表示光强在探测器响应时间内的积分平均。除以 2 表示信号光在第二次经过分束器后光强的损失。综合式（9-16）、式（9-17）和式（9-18），可得

$$I_D(k,\omega) = \frac{\rho}{2}\left\langle \left| \frac{s(k,\omega)}{\sqrt{2}}r_r e^{-j(\omega t - 2kz_r)} + \frac{s(k,\omega)}{\sqrt{2}}\sum_{n=1}^{N} r_{sn} e^{-j(\omega t - 2kz_{sn})} \right|^2 \right\rangle \tag{9-19}$$

由于角频率振荡周期远比探测器响应时间短，因此上式展开为波数 k 为自变量的函数

$$I_D(k) = \frac{\rho}{4}[S(k)(R_r + R_{s1} + R_{s2} + \cdots)]$$
$$+ \frac{\rho}{2}\left\{ S(k)\sum_{n=1}^{N}\sqrt{R_r R_{sn}}\cos[2k(z_r - z_{sn})] \right\} \tag{9-20}$$
$$+ \frac{\rho}{4}\left\{ S(k)\sum_{n \neq m=1}^{N}\sqrt{R_{sn}R_{sm}}\cos[2k(z_{sn} - z_{sm})] \right\}$$

式中，$S(k) = \langle |s(k,\omega)| \rangle^2$ 为光源的能量谱。

式（9-20）即是探测器接收到的干涉信号，其中右边第一项为直流项，取决于光源光谱及从两臂反射回来的光强叠加后的大小，为一常数；第二项为互相关项，即包含样品结构深度信息的干涉信号，包含有样品各反射面的距离和反射强度信息。该项大小取决于光源光谱、参考臂反射镜与样品反射面的反射率及两者间的光程差；第三项为自相关项，为样品的自相关信号。该项是样品中各个反射面反射光之间互相干涉的结果，一般被当作噪声来处理。

干涉信号 $I_D(k)$ 通过傅里叶逆变换可重建获得样品深度方向的反射率分布 $r_s(z_s) = \sqrt{R_s(z_s)}$，即 A-line 信号。利用傅里叶变换基本特性

$$\frac{1}{2}[\delta(z+z_0)+\delta(z-z_0)]\overset{\mathscr{F}}{\leftrightarrow}\cos(kz_0)$$

$$x(z)\otimes y(z)\overset{\mathscr{F}}{\leftrightarrow}X(k)Y(k)$$

对式（9-20）进行傅里叶逆变换并化简得

$$i_{\mathrm{D}}(z)=\frac{\rho}{8}[\gamma(z)(R_{\mathrm{r}}+R_{\mathrm{s1}}+R_{\mathrm{s2}}+\cdots)]$$

$$+\frac{\rho}{4}\sum_{n=1}^{N}\sqrt{R_{\mathrm{r}}R_{\mathrm{sn}}}\{\gamma[2(z_{\mathrm{r}}-z_{\mathrm{sn}})]+\gamma[-2(z_{\mathrm{r}}-z_{\mathrm{sn}})]\} \qquad (9\text{-}21)$$

$$+\frac{\rho}{8}\sum_{n\neq m=1}^{N}\sqrt{R_{\mathrm{sn}}R_{\mathrm{sm}}}\{\gamma[2(z_{\mathrm{sn}}-z_{\mathrm{sm}})]+\gamma[-2(z_{\mathrm{sn}}-z_{\mathrm{sm}})]\}$$

式中，$\gamma(z)$ 为光源光谱 $S(k)$ 的傅里叶逆变换。图 9-24 是非均匀样品深度信息重建示意图。图中 z 轴表示光程差 $z_{\mathrm{r}}-z_{\mathrm{sn}}$。重建得到的样品深度信息的直流项主要受参考臂反射光强的影响，是 $i_{\mathrm{D}}(z)$ 的主要组成部分。直流项两边的小次峰为样品反射面之间的互相干信号，即样品的自相关项。由于样品内反射面的反射率及各点间的光程差均很小，因此该项幅值很低，接近于零，可忽略。傅里叶逆变换后，由于受到光源相干函数 $\gamma(z)$ 的影响，样品中的反射面信号不再是脉冲信号，而是被展宽了约一个相干长度的距离。

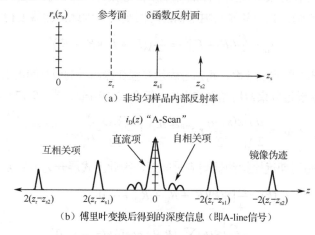

（a）非均匀样品内部反射率

（b）傅里叶变换后得到的深度信息（即A-line信号）

图 9-24　OCT 系统深度信息重建示意图

5. OCT 的分辨率

（1）轴向分辨率（Axial Resolution）

OCT 系统的轴向分辨率（或深度分辨率）主要受到光源波长和带宽的影响。为了提高轴向分辨率，OCT 成像系统一般选择使用宽带低相干光源，其光谱呈高斯分布。采用高斯光谱的原因有两个：一是非高斯分布光源会给干涉信号带来旁瓣效应，降低成像质量；二是高斯光谱有利于简化傅里叶变换过程，如式（9-22）和图 9-25 所示。

$$\gamma(z)=\mathrm{e}^{-z^2\Delta k^2}\leftrightarrow S(k)=\frac{1}{\Delta k\sqrt{\pi}}\mathrm{e}^{-\left[\frac{k-k_0}{\Delta k}\right]^2} \qquad (9\text{-}22)$$

式中，$S(k)$ 为光源的高斯型功率谱，$\gamma(z)$ 为其傅里叶逆变换结果，即"相干函数"，代表 OCT

系统的点扩散函数（Point Spread Function，PSF）。PSF 描述了 OCT 系统的轴向分辨率。理论轴向分辨率由光源的相干长度决定

$$\delta(z) = l_c = \frac{2\ln 2}{\pi} \frac{\lambda_0^{\ 2}}{\Delta\lambda} \approx 0.44 \frac{\lambda_0^{\ 2}}{\Delta\lambda} \tag{9-23}$$

式中，λ_0 为光源的中心波长，$\Delta\lambda$ 为高斯光源的半高全宽（Full Width at Half Maximum，FWHM）。由式（9-23）可以看出，光源谱宽增加，轴向分辨率变小。但是，当带宽增加到一定程度时，光学器件的色散会变得严重，使得色散补偿较为困难。

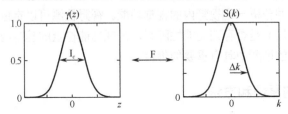

图 9-25　光源频谱 $S(k)$ 和相干函数 $\gamma(z)$ 的傅里叶变换关系

（2）横向分辨率（Lateral Resolution）

OCT 系统的横向分辨率取决于样品臂光学系统的聚焦能力。横向分辨率 $\delta(x)$ 即为样品上的光斑衍射极限尺寸，表示为

$$\delta(x) = 0.61 \frac{\lambda_0}{\text{NA}} = \frac{4\lambda_0}{\pi} \cdot \frac{f}{d} \tag{9-24}$$

式中，λ_0 为光源中心波长，NA 为物镜的数值孔径，f 为物镜焦距，d 为物镜处光斑直径。通常提高数值孔径可以获得更好的横向分辨率。

6．OCT 的临床应用

OCT 在眼科中的应用可分为眼前节 OCT 和眼后节 OCT。眼前节 OCT 主要用于对角膜、虹膜和晶状体进行高分辨成像，在角膜病、白内障等眼前节疾病的诊疗以及生物参数精确测量中具有广泛的应用价值。图 9-26 左图显示了眼前节的 OCT 断层图像。眼后节 OCT 主要用于视网膜与脉络膜显微成像，在青光眼、视网膜变性、视神经疾病、糖尿病性视网膜病变等几乎所有的眼底病中具有广泛的诊断价值。图 9-26 右图显示了视网膜 OCT 断层结构图像。

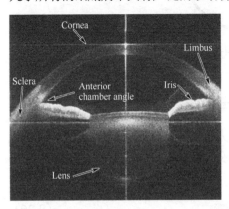
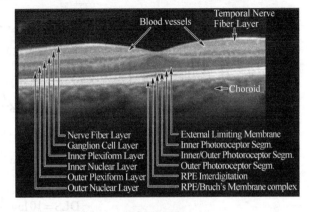

图 9-26　眼前节 OCT 断层图像（左）和视网膜 OCT 断层结构图像（右）

9.5 视野检测

视野（Visual Field）和视敏度（Visual Acuity）是评价视觉功能的两个重要参数。视敏度常用来反映黄斑区分辨细节的能力，也称为中心视力，而视野是指被检眼固视前方某点时所见的空间范围。一般将30°以内的视野称为中心视野，30°以外的视野称为周边视野。

视野检测又称为视野测量（Perimetry），所采用的仪器称为视野计（Perimeter）。它可以用来判定视野大小，并分析一定视野内的视觉功能。视野检测可以定位诊断视觉通路（从光感受器细胞至视觉皮层）是否存在功能性障碍，是视功能检查的基本内容之一，在眼底病、青光眼和视神经疾病的诊断中具有重要的价值。

9.5.1 视野检测的原理和方法

1. 视野检测的原理

视野检测一般通过差分光敏感度（Differential Light Sensitivity，DLS）、颜色辨识能力（Color Discrimination）和运动检测能力（Motion Detection）等视觉响应参数来进行视野的定量分析。大多数视野检测的目的是定量分析视野中不同位置的光敏感度，如图9-27所示。碗状面均匀照明，背景亮度为L_b，视标的亮度为L，患者可判断是否能感知到视标。在视标重复呈现过程中，患者识别概率为50%的最低亮度差定义为阈值差分亮度（Threshold Differential Luminance），记作$\Delta L_{th} = L_{th} - L_b$。$L_{th}$为患者能够识别的最低亮度阈值。由于视网膜敏感度和阈值差分亮度为倒数关系，即ΔL_{th}较低时表示视网膜敏感度高。

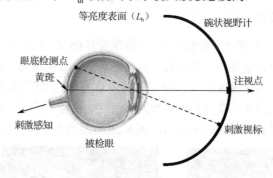

图 9-27 视野检测原理

因此，通常把视标亮度表示为

$$L_{dB} = 10\log\frac{L_{max}}{L} \tag{9-25}$$

此时，L_{dB}的单位为分贝（dB），L_{max}表示视野计中最大的视标亮度，L为实际测试视标的亮度，亮度单位为坎德拉/平方米（cdm^{-2}）。因此，L_{dB}的分贝数越高，视标越暗。当$L = L_{max}$时，$L_{dB} = 0 \, dB$。同样地，差分光敏感度可表示为

$$DLS = 10\log\frac{\Delta L_{max}}{\Delta L_{th}} \tag{9-26}$$

式中，DLS 的单位为分贝（dB），ΔL_{max} 为视野计中最大的亮度差，ΔL_{th} 为患者所能分辨的阈值差分亮度，单位均为 cdm^{-2}。因此，DLS 的分贝数越高，表示视网膜的光敏感度越高。

检查时，被检者保持固视在中心注视点，视标从周边视野逐渐向中心视野靠近，逐点记录检测值。将相同阈值的点连接起来即形成了等视线（Isopter）或视野岛图（Hill of Vision）。在正常光照条件下，光敏感度在中央凹附近最大，随着距中央凹的距离增大逐渐减小。

很多因素都会对视野岛图产生影响，如视标的尺寸、颜色、亮度、显示持续时间、背景亮度等。同时，视野岛图还会随着年龄的不同而变化，因此视野检测必须采用标准化的测试条件，通过大样品数据分析建立正常值范围，通过对比以发现其改变之处。当视标达到最大亮度时，患者仍然不能感知到视标，称为视野绝对盲点（Absolute Scotomas）。由于视神经乳头处没有光感受器细胞，所以在此处存在绝对盲点。屈光不正或屈光介质混浊（如白内障）都可导致视野的整体光敏感度下降。正常视野的范围如图 9-28 所示。

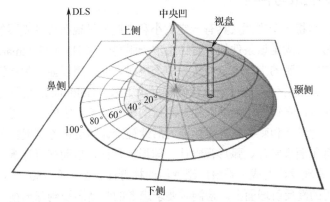

图 9-28 正常视野范围：上侧（Superior）约 $50°\sim60°$，下侧（Inferior）约 $70°\sim75°$，
鼻侧（Nasal）约 $50°\sim60°$，颞侧（Temporal）约 $100°\sim110°$

2. 视野检测的方法

视野检查的方法主要有动态视野检测法和静态视野检测法。

（1）动态视野检测法（Kinetic Perimetry）

在动态视野检测中，一个视标（具有一定尺寸大小与光照亮度）放置在视野无法感知的某处，然后沿某一子午线方向以恒定速度向中心视野移动，直到患者发现它。发现视标的点被称为视野范围或刺激阈值。沿不同子午线方向重复上述检查，获得一系列等光敏感度点，将其连接即可绘出等视线。改变视标的亮度或尺寸后，可以画出一系列等视线，最终可以得出患者的视野岛图，如图 9-29 所示。通常在一个报告中由 3～5 条等视线及生理盲点构成。采用手动检测虽然较为精确，但是对技术人员要求较高且耗时较多。目前大多采用计算机辅助动态视野测量，常用于周边视野检测。

（2）静态视野检测法（Static Perimetry）

在静态视野检测中，视标在视野中的位置固定，通过改变视标的光强测定视野中该点的差分光敏感度。每个测试点的刺激亮度由弱到强逐渐变化，当患者刚好能够感受到的亮度即成为该点的光响应阈值。这种形式的视野测量常称为静态阈值检测。静态视野检测法常用于中心视野检测。

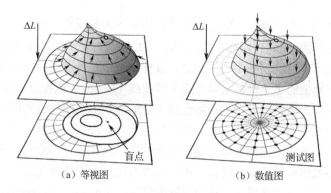

（a）等视图 （b）数值图

图 9-29　视野岛图表示法

9.5.2　视野计的构成与种类

视野计要求能够将一个视标（具有一定大小和亮度）呈现在患者视野的某个位置，并持续一定的时间。第一台满足该条件的视野计由瑞士眼科学家 Hans Goldmann 于 1945 年研制成。他采用一个均匀照明的半球内表面作为一个投射表面，用以显示刺激视标。该视标在半球的内表面移动，其位置坐标通过缩放仪同时记录下来。Goldmann 视野计的发明具有重要意义，即使到了现今，它仍然作为动态视野测量的重要参考。它的出现提高了视野检测的可重复性，其严格的背景光和刺激光亮度标准为后续视野计的定量检测提供了依据。

视野计主要有平面视野计、弧形视野计、球形视野计、自动视野计等。球形视野计根据 Goldmann 视野计原理设计而成，是最广泛使用的视野计。在一个 180° 半球上，刺激视标投射到一个均匀照明的漫反射球面上。检测时要求患者的眼睛固视到球形视野计中心。患者通过按下按钮，记录对刺激视标的感知状况。弧形视野计具有如下优点：

① 恒定测距（通常为 30cm）；

② 检测条件明确（半球实际上保护测试表面免于环境光散射的干扰）；

③ 较大的视野测量空间范围（最大可达 90°）；

④ 测试方式灵活多变。

自动视野计的特点是视标呈现位置和亮度水平由计算机控制，可以根据筛查的疾病类型选定特定的检查模式，并根据视标的反复呈现和患者的判定结果，通过统计学分析计算假阴性和假阳性，以确定检查结果的可靠性。同时，自动视野计还可以对检查结果进行分析和随访比较，大大提高了检查的准确性和可读性。

9.5.3　视野检测条件及影响因素

在标准条件下进行视野检测有利于数据解读与交换，对疾病进程的随访至关重要。视野检测的主要测试条件包含以下 4 个方面。

（1）背景亮度：球形视野计内表面的背景亮度通常为 $10\,\mathrm{cdcm^{-2}}$。在这个范围内，视觉的形成主要受到视锥细胞的影响（锥形细胞形成视觉更多的是依赖于图像对比度，而不是图像绝对亮度）。现代视野计多采用 Goldmann 视野计的原理，可以通过自动控制，在背景亮度可能产生微小变化时，对视标进行相应微小的亮度调整，以达到保持刺激对比度恒定，使检测结果不受背景亮度波动的影响。

（2）视标尺寸：Goldmann 视野计提供了标准视标尺寸，如图 9-30 所示。自动静态视野检测已经逐渐采用了 Goldmann 的Ⅲ型视标。Ⅴ型视标有时用于严重视野损失的评估。

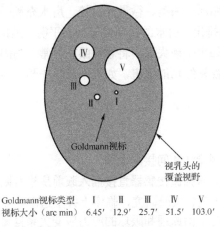

Goldmann视标类型　　　Ⅰ　　Ⅱ　　Ⅲ　　Ⅳ　　Ⅴ
视标大小（arc min）　6.45′　12.9′　25.7′　51.5′　103.0′

图 9-30　Goldmann 标准视标及其尺寸

（3）视标持续时间：当视标持续时间大于 100 ms 时，对视标的视觉感知基本不受刺激时间的影响，因此刺激持续时间的微小波动对检测结果几乎没有影响。但是，如果刺激持续时间大于患者的反应时间（一般约 200 ms），则患者可能会不由自主地尝试寻找刺激的方位，而不是保持注视在视野计中心的固视点，此时检测结果的可靠性将大受影响。因此，视野计通常采用 100～200 ms 的刺激时间。

（4）固视检测：为了获得可靠的视野检测，在测试中监测患者能否持续地固视中心注视点尤为重要。通常采用固视跟踪方法检测固视水平，记录固视波动，以减小检测误差。

9.5.4　视野计检测结果分析

视野计使用软件存储分析差分光敏感度分布，并以报告形式展示。由于视野检测的可变性，在正常视野和病理视野中可能具有明显的重叠特性，以及在青光眼患者中能发现视野进展性缺失改变。因此，需要对数据进行统计学分析以解决以下相关问题：

① 检测的视野是否在同龄人的正常视野范围内；

② 经过一段时间后，那些变化是否具有统计学意义；

③ 观察到的变化是否太快，以至于患者有视力残疾的危险；

④ 是否有必要改变治疗策略。

视野检查的结果以图表报告的形式呈现。检测报告除了以数值或灰度值显示差分光敏感度分布，还包含偏差图（Deviation Plots）。后者强调了对患者正常视野外的一般性视野损失，并根据年龄进行光敏感度矫正。例如，对白内障患者或者小瞳孔患者进行偏差概率矫正。为了在一段时间内监测患者的变化（进程分析），常采用全局特征指数，如平均偏差（Mean Deviation）与视野指数（Visual Field Index，VFI）进行评价。

9.6　眼压测量

眼球内容物作用于眼球壁形成的压强称为眼内压（Intraocular Pressure，IOP），简称眼压。

正常眼压是维持眼球正常形态和光学特性、保持眼内液体循环和维持视功能的必要条件。房水由睫状上皮分泌产生，其主要成分是水，其他组分还有蛋白质、电解质、葡萄糖、乳酸、氧、抗坏血酸、氨基酸、脂质、酶类、微量元素等。房水充满于眼的前房和后房，并经前房角的小梁 Schlemm 氏管网排出。房水的循环处于动态平衡，维持正常眼压。正常人的眼压值在 10～21 mmHg 之间。如果平衡失调，将导致眼压异常。与眼压最相关的眼病是青光眼，该眼病可能引起不可逆的视神经功能损害，如果不及早干预，将造成神经的永久性功能损害，导致失明。

9.6.1 眼压测量原理

眼压的测量分为直接测量法和间接测量法。

直接测量法是将探针或压强微传感器直接插入眼前房进行眼内压强测量。这种方法可精确测量眼压，但一般只用于动物实验研究，临床上并不适用。

间接测量法是根据力的平衡原理和眼球的应力应变关系推算眼压大小。假设 P_t 为眼压测量值，P_0 为眼压真实值，则

$$P_t = P_0 + \Delta P \tag{9-27}$$

式中，ΔP 为二者的差值。当眼球被施加外力时，眼球将产生形变，导致角膜和巩膜产生应力，该应力造成眼压测量值和真实值之间的误差。ΔP 和角膜及巩膜的弹性系数有关。

Friedenwald 通过大量数据研究发现，眼压以毫米汞柱（mmHg）为单位时，其对数值和眼球容积变化量之间存在线性关系，并提出了如下经验公式：

$$\log P_t = \log P_0 + 0.0215\Delta V \tag{9-28}$$

9.6.2 眼压计的种类

测量眼压的仪器称为眼压计（Tonometer），根据眼角膜受力后形态变化的不同分为压平式眼压计（Applanation Tonometer）和压陷式眼压计（Indentation Tonometer）两种。

压平式眼压计测量眼压时，通过外力将眼角膜凸面刚好压平，根据所施加的外力和角膜压平面积测算眼压 P_t。临床上常用的压平式眼压计有 Goldmann 压平眼压计和非接触式眼压计等。

压陷式眼压计测量眼压时，通过外力将眼角膜凸面压成凹陷，根据所施加的外力和眼角膜压陷程度测算眼压。临床上常用的有 Schiøtz 压陷式眼压计等。

下面主要介绍临床上最常用的 Goldmann 压平眼压计、非接触式眼压计和 Schiøtz 压陷式眼压计的设计原理。

1. Goldmann 压平眼压计

Goldmann 压平眼压计是国际眼科界公认的标准眼压计，由 20 世纪 50 年代瑞士眼科学家 Hans Goldmann 发明。其设计原理如下：如果角膜凸面被施加的外力压平，压平直径为 3.06 mm 时，角膜和泪膜的弹性张力可以相互抵消，并且由于压平面积较小（7.354 mm²），对眼容积的改变也很小，眼球壁的弹力对 IOP 影响也可以忽略，因此可认为 $P_t = P_0$，如图 9-31 所示。

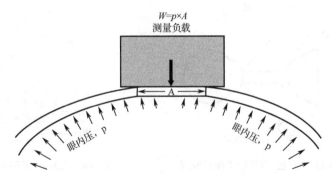

图 9-31　Goldmann 压平眼压计的测量原理

Goldmann 压平眼压计的结构主要由测压头、传感臂、校正器插口、读数鼓和重力平衡杆组成。测压头上有两个棱镜，经过分光，在裂隙灯显微镜上可观察到角膜被压平区域的两个半圆环，如图 9-32（a）所示。当两个半圆环的如图 9-32（b）所示时，表示角膜压平区域的直径刚好是 3.06 mm，此时所施加的压强即为眼压测量值。

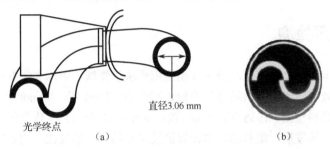

图 9-32　Goldmann 压平眼压计测量原理

2. 非接触式眼压计

Goldmann 压平眼压计使用时接触人眼角膜，而且需要施加荧光剂以显示压平区域，给临床检查带来不便。20 世纪 70 年代，美国 Bernard Grolman 博士发明了非接触式眼压计（或称为喷气式眼压计）。该眼压计属于压平式眼压计，其设计原理是以压缩空气流代替接触式测压头给角膜施加外力，压缩空气流的强度持续增加，直至角膜被压平到特定面积大小，此时记录空气流的压力，结合压平面积计算施加在角膜面上的压强，获得眼压测量值。其工作过程如图 9-33 所示，近红外光经角膜面反射，被对侧的光电探测器接收，根据探测器接收的光强密度，判定角膜压平面积，并实时反馈给喷气装置，直至角膜压平面积达到预定值。

3. Schiøtz 压陷式眼压计

Schiøtz 压陷式眼压计原理如图 9-34 所示，由持柄、脚板、压针、指针、刻度尺和砝码等组成。其原理简单、价格低廉、操作容易，很受眼科医生的欢迎。但由于压陷角膜面使得眼球内容改变，眼球壁和角膜的弹力不可忽略，需要对其测量值进行矫正，常用于一般的眼压测量和筛查。

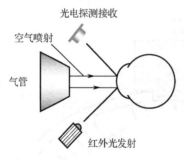

图 9-33　喷气式眼压计工作原理图

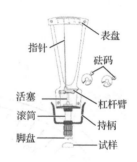

图 9-34　Schiøtz 压陷式眼压计

9.6.3　影响眼压的因素

　　影响眼压测量的因素主要有角膜黏弹性、角膜厚度、角膜曲率、巩膜弹性系数以及眼轴长度等，以上因素存在个体差异，在设计和校准眼压计时需要考虑。另外，年龄、性别、种族、血压、体位、环境和昼夜变化都会影响眼压，临床诊断时需要结合这些因素综合考虑。

9.7　眼科超声检测

　　20 世纪 50 年代初，超声探测技术开始应用于医学领域。眼球与眼眶由于位置表浅，组织界面清楚，声衰减较少，非常适合超声检查和诊断。1956 年，Mundt 和 Hughes 首先将 A 型超声技术用于眼科检测。1958 年，Baum 和 Greenwood 开创了将 B 型超声用于眼科诊断的先例。经过几十年的发展，眼科超声和计算机技术相结合，信噪比、测量精度、图像质量和智能化程度都得到了显著的改善，广泛用于眼科的生物参数测量和疾病诊断。

　　超声波是一种频率大于 20 kHz 的高频声波。由于声阻抗的差异，超声波在眼角膜、晶状体、玻璃体和视网膜等组织界面会产生反射回波，通过探测超声的回波强度及其飞行时间，便可了解组织界面的特性和深度位置。现代超声仪器通过超声换能器（Ultrasound Transducer，UST）产生并探测超声波，把超声回波信号转换成电信号，再经过后期放大和处理，获得人体组织的信息，其原理如图 9-35 所示。

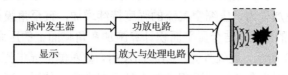

图 9-35　超声成像原理图

9.7.1　超声成像技术基础

　　由于人体组织或器官具有不同的声速和声阻抗，超声波在体内传播时会发生反射和透射。假设超声波从声阻抗为 Z_1 的介质入射到声阻抗为 Z_2 的介质，入射角、反射角和投射角分别为 θ_i、θ_r、θ_t，入射波、反射波和透射波的声压分别为 p_i、p_r、p_t，超声波在两种介质的交界面将发生反射和透射。根据超声波反射和透射理论，声压反射系数为

$$r = \frac{p_r}{p_i} = \frac{Z_2\cos\theta_i - Z_1\cos\theta_t}{Z_2\cos\theta_r + Z_1\cos\theta_t} \qquad (9\text{-}29)$$

声压透射系数为

$$t = \frac{p_t}{p_i} = \frac{Z_2\cos\theta_i + Z_1\cos\theta_r}{Z_2\cos\theta_r + Z_1\cos\theta_t} \qquad (9\text{-}30)$$

当超声波垂直入射时，有

$$r = \frac{Z_2 - Z_1}{Z_2 + Z_1} \qquad (9\text{-}31)$$

$$t = \frac{2Z_2}{Z_2 + Z_1} \qquad (9\text{-}32)$$

脉冲回波检测就是用超声换能器检测不同组织界面（声阻抗不匹配）的反射波声压幅度，通过回波信号确定组织的变化。另外，根据换能器检测回波信号的时延和公式 $d = \frac{1}{2}ct$，确定回波信号的位置，即如图 9-36 所示。d 是被检组织回波和换能器之间的距离，t 是换能器发射超声波脉冲和接收回波之间的时间差，c 为组织内的声速，由于体内组织的声速差异很小，一般假设体内不同组织或器官中的声速恒定，一般取 1540 $m\cdot s^{-1}$。超声在眼组织中的传播速度如表 9-2 所示。

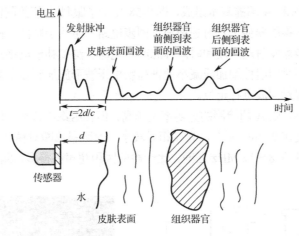

图 9-36 脉冲回波检测示意图

表 9-2 超声在眼组织中的传播速度

组 织	水	角膜	正常晶状体	白内障晶状体	正常眼的平均速度	白内障眼的平均速度	无晶状体眼的平均速度
传播速度/$m\cdot s^{-1}$	1480	1620	1640	1629	1550	1548	1532

换能器将检测到的回波信号转换为射频电信号。该信号通常非常微弱，因此首先要对初始信号进行放大，才能进行检波、再放大等后续处理。

另外，由于超声波在组织中传播时会衰减。在介质均匀的情况下，如果换能器到反射截面的距离为 d，则反射波的声压为

$$p_r = p_0 e^{-2\alpha_p d} \qquad (9\text{-}33)$$

式中，p_0 为换能器发射的初始声压，p_r 为换能器接收到的回波声压，α_p 为介质的声压吸收系数。因此，因介质吸收而导致声压减小的分贝数为

$$S(\mathrm{dB}) = -20\lg\left(\frac{p_r}{p_0}\right) = k_1 \alpha_p d = k_2 \alpha_p d \qquad (9\text{-}34)$$

式中，k_1、k_2 均为常数。由此可见，不同深度反射的回波由于介质吸收的衰减分贝数和距离 d（或传播时间 t）成正比。为了使不同深度的回波不受传播距离的影响，需要对不同深度的回波进行深度补偿（Depth Gain Compensation，DGC）。

9.7.2 眼科 A 型超声诊断仪

眼科 A 型超声诊断仪简称眼科 A 超，这里的 A 是英文单词 Amplitude 的首字母，表明 A 超是属于幅度调制的一维检测技术。如上节所述，超声换能器发射超声波并接收回波信号，检测回波信号的幅值随时间的变化，以确定超声回波的反射界面两边的声阻抗性质及其深度位置。应用眼科 A 超，可探测到人眼角膜前后表面、晶状体前后表面以及视网膜的反射回波，从而计算角膜厚度、前房深度、晶状体厚度以及眼轴长度等信息，在屈光手术、白内障人工晶体植入手术以及眼球发育研究中具有重要的应用价值。

图 9-37 显示了眼科 A 超的基本组成，图 9-38 显示了眼科 A 超的图像。振荡电路产生高频振荡电压，作用于换能器使之发射超声波。同步电路产生同步脉冲，控制振荡电路和时基电路，继而控制换能器发射超声波和时间标志产生电路、深度补偿电路都同步工作。时基电路主要是产生一个随时间线性增加或减小的锯齿状电压波形施加到显示器的水平偏转板上产生时间基线，以实现对回波进行定位。

超声的频率越高，则 A 超检测的分辨率也越高，但在组织中传播时的衰减也越大。由于眼球位置表浅，深度在 24 mm 左右，衰减相对较小，而眼科诊断对精确度要求较高，因此，眼科 A 超的频率通常在 8～12 MHz 之间，比一般的医用超声高得多，测量精度可达 0.05mm 左右。

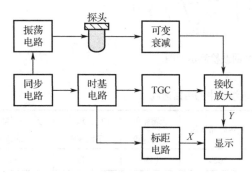

图 9-37　眼科 A 超组成示意图

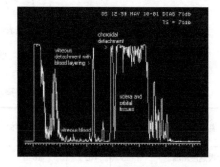

图 9-38　眼科 A 超图像

9.7.3 眼科 B 型超声诊断仪

眼科 B 型超声诊断仪简称眼科 B 超，这里的 B 是英文单词 Brightness 的首字母，代表亮度调制之意，产生二维超声图像。

要实现二维超声成像，首先要对超声束进行扫描，即超声束沿人体某个剖面进行扫描。主要的扫描方式有手动扫描、机械扫描、线性电子扫描、相控阵电子扫描和动态频率扫描。电子扫描是当前最常用的扫描方式，它的主要原理是基于阵列式超声换能器，通过电子线路控制阵元或阵元组的超声发射顺序，并利用声场的叠加实现超声束扫描。在发射和接收超声波时，将若干个阵元编为一组，由该组阵元发射一束超声波，随后接收回波信号，再由下一组阵元发射下一束超声波并接收回波。扫描声束的发射按照阵元组顺序，相当于一个声束线性平移。接收到的回波信号经放大和处理后加载到显示器上，合成为一幅亮度调制的二维超声图像。

图 9-39 是眼科 B 超的原理结构图。眼科 B 超在眼内异物诊断、眼内肿瘤、玻璃体疾病、视网膜脱离等眼科疾病诊断中应用广泛。图 9-40 是典型的眼科 B 超图像。

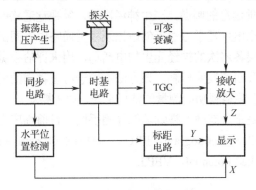

图 9-39　眼科 B 超原理结构图

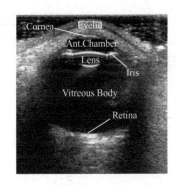
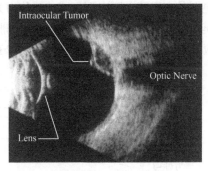

图 9-40　正常眼部超声图像（左）眼内肿瘤超声图像（右）

9.7.4　眼科超声显微镜

眼球的前段更加表浅，有利于更高频的超声波实现高分辨率断层扫描成像，这种设备称为眼科超声显微镜（Ultrasound Biomicroscope，UBM）。超声显微镜的成像原理与 B 超相同，一般采用 50MHz 或更高频率的超声探头，轴向分辨率可达几十微米，穿透深度为 5 mm 左右。眼前节光线不能直接穿透的部位，如前部巩膜、睫状部、房角、虹膜等处，特别适合采用 UBM 进行检查诊断。图 9-41 显示了眼前节的 UBM 图像。

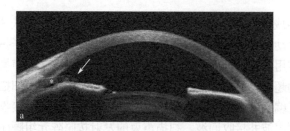

图 9-41　眼前节超声显微镜图像

9.8　视觉电生理检测

当人眼受到外界视觉信息的刺激，产生神经冲动，经视觉通路的传导，最终在视觉皮层产生视觉感知。使用临床电生理学方法无创地记录视觉通路中不同部位的响应，可以确切地测量从视网膜到视觉皮层各层次的神经元生物电活动，用来评估视觉功能、诊断相关疾病、鉴定疗效、判断预后以及研究发病机制。该方法不同于心理物理的测量方法，具有客观性、无创性的特点，是临床上眼科视功能测量的常规手段。对于婴幼儿、老年人、智力低下患者、不合作人员以及伪盲者是十分有效的视觉功能检测手段。目前临床上常用的视觉电生理检测方法包括视网膜电图（Electroretinogram，ERG）、眼电图（Electrooculogram，EOG）以及视觉诱发电位（Visual Evoked Potential，VEP）。

9.8.1　视网膜电图

视网膜电图是在眼睛角膜表面（或玻璃体内）记录到的，由视觉刺激引起的电位变化，是多种视网膜细胞（包括光感受器细胞、双极细胞、无长突细胞、神经节细胞等）对视觉刺激的综合响应。正常哺乳动物在暗适应条件下的 ERG 波形如图 9-42 所示。

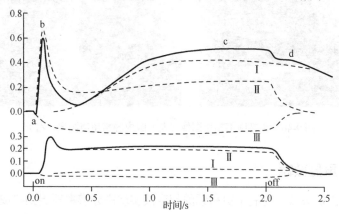

图 9-42　哺乳动物暗适应条件下的 ERG 波形

1. 视网膜电图的解剖生理基础

视网膜电图的波形可分为 a 波、b 波、c 波和 d 波，如图 9-42 所示。其中 a 波是一个快速变化的负相波，暗适应条件下，a 波潜伏期短，幅度小，而明适应条件下潜伏期缩短，幅度增大。a 波起源于光感受器层，主要反映了视锥和视杆细胞的电位变化。b 波是跟在 a 波后迅速上升的大幅度正相波，暗适应下幅度更大。缺氧、温度变化、光刺激条件和前适应状态等外界因素对 b 波的影响较明显。主要反映了内核层视网膜细胞的神经电活动，是判断视网膜功能的一项客观、灵敏、可靠的指标。b 波的起源目前还未完全定论，多认为起源于视网膜内核层，双极细胞和 Müller 细胞的响应均会对其波形产生影响，主要反映了视网膜内核层细胞的电活动。c 波是 b 波后的一个行程缓慢的正相波，可能起源于视网膜色素上皮层，其峰值时间依赖于光照刺激强度和持续时间，一般在刺激结束后 2～10 s。c 波通常只能在暗适应条件下记录到，是色素上皮层细胞产生的正相成分与视网膜细胞产生的负相成分相减构成的。此外，完整的 ERG 波形还包括 d 波、e 波、M 波、振荡电位、早期感受器电位、暗视阈值反应等成分。

瑞典科学家根据研究结果，认为 ERG 是由 PI、PII 和 PIII 三个导程组成的。其中，PI 是一个缓慢上升的正向电位变化过程，决定了 ERG 中的 c 波，可能是由视杆细胞的活动引起；PII 是一个快速响应的正向电位变化过程，决定 ERG 中的 b 波，可能是由一系列不同潜伏期和幅度的正相电位叠加构成，很可能来自双极细胞的兴奋；PIII 是一个负向电位变化过程，潜伏期短，代表 ERG 中的 a 波和 d 波，反映了抑制性神经活动，可能与视锥和视杆细胞的响应有关。ERG 三导程的特性如表 9-3 所示。

表 9-3　ERG 三导程的特性

特性	PI	PII	PIII
相位	正相	正相	负相
潜伏期	长	中	短
代表 ERG 波形	c 波	b 波	a 波和 d 波
可能起源部位	色素上皮层	视网膜内核层	视锥、视杆细胞
光适应的影响	消失	明显减小	无明显变化

2．视网膜电图的分类

根据以下不同的测量条件，ERG 可分为多种类型，如图 9-43 所示。

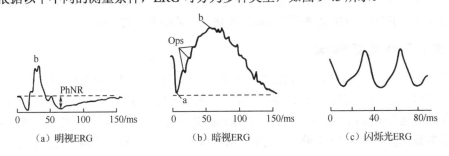

(a) 明视ERG　　　(b) 暗视ERG　　　(c) 闪烁光ERG

图 9-43　不同条件下的 ERG 示意图

1）适应状态

（1）明适应 ERG（Photopic ERG）：又称为明视 ERG，如图 9-43（a）所示。检查前被试者需要在明视环境适应 10 min，测量明视 ERG 时在明适应背景光的环境中，测量光刺激诱发的 ERG，明视环境下的背景光能够抑制视杆细胞的响应，因此明视 ERG 主要反映视锥细胞的功能。利用明视 ERG，研究人员证实 ERG 中的 b 波起源于 on-双极细胞，d 波起源于 off-双极细胞。此外，明视 ERG 的 b 波后会出现一个行程较慢的负波，称为明视负反应 （PhNR），该波起源于神经节细胞。

（2）暗适应 ERG（Scotopic ERG）：又称为暗视 ERG，如图 9-43（b）所示。检查前被试者至少需要在暗视环境中适应 20 min，检查时也需要在暗视环境中给光刺激，主要反映视杆细胞的功能。通常会观察到在 b 波上叠加的振荡电位（Oscillatory Potentials，OPs），主要起源于无长突细胞。此外，在暗视 ERG 中，暗视阈值反应（由强度约等于心理物理绝对阈值的光刺激诱发的反应）由无长突细胞和神经节细胞产生。

2）刺激模式

（1）闪光 ERG（Flash ERG）：单次闪光或频率较慢的闪光刺激诱发的完整的 ERG 波形，是一种瞬态反应。刺激光强越强，闪光 ERG 的 a 波、b 波潜伏期越短，幅度越大。

（2）闪烁光 ERG（Flicker ERG）：大于 15 Hz 的闪光刺激诱发的 ERG 波形，前后两次闪光诱发的 ERG 相互叠加形成的类似正弦波样式的波形，是一种稳态反应，如图 9-43（c）所示。在整个刺激过程中，相邻的闪光间隔短，视网膜始终保持在亮度较高的刺激条件下，视杆细胞的功能受到抑制，因此闪烁光 ERG 是另一种能够用来分析视锥细胞功能的方法。

（3）图形 ERG（Pattern ERG）：是在保持平均亮度不变的条件下，使用模式图形刺激产生的 ERG。常用棋盘格或光栅条纹刺激，诱发的图形 ERG 可反映黄斑区或后极部视网膜功能。

3）刺激范围

（1）全视野 ERG（Full-field ERG）：充分散瞳后，对被试者进行全视野或大范围视野光刺激。

（2）局部 ERG（Focal ERG）：仅在视网膜局部区域进行光刺激，反映局部视网膜的功能，临床上通常在明视环境下利用局部 ERG 评估黄斑区的功能。

（3）多焦 ERG（Multi-focal ERG）：利用时域上相互独立的多个刺激，随机刺激分别诱发多个视网膜区域的局部 ERG，再利用互相关技术重建得到视网膜响应更高分辨率的三维分析，该技术将在后续进一步介绍。

4）其他分类

除了以上 3 类 ERG，临床上还会使用不同颜色的光（白光、红光或蓝光）、激光、荧光等不同方式诱发 ERG，分别反映不同的视网膜功能，请参考有关文献。

3. 影响视网膜电图的因素

生理、物理、化学因素的改变均能引起 ERG 波形的变化。刺激光强与 a 波、b 波的潜伏期和振幅正向相关，且光强较大时能够诱发 OPs；刺激光持续时间对 ERG 波形的潜伏期、幅度以及各波形是否出现均有影响；此外，刺激光的光谱成分、光照面积、光照区域、刺激频率等刺激参数也会对 ERG 产生影响。而被试者的瞳孔大小、年龄、性别、背景光适应状态、视网膜血液供给等生理因素也会产生影响。

4. 视网膜电图的临床应用

由于 ERG 的各个成分起源于视网膜不同细胞，因此根据测量到的 ERG 波形能够推断视网膜内不同层细胞的功能改变，已经成为一种能客观有效地反映视网膜功能的常见眼科检查手段之一。异常 ERG 的波形多种多样，根据各波形的相位、幅度、幅度比、潜伏期，临床上通过 ERG 可对遗传性视网膜变性类疾病（视网膜色素变性、无脉络膜症、先天性视网膜劈裂等）、视网膜血液循环性疾病（视网膜中央动静脉阻塞、糖尿病视网膜病变、原发性高血压与动脉硬化等）、黄斑疾病（视锥细胞营养不良、卵黄状黄斑变性、老年性黄斑变性）、屈光间质混浊（白内障、玻璃体混浊、角膜混浊）、视网膜中毒、青光眼等多种眼科疾病进行诊断和监测。

9.8.2　视觉诱发电位

视觉诱发电位（Visual Evoked Potential，VEP）是利用脑电图技术在头皮记录到的，由视觉刺激在视觉皮层诱发的电生理信号。与 EEG 的自发性电活动不同，VEP 是一种非自发性电活动，属于诱发电位（指外界的特定刺激作用于人体感觉系统或脑的某一部位时，引起中枢神经系统产生的可测量的电位变化）。

1. 视觉诱发电位的解剖生理基础

由于 VEP 是由外界视觉信息经人体视觉神经系统加工分析处理后，在视觉中枢皮层产生的电信号，因此正常 VEP 的产生依赖于整个视觉系统结构和功能的完整性。外界的视觉信息通过眼的屈光系统在视网膜上形成清晰的物像，由视网膜三级神经网络的初步加工处理形成神经电信号，经视神经传递至同侧或对侧外膝体，换元之后投射到初级视觉皮层。在初级视觉皮层，具有相同功能特性的神经元汇聚在一起，形成具有柱状结构的皮层功能构筑，实现视觉信息的初步分类，再将其传递到更高级的视觉中枢，整合处理最终形成视觉感知。由此可见，如此复杂的视觉神经系统，任何一个部分出现病变，都会影响最终形成的视觉感知，从而记录到的视觉诱发电位也会产生变化。

2. 视觉诱发电位的分类

根据施加视觉刺激的不同，VEP 有多种分类方法。

1）刺激光形态

根据刺激光形态的不同，VEP 可分为闪光视觉诱发电位（Flash Visual Evoked Potential，FVEP）和图形视觉诱发电位（Pattern Visual Evoked Potential，PVEP）。

（1）闪光视觉诱发电位

FVEP 是由弥散的非图形白色或颜色闪光诱发产生的电位变化。由于 FVEP 个体差异较大，在 PVEP 出现之后其应用已逐渐减少，但是在患者屈光间质混浊或视力严重低下等无法看清图形等情形下，FVEP 仍起到不可取代的作用。

FVEP 由一系列波形组成，依次是约 30 ms 的负波、约 55 ms 的正波、约 75 ms 的负波、约 110 ms 振幅较大的正波、约 140 ms 的负波、约 175 ms 的正波和约 220 ms 的负波。对于 VEP 的命名有多种方法，国际上推荐使用的方法是以表示波形相位的英文字母（正波 P，负波 N）加波形出现先后次序的数字下标，如图 9-44 所示。FVEP 的 N_1 和 P_1 易受电极排布、刺激状态及主观因素的影响，变异较大，而 P_2 最为稳定，与视网膜中央区域功能有关，具有临床意义。

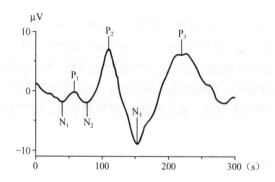

图 9-44　正常闪光诱发视觉电位波形示意图

（2）图形视觉诱发电位

PVEP 是指由黑白或彩色的棋盘格、光栅、随机点等图形通过特定刺激形式（给光、撤光、翻转、运动等）诱发的电位变化。其中图形翻转视觉诱发电位是指用黑白方格或黑白条纹以一定频率交替转换，由此诱发的电位变化，刺激过程中平均亮度保持不变，在临床中应用最为广泛。正常棋盘格翻转诱发的 PVEP 形态简单，包括主要约 75 ms 处的负波、约 100 ms 处的高幅度正波和约 145 ms 处的负波形成的 NPN 复合波，如图 9-45 所示。刺激部位以及刺激野不同，均可影响其分布特性。

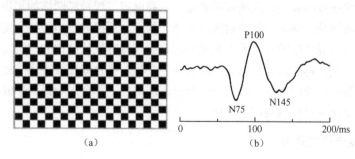

图 9-45　正常棋盘格翻转视觉诱发电位示意图

2）刺激时间频率

根据刺激时间频率的不同，可将 VEP 分为瞬态视觉诱发电位和稳态视觉诱发电位。

当刺激频率较低（一般小于 2 Hz），相邻刺激诱发的波形不会相互影响，刺激与响应一一对应，这时记录到的 VEP 称为瞬态 VEP。需要注意的是，瞬态 VEP 易受周围环境干扰。

当刺激频率较高（一般为 5～8 Hz），刺激间隔小于 VEP 时程，多次刺激诱发的响应相互干扰、叠加，形成节律性正弦波样的 VEP，称为稳态 VEP。稳态 VEP 对周围环境干扰的抵抗力较强，稳定性较高。

3）刺激野范围

被试者注视显示屏中央，根据图形刺激所覆盖的刺激野范围，PVEP 又可分为全刺激野 VEP、半刺激野 VEP 和部分刺激野 VEP。根据需求，选择合适的刺激野，可对被试不同范围的视觉通路进行评估。

3. 影响视觉诱发电位的因素

影响 VEP 的因素很多，亮度、对比度、空间频率、时间频率、刺激野大小和部位是影响

VEP 结果的主要参数。通常亮度越大、对比度越大，VEP 潜伏期越短、幅度越大。此外，受试者的年龄、性别、瞳孔大小、心理因素等个体因素也会对 VEP 产生影响。

4. 视觉诱发电位的临床应用

VEP 既是研究视觉系统神经元在视觉形成中活动特性的重要基础生理学手段之一，又是一种临床上用来评估受试者视觉通路功能、诊断疾病的重要手段。VEP 在临床应用主要有3 个方面：①通过 VEP 反映视觉系统的功能状况，研究疾病对不同视觉功能的损害程度及影响特点；②将 VEP 与视力、视野等检查相结合，为疾病随访、疗效观察和预后判定提供有效的证据；③研究眼科疾病的发病机制与 VEP 变化特点，可根据 VEP 对疾病做出诊断。目前适用的疾病主要涉及视路病变（视神经炎、缺血性视神经病变、视神经创伤等）、视网膜及黄斑病变（老年性黄斑变性、遗传性黄斑变性等）、弱视及斜视、青光眼、屈光间质混浊等。

9.8.3 眼电图

眼电图（Electro-oculography，EOG）是一种通过检测在光照状态改变时，眼静息电位随之缓慢变化过程，从而客观、定量评估视网膜功能的技术。与 ERG 不同的是，EOG 并不是测量对于单个刺激的响应。暗适应和明适应的 EOG 变化如图 9-46 所示。

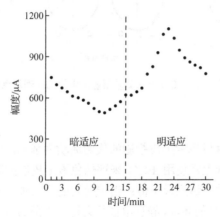

图 9-46　暗适应和明适应的 EOG 变化

1. 眼电图的生理基础

眼的静息电位是指位于视网膜色素上皮层两端的电位差，约 6 mV，在无任何刺激的情况下这种电位差依旧存在。对于具有反转视网膜的脊椎动物，角膜电势比眼底高，因此角膜处呈阳性。当电极位于角膜和眼底时，记录到的静息电位差最大。当外界环境的光照情况改变，引起眼静息电位变化，这种由光照条件引起的静息电位的变化即为 EOG。研究发现，EOG 的起源部位在脉络膜和外界膜之间，光感受器细胞和视网膜色素上皮均是产生 EOG 的主要结构，此外一些内层视网膜细胞也会参与到 EOG 的形成中。由于 EOG 是静息电位的变化，因此一部分快速变化的 EOG 振荡波是由 K^+ 浓度降低导致的，而一些慢速的电位变化则可能涉及第二信使或其他与视网膜色素上皮细胞或光感受器响应相关的物质。

2. 眼电图记录的原理

眼静息电位在眼球周围形成电场，中心位于光轴处，整个眼球可视为一个偶极子，角膜处为正，后极处为负。当在内眦和外眦分别放置两个电极，会出现以下情况：①当受试者向前直视时，两个电极之间的电位相等，电位差为零；②当眼睛向内或向外转动时两个电极之间产生电位差。如图 9-47 所示，当眼球向右侧转动时，颞侧电极电位为正而鼻侧电极电位为负，而当眼球向左侧转动时，则出现相反结果。因此，最接近角膜的电极电位为正，而另一侧电极电位为负，从而两个电极之间产生电位差。通过放大器放大并记录这个电位差，即可构成 EOG。实际测量中，受试者需要在两个固定点之间扫视数次（一般每分钟 10 次），由于扫视的两个点位置固定，因此记录到的电位变化来自眼静息电位的变化，即可间接测量眼静息电位。

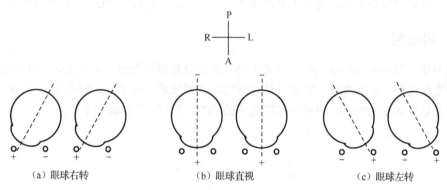

（a）眼球右转　　　　　　　（b）眼球直视　　　　　　　（c）眼球左转

图 9-47　EOG 方法测量眼静息电位的原理示意图

3. 眼电图的临床应用

由于眼的静息电位多是以色素上皮细胞的代谢活动为基础，血液循环、养分供给异常均会对其产生影响。因此临床上常使用 EOG 来评估色素上皮层的功能。在暗适应环境中，眼静息电位缓慢下降，几分钟后达到最小值；当转换为明适应时，静息电位会逐渐上升，达到最大值，随后由于适应了明亮的环境，静息电位又会逐渐下降。在暗适应中扫视记录到的 EOG 最小值称为"暗谷"，在明适应中扫视记录到的最大值称为"光峰"，光峰与暗谷的比值称为光升，正常光升值大于 1.80。

由于 EOG 的个体差异较大，因此常使用最有效、最稳定的光升作为诊断参数。临床上 EOG 作为一种有效的辅助检查，可用于视网膜色素变性及相关疾病（视网膜色素变性、色素性静脉旁视网膜脉络膜萎缩、先天性静止性夜盲等）、视网膜血管性病变（视网膜血管阻塞、糖尿病性视网膜病变等）、视网膜脱离、黄斑病变、脉络膜病变等疾病的诊断和预测。

9.8.4　多焦视觉电生理诊断技术及其临床应用

视网膜各部位的功能是不均匀的，临床上某些眼科疾病也常会出现特征性的局部功能异常，这些局部异常往往在全/大视野 ERG/VEP 中无法反映出来，因此急需发展能够同时记录多局部视觉电生理信号的技术。多焦视网膜电图（multifocal ERG，mfERG）或多焦 VEP（multifocal VEP，mfVEP）就是能满足此需求的技术，它能够同时分别刺激多个局部视网膜部位,用一通道电极记录多个部位产生的混合响应,经数据处理,将对应各部位的响应波形分别分离提取出来,并用地形图的方式直观地显示视网膜不同部位的响应幅度,从而体现各部位的功能状态。由于该方法可以几乎同时对多个部位进行高频刺激,故测量整个测试野所需时间相对较短,如图 9-48 所示。

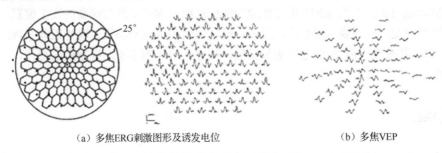

（a）多焦ERG刺激图形及诱发电位　　　　　　（b）多焦VEP

图 9-48　多焦视网膜电图和多焦视觉诱发电位

1. 基本原理

对于线性系统,可用其脉冲响应特性来描述。脉冲响应 $I(t)$ 可用输入信号 $u(t)$ 与输出响应信号 $r(t)$（$0 \leqslant t \leqslant \tau$）的互相关函数计算得到。而对于时间大于 τ 的互相关函数,除噪声外无相应的输入信号。如果第二个输入信号 $u(t+T)$（比第一个输入信号延迟 T）,响应信号 $r(t+T)$ 则会出现在时间间隔为 T 的互相关函数上。如此,通过一个互相关函数即可提取对应于两个输入信号的响应信号。

而对于非线性系统,使用 m 系列脉冲信号（一种伪随机系列脉冲信号）更便于分析。适当选择 m 系列,可在一级反应（单个输入信号的独立响应）上尽量减少相邻输入信号响应之间的相互影响,使其主要反映系统的线性部分,而二级反应（相邻两个输入信号之间相互作用的反应）则反映了系统的非线性特征。同时由于 m 系列脉冲信号的产生简单快速,还可用来快速计算互相关函数,快速计算大量的脉冲响应,因此便于临床应用。此外为了保证刺激的一致性,各刺激部位的 m 系列脉冲信号两两之间均有一固定的时间延迟。若刺激部位个数为 n,m 系列脉冲信号的周期是 T,则该时间延迟等于 T/k,其中 k 为第一个大于 n 的 2 次幂。

临床使用中,采用随离心度增加而增大的六边形阵列刺激图形。之所以采用这种形状的刺激,一方面是因为六边形的几何形状可保证刺激的各向同性;另一方面是由于离心度越大,单位面积视网膜产生的 ERG 幅度越小,因此刺激图形随离心度的增加而增大,可减少刺激中心和外周响应的幅度和信噪比差异。根据刺激位置的数量选择合适的 m 系列脉冲信号和时间延迟触发局部刺激,通过计算互相关函数,即可从记录到的混合响应中分离出不同部位的响应。

2. 多焦 ERG/VEP 的特征及应用

（1）多焦 ERG/VEP 的特征

研究人员记录了正常人的多焦 ERG 响应,发现局部 ERG 的响应密度分布与光感受器细胞密度的分布一致,即黄斑区响应密度更高,在三维地形图上呈尖峰状,而在盲点处响应密度降低,三维地形图上呈现凹陷状。另外,正常眼多焦 ERG 的响应密度在鼻颞侧是非对称的,颞侧视网膜的响应密度更高。

　　而对于多焦VEP，因为单位面积视网膜对应的视觉皮层面积随离心度增加而迅速缩小，因此多焦VEP的刺激图形面积随离心度增加的速度比多焦ERG增加的速度更快。而且在VEP的记录时，不同视野电偶极子的方向也会对记录到的波形幅度产生影响，这些都需在应用中注意。

　　在临床应用中，多焦ERG可方便地诊断出神经节细胞损伤与病变的发生位置。针对糖尿病视网膜病变、视网膜色素变性、近视、斜视性弱视、屈光不正、青光眼等多种疾病，采用多焦ERG和多焦VEP能够进行更加精确、敏感、快速的诊断出视功能的变化，具有独特的优越性。

本章小结

　　本章主要讲述了眼科疾病诊断和视觉功能检查常用的技术方法、设备原理与临床应用，包括角膜地形图仪、眼光学生物参数测量仪、验光仪、检眼镜、眼底照相机、光学相干层析成像仪、共焦激光扫描检眼镜、眼科超声等眼科组织的结构与特征检测技术及其临床应用，以及视野计、眼压计和视觉电生理检查仪等视功能检测技术及其临床应用。本章的学习重点在于掌握各单元技术的基本原理与临床应用。通过本章内容的学习，有利于更好地学习和掌握眼角膜移植与人工角膜、白内障与人工晶体植入、弱视与低视力、眼底病及其视功能评估、视觉功能评估与康复等后续章节的内容。

习题

1．正常人眼角膜的形态可以用什么曲面表示？如何测量人眼的角膜形态？

2．什么是眼的屈光？如何测量眼的屈光状态？

3．眼底照相机的基本原理是什么？

4．共聚焦激光扫描检眼镜的基本原理是什么？

5．光学相干层析成像的基本原理是什么？其分辨率由什么决定？

6．什么是人眼的视野？如何检测人眼的视野？

7．眼压计有几种类型？其基本原理是什么？

8．什么是视网膜电图（ERG）？它包含哪些成分？

9．什么是视觉诱发电位（VEP）？它有哪些类型？

第 10 章　视觉障碍与辅助器具

视觉是指人们通过由眼球、视路、视中枢及眼附属器构成的视觉系统感知到世间物体的综合感觉。对于一个视觉功能正常的人，80%以上的外界信息是通过视觉途径获取的。当人的视觉系统发生问题时，可能出现"看不清""看不见"等视觉障碍状况，将对其生活、学习、工作、社交等产生严重影响。此时，视觉的辅助与替代技术可以帮助其减轻视觉障碍，重新回归正常的生活轨道。

10.1　视力残疾的概念

从"正常视觉"到"没有视觉"（没有光感），视觉障碍程度存在一个跨度很大的范围。当视觉障碍达到一定程度后，相应地，人们在环境中的活动与参与能力就会受限，当出现明显的视觉障碍时，接受康复干预的需求通常就会增加。实际工作中，由于分类统计、政策匹配、经费使用、安排康复干预计划等原因，会将视觉损伤达到一定严重程度的人单列出来，将这些由于视觉严重损伤导致日常生活出现障碍并影响社会参与，需要接受康复干预的患者归类为视力残疾人。

目前我国采用的视力残疾定义及标准依据的是经国务院批准、由全国残疾人抽样调查领导小组印发的 1987 年全国残疾人抽样调查五类《残疾标准》。

10.1.1　视力残疾的定义

视力残疾是指由于各种原因导致双眼视力下降或视野缩小，在接受各种手术、药物治疗或规范屈光矫正之后，视力仍然低下（双眼中好眼的视力低于 0.3），影响日常生活和社会参与的一种状态。

10.1.2　视力残疾的分类分级

视力残疾包括盲和低视力两类。视力残疾的分级如下。

1）盲

视力残疾一级：双眼中好眼的最佳矫正视力低于 0.02；或视野半径小于 5°。

视力残疾二级：双眼中好眼的最佳矫正视力等于或优于 0.02，而低于 0.05；或视野半径小于 10°。

2）低视力

视力残疾三级：好眼的最佳矫正视力等于或优于 0.05，而低于 0.1。

视力残疾四级：好眼的最佳矫正视力等于或优于 0.1，而低于 0.3。

（1）盲或低视力均指双眼；若双眼视力不同，则以视力较好的一眼为准。

（2）若仅有一眼视力差，而另一眼的视力等于或优于 0.3，则不属于视力残疾。

（3）最佳矫正视力是指以适当镜片屈光矫正后所能达到的最好视力。

2006年4月至2007年12月的第二次全国残疾人抽样调查沿用了这个标准。此标准与1973年世界卫生组织制定的低视力及盲的标准相近，如表10-1所示。二者在视力数值划分阈值上没有明显不同，但是在级别命名上有所不同。在日常工作中，多使用全国残联印发的标准。

表 10-1　1973 年世界卫生组织制定的低视力及盲的诊断标准

类　　别	级　　别	最佳屈光矫正视力	
		最佳视力低于	最佳视力等于或优于
低视力	1	0.3	0.1
	2	0.1	0.05（3 米指数）
盲	3	0.05	0.02（1 米指数）
	4	0.02	光感
	5	无光感	

需要指出的是，在上述这些标准中，只有视力和视野两个指标。而视功能除了视力和视野，还有色觉、对比敏感度、双眼视觉、视觉运动觉等内容，其中，对比敏感度视觉能力的高低对日常生活中的视觉障碍轻重影响更大。在康复工作中，对残疾人进行行政统计时常常只关注视力和视野两个指标，但在技术工作中，必须同时对其他指标进行评估才能比较清楚地了解患者目前的视功能状况。

特别值得一提的是，上述定义中的视力标准均为"最佳屈光矫正"后的视力，实际生活和工作中，有相当多的人没有机会接受"标准的屈光矫正"，或配镜后未戴镜、屈光度数变化后未及时换镜，其中许多人日常生活中使用的视力低于上述低视力标准，但并非真正的低视力患者。这些在现实生活中患者使用的实际视力，称为生活视力。在视力残疾筛查和今后的康复工作中，应充分关注这些以视觉障碍状态生存而并非在视力残疾标准范围内的患者。

国际上关于盲与低视力的标准或定义，一直没有统一的规定。世界各国并没有统一采用世界卫生组织制定的标准，而是根据本国情况，基于科学与实践、流行病学及人口模型的研究基础，同时也基于对各国现有经济情况和政策的判断，制定符合本国情况的视力残疾标准。不同国家采用的常用视力表示方式也有差异，但大多数指标换算后与我国现行分类数值依据相同或类似。

10.1.3　视觉障碍的原因和表现

如前所述，当视觉障碍达到一定程度后，相应地，人们在环境中的活动与参与能力就会受限，会有一系列相关表现。其中，好眼视力低于0.3、视野小于10°的患者符合我国目前的法定盲标准，属于视力残疾人，这一类患者的"视障表现"在临床上比较容易辨认；而另外一些患者，主要是脑性视损伤患者，其视觉障碍也很严重，但目前常规的"眼部检查"不太容易发现其异常表现，因此本节将对两类障碍的原因和表现分别进行描述。

1. 视障的常见原因

视力残疾者绝大多数有临床可以观察到的眼部异常表现，例如角膜病患者的角膜瘢痕，白内障患者的晶状体浑浊，青光眼患者的高眼压，视神经萎缩及视野变小，眼底病变的视网膜出血、渗出灶、脱离、增殖、瘢痕、色素沉着与脱失病灶，斜视的眼位偏斜，眼球运动障碍，还有小眼球、眼球震颤等。

目前，由脑损伤造成的视觉损伤受到越来越多的重视，造成脑损伤的原因包括脑缺氧、外伤、遗传、炎症、肿瘤等。脑损伤引起的视障患者中许多伴随有肢体、智力等多重障碍。

关于视力残疾的主要病因排序，我国 1987 年的残疾人抽样调查结果报告为白内障、角膜病、沙眼、屈光不正、弱视、视网膜葡萄膜病变及其他疾病。2006 年的残疾人抽样调查结果中报告的排名前五的视力残疾病因依次为白内障、视网膜葡萄膜病变、角膜病、屈光不正、青光眼；儿童与老年人等特殊群体的视力残疾病因存在略微差异，儿童致盲及低视力的主要眼病是先天性遗传病，其次是屈光不正、弱视、白内障、角膜病、视网膜葡萄膜变性、眼外伤等；老年人致盲及低视力的眼病主要是白内障、角膜病、青光眼、老年性黄斑变性、糖尿病视网膜病变。目前我国还没有太多关于脑损伤致视力残疾人数的统计研究报告。

2. 视障的常见表现

由于视觉为人类提供 80% 以上的外界信息，视功能明显下降可能导致生活各方面能力的下降，涉及认知、心理、衣食住行、学习工作等各个环节，而且常常是多种障碍同时出现。了解视力残疾的常见表现，可以帮助我们以同理心感受患者可能遇到的困难，分析障碍产生的原因，有针对性地给予帮助，如辅助器具的研发、康复训练、环境改造等。

以下从视觉角度列出一些视力残疾的常见表现。

（1）视力下降（视敏度下降）

视力也称为视敏度，其大小是视角的倒数。视角是指视觉细胞可分辨出两点间最小距离的夹角（黄斑区上视觉细胞分辨出的夹角）。这个夹角是由外界两点发出的光线，经眼内结点所形成的（外界物体的两点射入眼内相交时所形成的角度），视力表就是根据视角的原理设计的。正常情况下，要辨清外界物体的两端，其光线投到视网膜上时，定会同时有两处视细胞受刺激，这两处视细胞之间的间隔越小，说明视力越好。

平时使用的"E"字和"C"字视力表主要就是依据视角原理制定的。视力表上的"E"字三横等长，其每一个笔画或空隙的宽度相等；同样，"C"字的笔画和环形缺口的宽度也相同。视力的大小定义为，在 5 m 处能看清 1′视角时，其视力为 1.0；能辨认 10′视角时，视力为 0.1，如图 10-1 所示。

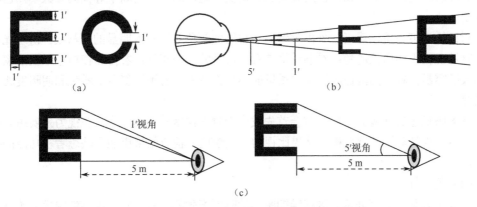

图 10-1　视力表视角原理

视力残疾者的视力下降非常明显，双眼中好眼的矫正视力低于 0.3，当视力下降到一定程度时，会看不清远处的交通信号灯，看不清道路上的一些标志性建筑，看不清近处书本上的文字或图像，有书写困难等。同时，由于视力残疾者常伴随固视、追随和扫视能力障碍，阅读时常出现错行、漏读、找不到下一行开头位置等问题。通过视角放大原理提升视敏度是视力残疾康复中常采用的方式之一。

（2）视野缩小

眼睛固视时所能看见的空间范围称为视野。视网膜黄斑区注视的那一点称为中心视力，约占视野中央 5° 范围。距黄斑区注视点 30° 以内的范围称为中心视野，30° 以外的视野称为周边视野。

视力残疾标准中，即使中心视力大于 0.3，但视野小于 10°，也属于盲的范畴。视力残疾者可能表现为中心视力明显下降，也可以表现为周边视野缺损、斑片状视野缺损、偏盲等各种视野异常状况。因为可看见的视野范围比正常视野小，视线总有被遮挡的部分。中心视野缺损时，视野正前方会出现遮挡区；周边视野缩小时，阅读内容常跑出视野范围，外出时常看不清周围环境的概貌，行走时容易撞人、撞物；当视野呈斑片状缺损时，阅读时易丢失文字和图像细节，有时因为漏看笔画而认错字，尤其是在阅读放大的字体或者查看较大的画面时容易出现此类情况。

（3）对比敏感度下降

对比敏感度是视觉系统在明亮对比变化下对不同空间频率正弦光栅的识别能力。每一空间频率上，明、暗光栅的相对亮度比，即对比度，可以表示为

$$C = \frac{L_{max} - L_{min}}{L_{max} + L_{min}} \times 100\%$$

式中，C 为对比度，L_{max} 为最大亮度，L_{min} 为最小亮度。当对比度降到阈值时，人眼就分辨不出光栅，眼前呈现一片灰色，此时对比度阈值的倒数即为对比敏感度。对比敏感阈值越低，对比敏感度越高，表明其视觉系统越敏感。

常用的标准视力表上的视标为白底黑字，它所反映的是人眼在最大（或近 100%）对比度情况下测定识别最小细节（高空间频率）的能力。在日常生活中，我们使用视力辨别注视目标时，很少有这样对比强烈的环境。目标物体与其所处环境对比度的大小，影响我们辨识物体的难易程度，例如，在白色的餐桌上寻找灰色碗筷的难度会高于寻找同样大小黑色碗筷的难度。

对比敏感度下降的患者，外出时看不清与路面颜色对比不太明显的斑马线；傍晚光线弱时，感觉视物不如白天清楚；看书看报常有"灰蒙蒙"的感觉；看打印在白色纸上的黑字比阅读报纸容易；看不清落在不锈钢水槽里的不锈钢调羹；看不清餐台上颜色和明暗度相似的餐具等。

许多眼病患者在视力下降之前会首先发生视觉对比敏感度的改变。在视力残疾患者视功能评估中，视觉对比敏感度检查结果比视力（视锐度）检查结果更能反映患者视功能的损伤程度。

（4）色觉异常

色觉是人眼在光亮处黄斑区视锥细胞活动时所产生的一种感觉。单纯红绿色盲/色弱者，平时阅读白底黑字时没有太大困难，但在阅读彩色页面时，可能丢失一些细节。全色盲者通

常视力很差，阅读困难。需要注意的是，颜色除色度要素外，还有亮度和饱和度，有些色觉异常者，在平时并不一定表现出严重的同色物品辨认困难，原因是许多物品颜色中的色度一样，但亮度或饱和度不一样，可以由此进行区分。

（5）双眼视觉异常

双眼同时注视外界一个物体，将其感受成一个单一的有立体觉物像的能力称为双眼视觉，又称为双眼单视。它表现的是人眼在三维空间，对周围物体凹凸、远近的分辨能力。形成双眼单视的前提包括双眼需要具备较好的视力，且双眼视力水平接近，双眼的视野要有足够大的重叠范围。由于视力残疾患者很少具备这样的条件，大多数视力残疾患者不具备双眼视觉功能，因此外出时常看不清路肩，下楼时看不清台阶，在看一些特殊设计（如立体画）时，看不出层次感。

需要特别指出的是，斜视患者通常没有双眼单视，但有些视力残疾儿童，如果自幼有共同性斜视，但双眼残余视力较好，且双眼视力相近，视野无明显损伤，这样的视力残疾者有可能保存一定的双眼视觉功能，如果计划手术矫正斜视，需特别慎重。

（6）眩光

眩光是由于视野中存在过亮的光源或过高的亮度对比所引起的视觉不适感。视野中存在不适宜亮度分布，依据严重程度，可以表现为从不适感到短暂视觉功能丧失。大部分的视障者有眩光的表现，室外活动时怕光，遇到亮且光滑的物体（如铜版纸印刷物，厨房里的不锈钢厨具、玻璃餐台等），容易有畏光、流泪、视物模糊等表现。近十几年来，国内外对脑性视觉损伤的研究和关注越来越多。脑性视损伤患者的临床表现和人们通常见到的"视力差"患者的表现有很多不同之处。通常所指的视力残疾患者的视力、视野损伤比较严重，达到视力残疾标准，且有上述临床表现。但很多脑性损伤，尤其是脑皮质损伤的患者，在接受视力、视野检查时，检查结果数值未达视力残疾标准，但在实际生活工作中存在很多明显障碍，严重影响他们的生活质量和社交能力。

脑性视损伤常见以下行为表现：

① 视力表视力较好，但常常需较近距离才能看清物体；

② 移动的物体比较容易吸引其注意；

③ 视物时，抗拒复杂的背景环境；

④ 倾向无意识地凝视光源；

⑤ 有颜色偏好，一般特别喜欢红色和黄色；

⑥ 较难适应新事物，对熟悉事物较易有视觉反应；

⑦ 瞬目反射异常；

⑧ 视野偏好，通常会在某一个视野范围内表现较好；

⑨ 手眼协调表现异常；

⑩ 视觉反应迟缓。

脑性视损伤患者的障碍表现常与视觉认知、视觉辨认、视觉搜索、视觉记忆等功能异常有关，但眼部症状常不明显，视力、视野检查结果常达不到视力残疾标准。因此，目前无论国外还是国内，都很少将脑性视损伤患者纳入法定视力残疾范围，临床上常被漏诊或误诊。本章对脑性视损伤不做进一步讨论，但希望读者了解这一类型的视觉损伤。

10.2　视障康复的目标与路径

10.2.1　视障康复的对象与目标

从广义上来说，只要有视觉能力下降，就会有干预需求。例如，在夜晚或室内缺乏适宜光线时，视力正常者的行为活动也会受到限制，此时需要照明器具的帮助；又如，随着年龄的增长，人眼的调节能力下降，出现了老视（老花），表现为视近物困难，从眼科学角度讲，老视是人体生理功能下降的一种表现，不属于疾病范畴，但产生的视觉障碍是真实存在的，此时需要佩戴老花镜；此外，白内障患者需要手术置换晶状体，弱视患者需要遮盖治疗，近视患者需要佩戴眼镜；调节、辐辏和融合等功能异常的患者会出现双眼视功能异常，需要接受视功能训练；针对脑损伤引起的视觉损伤，目前的干预手段也越来越多。

以上罗列的视觉损伤的修复和治疗都可以归纳在视觉康复的概念中，但是在实际康复工作中，很难面对如此宽广的对象进行统一的描述。具体患者的康复需要个性化的处理，尤其是从社会管理角度，当康复中需要政策促进和经费支持时，就有必要对视觉损伤的人群进行细分。目前业界对视障康复的对象界定大多是以视觉损伤的严重程度来区分的。世界上大多数国家都将政策支持对象界定在双眼中好眼的矫正视力低于 0.3 或视野小于 10° 的患者，即视觉损伤达到视力残疾标准的人群。因为当患者的视觉损伤达到一定程度后，才会出现比较明显的社会活动参与障碍。障碍涉及定向行走、阅读书写、购物、个人日常生活、社交等方面。在幼儿期间，更影响其认知建立与发展，导致患者生活质量下降，丧失独立性。

因此，狭义的视障康复针对的是视力残疾人群，视觉康复目标是重塑功能性视觉和提高患者的生活质量及独立性。重塑功能性视觉不是逆转已经存在的视觉系统的器质性损伤，而是借助视觉的辅助与替代方式及环境改造，让视障者能够做到生活自理，努力回归（融入）以视觉感知和应用为主流方式的社会，让视障者在环境中自如地完成之前需要在指导下才能完成的行为，过有尊严的生活。

因各种眼病导致视觉受损后，临床上在初期都会优先选择医学治疗方式，根据眼病的不同，将采取不同的治疗方案，处理时关注的重点是"什么组织结构受损""目前视力如何"，干预的目的是修复组织结构，提升视力。而当各种眼病到了终末期时，即视觉损伤到了比较严重的程度，历经各种医学治疗而视功能仍不能恢复时，患者在接受康复干预时的关注重点就转化为"目前残余视力如何""还有哪些视觉替代方式"，干预的目的是如何通过视觉补偿提升残余视力的使用能力，如何利用视觉之外的其他知觉（如听觉、触觉、嗅觉等）来代偿受损的视觉功能，即提高患者的功能性视力。

10.2.2　视觉辅助与替代的路径

影响视觉的因素包括光线强弱、视野范围、目标物体的大小、对比度、色彩和视觉运动觉，以及视觉认知、视觉辨认、视觉记忆、视觉逻辑推理、眼的调节、辐辏能力等。使用体外器具辅助与替代视觉功能，就是针对由上述影响因素导致的视障者所采取的一些补救措施。具体途径如下。

（1）调整目标物体的焦点以改善其在视网膜上成像的清晰度。

眼球的屈光不正包括近视、远视与散光，无论哪种类型导致的离焦都可能导致视网膜成像不清晰。所有的视障者在原发视觉系统组织结构损伤的同时，都有可能伴有屈光不正的现象。目前对导致视力残疾的原发病尚无有效的解决办法，但是存在效果确切的屈光矫正方式，因此，视障康复的基础工作之一，就是为患者做规范细致的屈光矫正。

强调调整目标物体焦点的另一层含义是，用于视障康复的各种视觉补偿性辅具都需要注意对焦问题，例如，理想的电子助视器在制作时必须注意调焦系统设计。

（2）通过视角放大，使目标物体在视网膜上成像放大，提升残余视力。

① 尺寸放大：将目标物体尺寸放大，其在眼底视网膜上形成的视角随之增大，视网膜上的成像也增大，产生的视觉冲动也增大。如图 10-2（a）所示，物体 A 比物体 B 大，因而人眼看 A 比看 B 清楚。

② 缩短距离："近大远小"是浅显的道理，尺寸相同的物体，越靠近眼球，在视网膜上形成的视角越大，越容易被看清。如图 10-2（b）所示，物体 A 与物体 B 大小相同，A 更靠近眼球，因而人眼看 A 比看 B 清楚。如果将物体 B 向眼前拉近一半的距离到 A 处，则视角放大 1 倍，在视网膜上的影像也放大 1 倍，等同于将物体放大 1 倍，更容易被看清楚。

③ 角性放大：这是大多数光学放大镜的放大原理，如图 10-2（c）所示。在物体大小和注视距离不变的情况下，目标发出的光线经过光学放大镜后的出射角大于入射角，目标物体通过放大镜后对注视眼所形成的视角增大了，视网膜上的成像增大，因而目标物体更容易被看清楚。

④ 投影放大：将目标投影到大屏幕上，如幻灯片，相当于尺寸放大。

⑤ 数码放大：通过数码相机内的处理器，使图片内的每个像素面积增大，从而达到放大的目的。这是大多数电子助视器的放大原理。

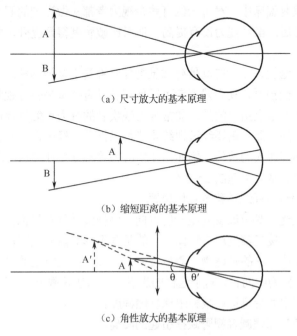

（a）尺寸放大的基本原理

（b）缩短距离的基本原理

（c）角性放大的基本原理

图 10-2　视角放大的基本原理

（3）提高目标物体的亮度或给予适当的亮度调整。

人类在长久的进化过程中选择了适应日光的生存节奏，白天客观存在的物体通过各种可见光映射到人眼内，经大脑中枢系统的感知整合而"看"到了外部世界。在夜晚或室内等光线黯淡的环境中，人眼的视觉感知能力下降了，表现为包括视敏度、色觉、立体觉、运动觉等各种视功能的全面下降。大多数视障者在暗环境中视觉功能下降得更明显。照明灯具是解决暗处视觉障碍最常用的器具。大多数视障者喜欢明亮的光照环境，部分患者（如白化病、先天性无虹膜、全色盲等）喜欢较弱的光照环境。老年人对光的敏感性降低，因此老年视障者常更需要明亮的光线。

（4）调整目标物体与周围环境的对比度。

在用视力表检查视力时，视力表上白底黑字的对比度接近 100%，而在日常生活中，我们关注的视觉目标与其所处环境背景几乎不存在 100%的对比度。对比敏感度比视力（视敏度）更能反映人眼视功能的状态，许多视障者的对比敏感度损伤先于视敏度下降。例如，无论何种类型的青光眼（正常眼压或眼压增高）患者，即其使中心视力达到或超过 1.0，对比敏感度曲线也有明显下降，尤以高频部分最为明显。再如与年龄相关的黄斑变性患者，早期在视力未发生改变之前，对比敏感度曲线即可表现出各个频率都下降，以中频区下降最为明显。

对比敏感度衡量的是视觉系统辨认不同大小（空间频率）物体时所需的物体表面最低黑白反差的物理量，增加反差可以提升视觉清晰程度。例如，在浅色的桌布上摆放深色的餐具更容易被看见，浅色的楼梯台阶边缘涂上深色的涂料可以防止踩空。目前的电子助视器在屏幕背景和字体颜色选择上，可以设置各种颜色对比，根据不同视障者的情况提供各种颜色对比选择，如红底黄字、蓝底红字等，大部分视力残疾者偏向于使用黑底白字。

太阳帽、遮光板可以避免光线直射入眼内，滤光镜可以过滤掉一些散射光线，减少散射光入眼，可使视网膜成像对比度增加，提升视觉清晰度。

在视力残疾者康复临床中，对每一位有残余视力者都应做详细的屈光矫正工作，许多患者在佩戴合适的眼镜后，虽然视力没有提高，但对比敏感度得到提升，主诉视物清晰度得到明显改善。

（5）通过听觉、触觉、嗅觉等其他感知觉功能弥补视觉功能的缺陷。

当视觉功能严重受损时，视力残疾者可以使用各种替代觉来弥补视觉的缺陷，使用最多的是听觉和触觉。需要重点指出的是，通常视力残疾者的听力和触觉都比较敏感。但替代觉能力不是生来就强大的，而是需要经过训练才能得以提升。经过训练的视力残疾者，对语句的听读速度可能达到普通人的数倍，例如，使用听力"阅读"计算机屏幕内容的读屏软件，其语音速度可以设置到常人语速的 2～3 倍。

（6）通过光线偏转将视线转移至目标位置。

通过三棱镜、反光镜等可改变光线投射方向，将视线转移至目标位置。例如，可以通过贴在眼镜周边的小片三棱镜察觉周边物体，目的是既不影响前方视野视物，又能通过小的膜贴三棱镜察觉视野周边潜在的障碍物，避免碰撞。又如，某些类型的眼球震颤患者在某一眼位时震颤程度较小，称为中间带，对于这样的患者，可以让其戴上"尖"向中间带的三棱镜，通过将视觉目标移至中间带位置以减轻眼球震颤程度。

（7）使用"广角"原理减轻视野缺损引起的障碍。

例如，采用电子图像压缩技术可以扩大视野；将望远镜倒置可以扩大视野，但代价是所见目标物变小。

（8）通过视觉假体替代视觉系统中损伤严重、不可修复的结构。

如果照相机的某一零件损坏无法修复，人们想到的一个途径是更换无法修复的零件。人工晶状体（替换混浊晶状体）是目前视觉假体系统中使用最多、效果最好的修复零件。如同假牙、假肢、人工髋关节等假体一样，视觉假体是一种植入式医用物体，其功能是在一定程度上帮助恢复重度失明患者的部分视觉（详见第 12 章）。

（9）通过环境改造来减轻障碍程度。

环境改造也是视障康复工作中一个非常重要的环节。外界环境可以分为 9 大类，即生活环境、移动环境、交流环境、教育环境、就业环境、文体环境、宗教环境、居家环境及公共环境，其中视力残疾者遇到的环境障碍主要是移动环境和交流环境，以及在其他 7 个环境里的移动障碍和交流障碍。环境改造的水平高低和视觉辅助与替代的效果密切相关。例如，将普通楼梯用色彩装饰一下，可以帮助视障者辨认台阶，减轻移动障碍程度；在浅色的桌布上放深色的餐具，用深色的盘子装浅色的菜，简单的用餐环境变化可以帮助视障者找到需要的菜肴。

许多视障者存在视觉拥挤现象，即同样大小的视觉目标（物品）放置的位置较近，比拉开距离单独放置时难于辨认。例如，患者更容易看清视力表上同一行视标中靠近两端的视标，但看不清位于中间的视标。许多视障者很难辨认出复杂背景下的物品，而将需要辨认的物品置于简单环境背景中时，就相对容易辨认。例如，在一个摆满杂物的桌面上寻找一个杯子，视障者很难辨认，如果去除桌上杂物，保持桌面整洁，患者就比较容易识别杯子。

10.3　视觉康复辅助器具

国际标准 ISO 9999—2016《残疾人辅助产品——分类和术语》明确指出：辅助器具的范围不包括药品、植入器，以及非技术解决办法，辅助器具是体外装置。而辅助技术装置是由医生在手术台上安装的内置式假体，不仅属于康复治疗的康复器械，也属于医疗器械。辅助器具和辅助技术装置都属于康复工程产品。

按照这个思路，在视力残疾康复领域，可以将视觉康复工程产品分为辅助器具和辅助技术装置两大类。有关视觉辅助技术装置的内容详见第 11 章和第 12 章，本节将主要介绍视觉康复辅助器具。

10.3.1　视觉补偿性辅助器具（助视器）

视觉补偿的原理是通过各种方式提升残余视力的使用能力。例如，通过加大视角的方式使外界物体在视网膜上的成像放大，让视障者看到比原来物体大的像；或通过焦距调节及增强所需注视目标与所处环境的亮度、色觉的对比程度，改善其在视网膜上成像的清晰度。

助视器是提供给视觉损伤程度达到一定阈值者（视力残疾者）使用的，通过视觉补偿途径可以提升残余视力应用能力的辅助器具。

注意，除全盲（双眼无光感者）外，即使是存在严重的视觉损伤，视力残疾者（包括盲人）还都存有一定的视觉，从 0.3 以下至光感不等，称为残余视力。残余视力是极其宝贵的，即使只有光感存在，在康复中也要有意识地借助助视器提升残余视力的使用能力。

助视器本身只是一件器具，并不能有效提升患者的视力。患者只能借助助视器在环境中接受训练，提升残余视力的应用能力。助视器主要可分为光学助视器、非光学助视器和电子助视器三类。

1. 光学助视器

该类辅具利用凸透镜或光学系统的放大作用、光线的偏转、光线过滤等光学原理，使物体成像变大，成像位置改变，对比度改变，调整目标物体的焦点，以达到改善视网膜上成像的清晰度及视野扩大的目的。光学助视器主要分为远用和近用两类。

1）远用光学助视器

远用光学助视器用于帮助视力残疾者在日常生活中看清各种远处的目标，如看黑板、驾车、看交通信号、看体育比赛等。主要包括各种类型的望远镜、照相机、三棱镜、滤色镜、滤光镜等。

单筒望远镜　是最常用的远用助视器。从原理上讲，望远镜系统主要有两类。一类是伽利略望远镜，它包括一个物镜（正透镜）及一个目镜（负透镜），物像为正像。可分为调焦式或非调焦式，因为光学设计比较简单，所以重量轻、镜筒短，可装在眼镜上；另一类是开普勒望远镜，它的目镜和物镜均为正透镜，由于所产生的物像是倒像，需要添加三棱镜装置将倒像变为正像，因此同样放大倍数的开普勒望远镜比伽利略望远镜的镜筒要长一些，重量要重一些，但它的周边畸变小，成像质量好，焦点可以调节。

正向使用单筒望远镜时，能够帮助看清远处物体，当将目镜与物镜反向调换使用时，可以扩大视野，但物像会变小，适用于中心视力大于 0.2，有观察较大范围视野内物体需求的患者。

三棱镜及平面反光镜　可以使光线发生折射，使目标物体产生位移，帮助扩大视野或调整视野方向。三棱镜通常是附加在框架眼镜镜片上的。三棱镜可以是与镜片同质、在镜片加工时磨制的，也可以是膜贴式的。三棱镜度数不能太大，通常不超过 10Δ，否则镜片会太厚，畸变明显。平面反光镜矫正的效果更好，且可以更换，但价格较高。需要注意的是，因为这类助视器使用时常出现复视及视混淆，所以必须经过严格的训练后方能使用。

滤色镜　一些滤色镜片具有对特定波长光谱色的控制作用，即对特定颜色的光具有吸收、反射和透过作用，适用于色盲、色弱、白化病及视网膜色素变性的患者。

① 通过单眼颜色的改变改善视力。例如，视网膜色素变性患者在室外使用深黄色调的滤光片常可以增进视力。

② 通过双眼对色调的对比产生一定的色觉分辨率。例如，色盲隐形眼镜适用于视力较好的红绿色盲及色弱患者。使用时将含有红色的镜片戴在一只眼睛上，则此眼只能看到红色，看不到绿色，当双眼视物时，通过双眼所见物体色彩的不同，产生对红色和绿色的分辨率。当然，此种红绿色觉的感受与正常人所看到的颜色是不同的。

滤光镜　可以通过滤光镜片改变进入眼内的光强度，避免强光引起的视力下降，适用于驾驶员、室外和雪地工作人员、电焊、气焊工人及白化病等患者。闭角性青光眼患者慎用。

① 吸收式滤光镜：在一般光学玻璃中加入一些金属氧化物，使玻璃能选择性吸收光线中特定波段的电磁波，从而减少特定波长的光线透过镜片。变色镜是一种特殊的吸收式滤光镜，其镜片中加入了光敏剂，光线照射时镜片颜色加深，光照减弱时，镜片褪色。

② 反射式滤光镜：通过在镜片表面镀上一层比镜片本身折射率高的膜层，以增强光线的反射，减少光线的通过，从而减小强光对视力的影响。

③ 偏振光太阳镜：当光线射过一偏振面为垂直方向的偏振片后，就成为线偏振光，当遇到偏振面为水平方向的偏振片时，线偏振光不能通过，即形成消光。利用这个原理，光线通过镜片为偏振光片的眼镜时，可以减少眩光的产生从而达到预防视力下降的目的。

各种光学照相机　放大原理与望远镜的基本相同。

各种类型的屈光不正矫正眼镜　包括框架镜（单焦/双光/渐进多焦点等）、角膜接触镜（软镜/硬镜/特殊的硬镜角膜塑形镜等），等等。

绝大多数视力残疾者都伴有屈光不正，通过对屈光不正的矫正，有望改善其视功能，所以，需要重点强调的是，屈光矫正是视力残疾康复工作最重要的基础工作之一，必须高度重视。应该尽可能在最好的屈光状态下使用其他助视器。

2）近用光学助视器

近用光学助视器在日常生活中主要用于阅读、书写及较精细的手工等。其主要包括各种类型的眼镜式助视器。

狭义的眼镜式助视器　指外观与一般眼镜相似，镜片为+4 D 以上的正透镜。每 4 个屈光度的凸透镜可以把物体放大 1 倍。最常用的正透镜度数为 8.00～24.00 D，即放大 2～6 倍。注意，近视患者的眼镜是负镜片，近视眼镜及+4 D 以下的远视眼镜通常都是为了矫正屈光不正，提升视力，所以都不归类为助视器。

眼镜式助视器可分为单目和双目两种。注意，双目眼镜式助视器需加底向内的三棱镜以帮助双眼看近处时所需的双眼会聚。眼镜式助视器有部分屈光矫正的作用，大部分还是作为放大镜使用。

额式放大镜　固定在额部，其他与眼镜式助视器基本相同。

手持式放大镜　是一种单手持握，可在离眼不同距离处使用的正透镜，使用非常普遍。优点是价格便宜，使用方便，适合短时间使用；缺点是需占用一只手，无双眼单视，不适合手颤者。

一般而言，放大镜直径越大，放大倍数越低，反之亦然。放大镜离读物太近，放大倍数低；离得太远，则字迹模糊不清。寻找最佳焦点的方式之一，是先将放大镜放在读物表面，此时无放大作用，然后使放大镜慢慢离开纸面，直到放大作用最明显时为止。焦点对准后，可将持镜手的无名指、小指或肘部支撑在台面上以增加放大镜阅读时的稳定性。

手持式放大镜分为带光源和不带光源两种，带光源的放大镜适用于需要较为光亮的阅读环境的视障者。手持式放大镜有各种款式，在家或办公室等固定场合可选用直柄式，外出时可选用折叠便携式。

立式放大镜　是有支架的放大镜，也分为带光源和不带光源两种。使用时将它放在工作面上，不需要用手来拿，可以提供相对稳定的像。有些直立式放大镜下部空间较大，可在镜下书写。由于距离是固定的，使用时经常需要眼动调节，不太适用于年老患者、无晶状体或人工晶体患者。儿童具有较强的调节能力，更容易接受立式放大镜。

胸挂式放大镜　用绳带将放大镜固定在胸前，可解放双手。使用时，下颌稍内收，眼球和放大镜不动，视线穿过放大镜中央，用手移动目标物体帮助对焦。

镇纸式放大镜　半球形，镇纸和放大两用。放大倍数约为 2～3 倍。使用时在读物上滑行移动。

　　台灯式或落地式放大镜　放大镜由一个悬臂支撑，镜面较大，与目标距离较远，悬臂可多方向弯曲、移动，可带光源，适用于镜下进行书写、缝纫、绒线编结等操作。

　　薄膜式放大镜　是由聚烯烃材料注压而成的菲涅耳透镜薄片，镜片表面一面为光面，另一面刻录了由小到大的同心圆，又称为菲涅耳透镜。通过薄膜式放大镜观察远处的物体，物体的像是倒立的，而观察近处的物体时会产生放大效果。透镜厚度一般约为 1 mm。

　　阅读帽　是加在望远镜物镜上的一个正透镜，使得看远的望远镜可以用作近距离阅读使用。特点是能在较大放大倍数下，有较长的工作距离，阅读距离取决于所加阅读帽的正屈光度数。适用于需在眼前有一定操作空间的视觉任务。

2. 非光学助视器

　　非光学助视器通过在环境中改变目标物体的光照度、控制光线传递、改变对比度、增加目标物体的尺寸等方式使视障者看到比原来清晰的像。常用类型如下。

　　1）改变目标物体的光照度

　　各种类型的灯具是最常用、最有效的改变光照度的助视器。灯具光源按发光原理分为热辐射光源（如白炽灯和卤钨灯）和气体放电光源（荧光灯、高压汞灯、金属卤化物灯）。不同光源带来不同的亮度和色温，在为视障者选择适配灯具时，需要根据其视功能评估结果、灯具使用目的及使用环境等因素来选择不同亮度、色温的灯具，同时考虑灯光的投射角度及灯具与工作面之间的距离以获得视障者所需的最佳光照度。

　　2）增加目标物体的尺寸

　　例如，大字读物、大字电话、大字扑克牌、粗线格纸、粗头笔等。

　　3）其他

　　裂口器/低视力助写板　常由硬纸片或塑料片制成，中间空留出一行字的宽度。由于一般的书写面以浅色为主，故裂口器本身常采用深色以增加对比度。适用于有视觉拥挤感或容易发生串行阅读或书写的人群。阅读时，只显示单行，减少其他行对阅读者的干扰，也增强对比，提高阅读速度；书写时，沿着凹槽书写，不会串行。对一些格式化的文件单据，如银行支票等，可以制作与单据格式相同的裂口器，将需要填写文字的部分均做成凹槽，便于用户填写。

　　宽檐帽、阳伞、驾驶室的遮阳板等　防止直射光线引起的眩光不适。

　　色彩对比分明的家具、室内装饰、日用品等　通过增加对比敏感度，改善视障者的功能性视力。例如，浅色的桌面搭配使用深色的碗盘；深色的床单配浅色的枕套等。又如浮标满杯提示器，水杯中放置软木塞，当往杯里注水时，软木塞随水位的上升而上浮，强化了水位上升的视觉表现，方便视障者把握水位高低。

　　阅读架　帮助视障者获得相对舒适的阅读体位，减少视疲劳，延长阅读时间，同时可解放双手。

　　穿针器　通过一定的引导机制，视障者只需凭借大致的视觉或仅凭触觉即可将线穿过针孔。

3. 电子助视器

　　利用电子及软件技术帮助扩大目标物体在视网膜上的成像，改变对比度、颜色等使视障者看到比原来清晰放大的像。

1）扩视机（通常指台式电子助视器）

扩视机是指通过摄像机将所需阅读的资料传送到显示屏上，并加以放大的一套系统。当近距离阅读时，将读物放在可移动的读物架上；当远距离阅读（如看黑板）时，可以将摄像头转换角度对着黑板。扩视机与光学放大镜相比具有如下优点：放大倍数高，视野大，可保持正常阅读距离，可选择字体颜色及相应屏幕背景底色，可调整对比度，可控制光线明暗，有高亮条单行显示等功能，易于双眼同时使用。

2）手持式电子助视器

手持式电子助视器由微型摄像头和小型电子屏幕显示器组成，适合于随身携带，也可选择字体颜色及相应屏幕背景底色，调整对比度和屏幕亮度。

3）便携式远近两用电子助视器

便携式远近两用电子助视器的基本功能与台式电子助视器及手持式电子助视器类似，有两个高清摄像头，一个获取远处（黑板等）信息，另一个获取近处（书本等）信息，远近两处信息可以同屏显示，同时屏幕信息可以通过语音朗读。比较适合于随班就读的学生使用。

4）头戴式助视器

选取轻量级头戴式结构，通过设备前端的高清摄像头获取图像，利用图像处理芯片，对从现实世界获取的图像进行处理，可将真实的环境和拟合的视觉效果通过半透屏实时地映射叠加到同一个画面或空间，通过头戴式结构屏幕显示在患者眼前，让视力残疾者接受不同的刺激来增强现实感知。增强现实内容主要包括目标物体的放大、亮度调节、改善对比度、轮廓描边处理及多种变色模式。

需要注意的是，受到软硬件技术的限制，目前这类设备只适合在静态环境下使用，而且在使用前，必须对使用者进行个性化评估，根据视障者的具体残余视力状况及使用需求，调整画面参数设置，将环境中视障者最关心、最敏感的影像信息强调出来，变成视觉信息传递至视障者的视觉中枢皮层进行感知。当参数设定完成后，视障者还必须接受训练方可使用，例如视觉认知训练，手眼脑协调性训练等。

10.3.2　视觉代偿性辅助器具

视觉代偿性辅助器具依靠听觉、触觉、嗅觉、味觉等功能来代偿视觉功能的缺陷。这一类型辅具也被称为非视觉性助视器，这类物品更适合被称为非视觉性视障辅助器具。

1. 以听觉功能代偿视觉功能缺陷的辅助器具

这类辅具包括公交车辆语音提示系统、发声交通信号灯、语音手表、语音体温计、语音血压计、听书机、照相式读书机、录音笔、语音标签和颜色识别器等。

① 语音标签：由一个录制播报器和数块感应卡组成。感应卡是一种可播报物品信息的标签，可对标签的物品信息进行提前录制，使用时可以按压语音播报开关播报物品信息。

② 颜色识别器：可以根据物体的反光性能识别颜色，能够准确识别超过 40 种颜色，同时具备色彩知识讲解功能，并支持普通话、英语等多种语言。假设衣柜里有多件款式质地类似的 T 恤，可以使用颜色识别器挑选符合你今天服饰搭配所需要的那一件 T 恤。

③ 照相式读书机：可迅速识读邮件、信件、物品包装及书刊等印刷物上的文字；可快

速识读中文简体字、繁体字、英文及中英文混合字体的内容；能连续快速采集并保存图像；配有微型计算机。

2. 以触觉功能代偿视觉功能缺陷的辅助器具

这类辅具包括盲杖、盲道、触摸手表、纸质版盲文阅读物、盲文点显器、各种凸点标志物等。其中，凸点标志物可以有各种材质样式，例如，浴室里有同样包装、味道和手感类似的洗发水和沐浴液，可以在其中一瓶的瓶颈上箍一根橡皮筋，就可以很方便地将两者区分开来。又如，空调开关上有旋钮调节温度，用文字标出的高中低三挡的旋钮位置，视力残疾者看不见，可以在三挡文字的旁边，用标记笔涂点，此点很快凝固成凸起的小点，视力残疾者被告知凸点位置与温度挡的对应关系，以后视力残疾者就可以自如地使用旋钮调节温度了。此外，明盲对照彩色盲文图形刻印机采用 SpotDot 技术，明盲对照打印，可将 Word 和 Excel 文档自动转换为盲文。

3. 以味觉和嗅觉功能代偿视觉功能缺陷的视障辅助器具

在视力残疾康复中，目前很少有以味觉和嗅觉为原理的辅助器具，通常都是通过训练提升其敏感度，直接帮助缓解视觉障碍。例如，某学生小学升初中后，需要熟悉从居住地步行到学校的道路，在定向行走训练中，可以通过记住沿途有特殊气味的地点作为标记点，建立行走时的心理地图，例如蛋糕店、油漆店、厕所、餐馆，都会飘出不同的味道，靠敏感的嗅觉可以帮助定向。

10.3.3 混合性辅助器具

采用电子、光学、互联网技术构造出的集视觉补偿性与视觉代偿性原理为一体的辅助器具产品，即同一器具既具有视觉补偿功能，又有视觉代偿功能。

1. 智能手机

很多品牌的智能手机都带有文字和图片放大功能，以及文字转语音功能。这些功能通常可以在手机"设置"栏下的"辅助功能"里找到，包括字体大小、屏幕亮度、屏幕底色等。手机自带的相机也可以帮助放大想要看的物体，可以将物体拍摄以后，放大照片观察，也可以直接使用手机摄像头对准被观察物，再在屏幕上用手指做触屏分开动作，将图片放大。手机自带的手电筒帮助有夜盲的患者，手机里的录音功能也可以作为录音笔使用。当手机安装了读屏软件之后，功能将更加强大。

2. ZoomText 展文软件

ZoomText 是一种安装在计算机中能将屏幕上的内容放大，并可以语音读屏的软件。早期产品主要为屏幕内容放大作用，所以称为展文软件，又称为扩屏软件，目前添加了很多语音功能。

基于使用者的情况可以将屏幕阅读界面进行个性化设置，字体和鼠标都可以被放大，程序支持在计算机屏幕上通过放大和增强对比度来查看内容，以及访问应用程序、文档、电子邮件和网络。此外，ZoomText 展文软件还具备以下功能：提供增强的导航功能，以帮助用户启动程序并在桌面上查找文档，并在网页上查找超文本链接和控件，查找单词或短语；支持双显示器，最多可以放大 36 倍，并具有局域放大功能，允许用户选择放大屏幕的某一部分；可以搜索整个文本，也可以只搜索某些元素，如标题、表单、链接或图像；可以使用鼠标和键盘操作及调整整个工具栏；鼠标焦点增强功能帮助用户在使用选项卡和箭头键导航菜单、对话框、工具栏和其他控件时轻松定位和跟踪焦点。

所有版本的 ZoomText 展文软件现在都包含 Vocalizer 表情声音，为来自世界各地最常用的语言和方言提供声音。通过在展文的语音设置对话框中选择下载更多音色，可以随时添加其他语音。ZoomText 2018 的新版本引入了一个新的"Speech On Demand"选项，允许将自动语音输出（例如，在浏览菜单和对话框时通常会发生的通知）静音，同时允许触发屏幕阅读命令听感兴趣的项目，如"全部说出"命令或"说出窗口标题"命令。该版本还提供了本地化的用户界面及中文、英文、德文等 18 种语言。

便捷的 OCR 功能可识别不可访问的 PDF 文档、屏幕图像和图像文件中的文字。当遇到其中一个无法访问的项目时，会提醒并提供处理该项目的可读文本选项。完成此过程后，会自动读取所识别的文本。

3. 读屏软件

安装在计算机和智能手机等电子产品上的软件，通过计算机键盘操作或手指触摸手机屏幕，触发语音朗读功能，在语音导航下操作计算机。利用文本转语音技术，获取计算机屏幕中相应位置的文字，转换为语音播报。其构建的是一个非视觉状态下操作计算机的环境。有一定残余视力者，也可将键盘与鼠标相结合运用，能减轻视力疲劳。使用读屏软件最好配备耳麦或音箱。

读屏软件适用于无明显听力障碍，有一定普通话拼音基础，可以操作键盘的各种程度视力残疾者。视力条件不同，使用读屏软件的程度也不尽相同。通常视力条件越差，阅读时对读屏软件的依赖越大，使用读屏软件越全面；有一定视力者，可部分时间选择性使用读屏方式，其他时间使用扩屏软件，或配合使用适合的放大镜。

借助读屏软件操控计算机和智能手机，可以让视障者学会计算机和手机的基本操作，并进一步学习安装在计算机和手机中的各种应用软件。例如，通过学习使用常用的 Office 办公自动化软件进行文字处理、电子表格处理和电子商务应用软件，满足视障者的办公室工作需求。

许多智能手机支持指纹功能，视障者可以在手机淘宝、携程、美团等网站上打开指纹支付，既可以避免输入支付密码的烦琐，也可以提高支付的安全性。

4. iPad

现在 iPad 的使用已越来越普遍，可用于有阅读需求的人群，其文字放大、对比度和颜色选择能力不仅适合残余视力较好的患者，同时由于具备语音播报功能，所以也适合于残余视力差甚至双眼无光感的患者。其导航功能也适用于有定向需求的患者。

5. 各种语音和/或触觉提示的家用电器（微波炉、洗衣机、电饭煲等）

随着现代电子技术的进步，许多家电成为同时兼有功能键视觉标识，功能键触摸标识（如凸起触点标识）和语音功能播报的产品，方便视障者的日常生活。

6. 导盲犬

导盲犬是经过特殊训练的狗，尽管它不属于辅助器具，但可以很好地引导盲人和低视力者外出行走。导盲犬的使用者必须具备很好的定向行走能力，使用者和导盲犬之间的沟通交流非常重要，必须经过严格的训练。

在现实环境中，某一项视觉任务的完成常常是多辅具、多路径共同完成的。

本章小结

本章首先介绍了视觉障碍的概念，视力残疾的定义和分级；然后，介绍了视觉障碍的常见原因与表现，视障康复的目标与方法，以及视觉康复的辅助器具。

习题

1. 简述目前我国采用的视力残疾定义与分级标准。
2. 简述通过视角放大原理提升视力残疾者残余视力的常用方法。
3. 简述助视器的定义和其视觉补偿作用原理。

第 11 章　人工晶状体

　　人工晶状体（Intraocular Lens，IOL）在解剖上和光学上取代或丰富了原来的自然晶状体，构成了一个近似正常的屈光系统，尤其是后房型人工晶状体的位置接近节点，与晶状体的生理位置相近，手术后可获得最佳光学效果，是目前临床上矫正无晶状体眼或者部分有晶状体眼屈光不正状态的最佳方法。

　　1949 年的首例人工晶状体植入是现代眼科学上一项革命性的突破。经过几十年的努力，如今人工晶状体领域已取得突飞猛进的发展。人工晶状体在材料、设计、生物相容性等各个方面均得到了发展。比如在设计方面，单焦点的人工晶状体改进为多焦点的人工晶状体，矫正无晶状体眼的屈光改进为能够矫正有晶状体眼的屈光，使复明的晶状体手术飞跃到屈光性晶状体手术阶段。

　　本章首先介绍晶状体的生理学基础，即晶状体的解剖结构、生理特点，然后介绍有关各种人工晶状体的基本理论，以及人工晶状体在白内障、眼内屈光手术等方面的临床应用及进展。这些将为后面其他视觉功能辅助与替代技术的学习提供参考。

11.1　晶状体的生理学基础

11.1.1　晶状体的解剖结构

　　晶状体（Lens）结构如图 11-1 所示，是一个呈双凸透镜的弹性透明体，位于虹膜和瞳孔之后、玻璃体之前，借助晶状体悬韧带与晶状体相连，无血管和神经支配，其代谢主要来源于房水和玻璃体。晶状体由表层的晶状体囊膜和其包绕的晶状体纤维组成。囊膜是均质半透膜，前后囊膜交界处为晶状体赤道部，晶状体前囊膜后方是一层单层排列的上皮细胞，向赤道部延伸形成晶状体纤维。晶状体纤维不断生长，新产生的纤维挤压旧的纤维，形成中央的核和周围的皮质。

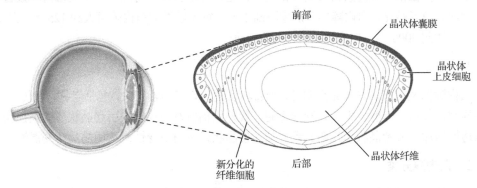

图 11-1　晶状体结构示意图

11.1.2 晶状体的生理特点

晶状体是眼内重要的屈光介质之一，屈光力约为 19 D。晶状体借助睫状肌、晶状体悬韧带的作用改变其自身的弯曲度，将光线准确聚焦于视网膜，使人能看清不同距离的物体，这一现象称为调节。睫状肌收缩时悬韧带张力变小，晶状体变凸，近距离的物体变得清晰；反之，睫状肌松弛时悬韧带张力变大，晶状体变平，远距离的物体变得清晰，如图 11-2 所示。随着年龄增大，晶体核开始硬化、弹性减弱而导致调节作用衰退，出现老视（Presbyopia）。

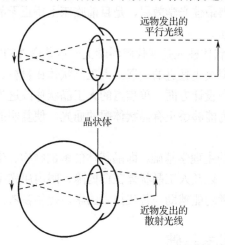

图 11-2　晶状体调节功能示意图

11.2　白内障摘除与人工晶状体植入

11.2.1 白内障概述

晶状体混浊被定义为白内障（Cataract）。并非所有的晶状体混浊都会严重影响视力，世界卫生组织（WHO）将晶状体混浊且矫正视力低于 0.5 者称为临床意义上的白内障患者。白内障是全球排在第一位的致盲眼病，据估计，全世界的盲人中有近一半是因白内障致盲的。随着全球人口老龄化，白内障的发病率不断上升，每年新增的白内障盲人约 125 万，到 2025年预计可达到 4000 万，白内障的防治任重道远。

1. 病因

白内障的发病机制尚未完全明确，但目前认为与许多因素有关，包括老化、遗传、职业、代谢异常、外伤、辐射、中毒、营养障碍、紫外线辐射及炎症等，引起晶状体囊膜损伤，使其渗透性增加，或者晶状体代谢紊乱，从而使晶状体蛋白质变性，透明晶状体变混浊。

2. 白内障分类

（1）按病因可分为年龄相关性、外伤性、并发性、代谢性、中毒性、发育性及后发性等白内障。

（2）按发病年龄可分为先天性和后天性白内障。

（3）按晶状体混浊形态可分为点状、冠状和绕核性白内障等。

（4）按晶状体混浊部位可分为皮质性、核性和囊膜下白内障等。

3. 临床表现

1) 症状

白内障患者的主要症状表现为无痛性、缓慢渐进性视力下降，单眼或双眼发病，通常经过数月或数年，会有眩光、复视、色觉减退及近视程度增加等症状，这些症状取决于晶状体混浊的位置和密度。

2) 特征

白内障主要表现为透明晶状体出现混浊。最准确的检查方法是散大瞳孔后在裂隙灯显微镜下检查晶状体，不仅可以发现细微的晶状体改变，如空泡、水隙、点状混浊、板层分离，还可以准确定位混浊部位。眼底镜检查可见眼底视网膜模糊，红色反光暗淡。

4. 治疗

目前还没有一种药物被证明对白内障的发展有延缓、阻止或逆转的作用，因此目前白内障的治疗方法主要是手术治疗。

1) 手术适应证

对于先天性白内障患者，如果对视力影响不大，一般不急于手术，可以密切随访，观察视力的变化，既往认为白内障的最佳手术时机为成熟期。随着手术技术的发展、手术设备及人工晶体的进步，目前认为当视力下降至不能满足患者生活和工作需求，并且通过白内障手术可能改善视力时，就可以根据患者的要求进行白内障手术。出现下列情况时也可以考虑进行白内障手术：①晶状体溶解等原因引起炎症；②部分闭角型青光眼；③晶状体混浊影响眼后节疾病诊治；④白内障影响美容。

2) 手术方式

白内障囊内摘除术（Intracapsular Cataract Extraction，ICCE） 指离断晶体悬韧带之后，将整个晶体完整摘除的手术。在 20 世纪 70 年代，ICCE 是我国常用的白内障手术方式。这种手术方式相对简单，对手术设备及技巧要求不高，但手术切口大，术中术后并发症如角膜失代偿、青光眼、玻璃体脱出、黄斑囊样水肿、视网膜脱离等发生率较高；而且，由于该手术导致无晶状体后囊膜，不能植入常规的人工晶体，术后要佩戴高度数的眼镜，术后视力恢复大多不理想。目前这种手术方式已极少采用。

白内障囊外摘除术（Extracapsular Cataract Extraction，ECCE） 在我国 20 世纪 80、90 年代，ECCE 是最主要的白内障手术方式。手术方法是刺破并撕去前囊中央部分，去除晶体核及皮质，保留完整的晶体后囊。手术需要在显微镜下完成，对手术技巧要求较囊内摘除术高，切口相对较小，而且保留完整的后囊膜，减少对眼内结构的干扰，减少了角膜失代偿、青光眼、玻璃体脱出、黄斑囊样水肿、视网膜脱离等并发症的发生，尤其术中同时植入后房型人工晶状体，术后可立即恢复视力功能。目前在我国经济不发达的少数地区，该术式联合人工晶体植入术仍是主流手术方式。

白内障超声乳化术（Phacoemulsification） 是目前国际上主流的白内障手术，该术式采用 0.9～3 mm 角膜切口或巩膜切口，环形撕开前囊膜，使用超声波将晶状体核和皮质乳化后吸出，保留晶状体后囊膜，可同时植入人工晶状体。与上述手术方式相比，具有切口小、组织损伤少、手术时间短、角膜散光小、视力恢复快等优点，但对医师手术技巧要求相对较高，技术培训时间相对较长，需要较昂贵的超声乳化仪器及设备。

飞秒激光辅助白内障手术（Femtosecond Laser-Assisted Cataract Surgery，FLACS） 是目前手术治疗白内障发展历程中的一次革新，与传统白内障手术方式相比，具有更精准、预测性更强、能量使用更少等优点。飞秒激光是一种以脉冲形式运转的近红外线激光，波长为 1030 mm，周期为 10～15 s，具备瞬间功率大、穿透性强、聚焦尺寸小及精密度高等优点。这种方法的主要原理是通过一束准确聚焦的超短脉冲光束可以在极短的时间内达到作用峰值产生等离子体，等离子体膨胀扩张产生振动波，进而发生空化作用产生气泡，气泡相互融合发生破裂产生精确的组织切割作用，即光击穿作用。FLACS 在高分辨率眼前节成像系统的辅助下，可完成精确的个性化透明角膜切口、前囊膜环形切开、安全预劈核及角膜松解切开矫正散光等步骤，从而优化 IOL 的位置和术眼的屈光状态。但是根据我国国情，FLACS 产生的额外费用在一定程度上增加了患者的经济负担，所需要的设备昂贵、手术耗时较长等因素影响其普及应用。

11.2.2 人工晶状体植入

白内障摘除术后，患者就变成无晶状体眼（Aphakia），术后患者面临调节能力丧失、高度远视的屈光问题。在相当长的一段时间内，框架眼镜和角膜接触镜曾经是矫正白内障术后无晶状体眼的主要方法。虽然框架眼镜简便易行，但需要佩戴+10～14 D 的凸透镜，视网膜物像增大约 25%～30%，而且不适宜用于单眼无晶状体眼的矫正；角膜接触镜在一定程度上可以消除球面像差、视物变形等，尤其适合矫正单眼无晶状体眼，但存在角膜感染的风险。

1949 年由英国眼科医师 Harold Ridley 爵士在白内障患者眼科实施了首例人工晶状体植入术。人工晶状体在解剖上和光学上取代了原来的晶状体，构成了一个近似正常的屈光系统，尤其是后房型人工晶状体的位置接近节点，与晶状体的生理位置相近，手术后可获得最佳光学效果，是目前矫正无晶状体眼最理想和最常用的选择。

理想的人工晶状体应该具有无刺激性、无致癌性、生物相容性佳、光学性能高且质量轻等特点。临床上可选择的人工晶状体有 10 余种，均由中央的圆形光学面和固定光学面构成。如今，不仅人工晶状体的材料、设计、生物相容性得到改进，而且从光学角度还从单焦点的人工晶状体改进到多焦点的人工晶状体，从改善无晶状体眼的屈光到能够改善有晶状体眼的屈光，实现复明白内障手术到屈光性白内障手术的飞跃式发展。

1. 人工晶状体的类型

1）根据植入的位置分类

根据植入的位置可分为前房型和后房型。

前房型人工晶状体 前房型人工晶状体又分为房角固定型与虹膜固定型两种。前者将人工晶状体攀植入前房角，由于青光眼、角膜失代偿、虹膜睫状体炎等并发症发生率较高，现已较少应用于临床，而后者将通过晶状体攀固定虹膜基质的方法植入人工晶状体，是目前认为较为安全可靠的二期人工晶状体植入方式，如图 11-3 所示。

后房型人工晶状体　在保留晶状体囊袋的白内障手术后，可以将人工晶状体植入囊袋中；如果后囊破裂较大，但前囊膜残留较多，则可以考虑睫状沟植入术，即将人工晶状体植入虹膜与前囊之间，如图 11-4 所示。

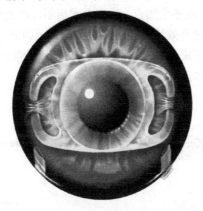 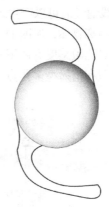

图 11-3　虹膜固定型人工晶状体　　　　　图 11-4　后房型人工晶状体

2）根据晶状体的软硬度分类

硬质人工晶状体　主要材料为聚甲基丙烯酸酯（PMMA），是最早应用于人工晶状体的材料，具有光学性能好、性质稳定、对环境有较高的抵抗性等优点。但其质地较硬，容易引起周围组织损伤，手术切口较大，术后反应大。

软质人工晶状体（可折叠人工晶状体）　自 1984 年人们设计了可以折叠的晶状体，随着白内障手术技术的突飞猛进，可折叠人工晶状体得以推广应用并不断改进。

① 硅胶（Silicone）是第一代软性人工晶状体材料，主要成分是甲基乙烯基硅油，屈光指数为 1.41～1.65，比重为 1.0。主要优点是稳定性好、生物相容性好、抗老化强、能折叠适应小切口手术；但容易产生静电，使眼内代谢产物黏附于人工晶状体光学部表面，成为钙化斑。

② 水凝胶（Hydrogel）的化学名为聚甲基丙烯酸羟乙酯（PHEMA），具有网状结构，有吸水性，是三片式人工晶状体的制作材料，屈光指数为 1.43。主要优点是具有亲水性、耐高温、稳定性好、不易折断、易折叠等特点；其缺点是可能会引发毒性晶状体综合征，主要是因为眼内代谢产物容易进入并沉积在水凝胶的网状结构中，蛋白质与水凝胶材料发生紧密结合，从而改变了人工晶状体的光学特性和生物相容性，使其透明度下降。

③ 丙烯酸酯（Acrylic）是 PMMA 的衍生物，是苯乙基丙烯酸酯和苯乙基丙烯酸甲酯的聚合物，是目前临床上最常用的可折叠人工晶状体材料。主要优点是具有良好的光学性和生物相容性和较高的屈光指数（1.55）。这种人工晶状体光学部较薄，容易折叠，注入后眼内反应较小。

3）根据晶体的功能分类

传统型球面人工晶状体　是指球面单焦点人工晶状体，但其光学系统成像时会产生像差而产生对比敏感度下降、眩光、光晕等降低视觉成像质量的问题，现已逐步被其他类型晶状体取代。

非球面人工晶状体　由于传统晶状体设计是球面，非球面人工晶状体的设计正是为了解决这一问题。加上波前像差技术引导，白内障患者术后视觉质量得到进一步提升。

散光矫正型人工晶状体　传统的人工晶状体为白内障患者提供很好的视觉质量，术后仍无法矫正患眼术前角膜所存在的较大散光，散光矫正型人工晶状体植入术，能同时治疗白内障和矫正角膜散光，使患者的视觉质量得到较明显的改善。

多焦点人工晶状体　多焦点人工晶状体是近年来出现的新型人工晶状体，由于它的独特设计，入射光线通过后可以产生远、近两个或多个焦点，使患者术后不仅能看清远物及近物，还可以看清中距离物体，如图 11-5 所示，能有效地解决了人工晶状体无调节力的问题。其不足之处是术后对比敏感度有所下降，可引起眩光、光晕、分辨力低等不适症状。根据设计原理可分为折射型和衍射型多焦点人工晶状体。

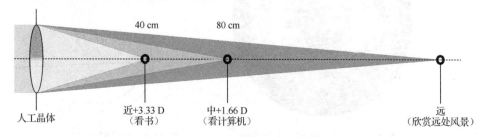

图 11-5　多焦点人工晶状体

可调节性人工晶状体　是根据眼的生理性调节而设计的一类新型人工晶状体，它通过特殊设计的晶状体袢，依靠睫状肌收缩导致人工晶状体前移而获得一定的调节力，但存在调节力不足的问题，与理想的可调节人工晶状体还有较大差距。

4）特殊类型的人工晶状体

肝素表面处理人工晶状体　将肝素以共价键结合于人工晶状体表面的一种人工晶状体，其生物相容性较好，植入后可降低术后早期炎症反应和纤维蛋白反应，减少细胞在人工晶体表面的沉积。对术后炎症反应危险性较高患者，如慢性葡萄膜炎、表皮剥脱综合征、糖尿病等，植入这种晶状体可能具有更大优越性。

蓝光过滤型人工晶状体　短波蓝光可引起视网膜光损伤，尽管现代大多数人工晶状体都有部分防紫外线功能，但针对蓝光过滤的较少。对于短波蓝光的过滤理论上有助于预防年龄相关性黄斑变性的发生，但就目前的研究结果来看，尚不能证明蓝光过滤型人工晶状体对于视网膜黄斑健康的影响关系。

注入式人工晶状体　目前尚处于动物实验阶段，其原理是尽量保留晶状体囊膜完整，将混浊的晶状体从囊袋内去除后，注入透明的替代物，依照囊袋的形态固化成有弹性的晶状体形态，能为患者提供良好的远、近视力功能，注入式人工晶状体最接近人体的自然生理，是人工晶状体研制的方向。

膨胀膜人工晶状体　将膨胀膜连接在一个单向注入管，通过手术切口置入晶体囊袋内，通过对注入管注入多聚物，形成一个双凸型结构，当注入物稳定后，封闭注入管。这类晶状体的优点是材质软，具有可调节性，可使囊袋内气体、液体等排出眼外，但由于技术限制，目前尚未推广开来。

2. 人工晶状体屈光度数测算

白内障术后为了保证一定程度视物能力，往往需要植入人工晶状体，为了避免晶状体植入术后带来的一系列屈光问题，人工晶状体度数的测算变得尤为重要。影响屈光状态的主要生物参数包括角膜前后表面曲率、前房深度、眼轴长度等。

11.3　屈光性晶状体置换术

11.3.1　概述

屈光性晶状体置换术（Refractive Lens Exchange，RLE）是以矫正屈光不正为目的，将眼内透明或部分混浊的晶状体摘除，并联合人工晶状体植入的一种手术方式。第一个提出将屈光性晶状体置换术应用于高度近视患者的是法国人 Abbe，后来波兰外科医生 Vincenz Fukala 最早系统性地进行了屈光性晶状体手术，并在短时间内获得了越来越多眼科医师的认同。

眼内屈光手术是指在晶状体和前房、后房进行的手术，从而改变眼的屈光状态。根据术中是否保留原有的自然晶状体，分为无晶状体屈光手术和有晶状体屈光手术，前者主要针对高度近视、远视或散光等患者的屈光矫正，旨在安全的前提下，通过手术摘除原有透明的晶状体，尽量减少术源性散光，植入人工晶体，并矫正到最佳的屈光状态，最终达到最理想的视觉质量。

11.3.2　屈光性晶状体置换术适应证和禁忌证

1. 适应证

要求手术对象为年满 18 岁的成年人，主要适用于 45 岁以上的有晶状体混浊趋势、角膜薄的超高度近视患者。随着晶体设计及材质的不断完善，手术技术的不断更新，晶状体屈光手术日渐成熟，现逐渐应用于远视、老视、散光等屈光不正患者。

2. 禁忌证

（1）晶状体仍存有调节力的年轻患者慎重考虑。

（2）存在活动性的角膜疾病、青光眼、黄斑病变及糖尿病性眼底病变等。

（3）其他禁忌证同白内障手术，例如，合并眼部感染性疾病（泪囊炎、急性角结膜炎），小眼球、小角膜、先天性青光眼等先天异常，以及未得到有效控制的全身疾病（充血性心力衰竭、肺结核活动期）等。

11.3.3　屈光性晶状体置换术手术方法

1. 麻醉方式

全身麻醉　在屈光性晶状体置换术中，应用全身麻醉的情况并不多，仅用于有精神障碍、聋哑人或烦躁不安等无法配合手术者。

表面麻醉　大多数屈光性晶状体置换术可在表面麻醉下完成。最常用的表面麻醉药是 0.01% 的盐酸丙美卡因，对角膜上皮损害轻微，用药后 1 min 内起效，药效可维持 2～3 h。其他常用表面麻醉药物有奥布卡因、丁卡因等。常规的眼部表面麻醉是每 5 min 滴一次药物，共用 3 次。

神经阻滞麻醉　眼科手术最常用的神经阻滞麻醉方式为球后阻滞麻醉，又称为睫状神经节阻滞，该方法可阻滞第Ⅲ对、第Ⅳ对及第Ⅵ对脑神经及睫状神经节。这一麻醉方式不同于其他麻醉方式的简单止痛，理想的球后阻滞麻醉效果要达到止痛、制动、降低眼内压3个目的。

局部浸润麻醉　常作为神经阻滞麻醉的补充，当神经阻滞麻醉效果不理想时，可在局部眼外肌或结膜下加浸润麻醉以保证麻醉效果。常用药物为2%利多卡因、2%普鲁卡因，手术时间较长者可选择0.75%丁哌卡因。可加入适量肾上腺素，这样不仅使手术区血管收缩，减少术中出血，还可以减慢药物吸收，延长麻醉时间。

2．人工晶状体选择

人工晶状体度数测量与选择可参照前面章节的内容。针对高度近视、合并角膜散光的患者应慎重选择，考虑患者的年龄、工作距离、用眼习惯，以及对侧眼等综合情况确定最终晶状体屈光度。

（1）根据高度近视眼患者长期适应眼的近视状态，其术后屈光状态应适当保留-2.00～-3.00 D近视，使患者不至于出现视近困难，但预计术后矫正视力不佳者，术后应尽可能少留近视。人工晶状体尽量选择光学面大的人工晶状体（光学面直径≥6 mm），有利于维持玻璃体的稳定性，也利于术后眼底的观察和治疗。

（2）对于合并高度角膜散光的患者，除了选择角膜切口及尺寸、联合角膜松解切开术等方法矫正，还可选散光矫正型人工晶状体植入来矫正较大的散光度。

（3）多焦点人工晶状体（前面章节已阐述）。

3．手术操作

用于屈光性晶状体置换的手术操作步骤与白内障超声乳化术及飞秒激光辅助白内障手术操作步骤基本一致。其手术过程中承担着白内障手术的所有风险及高度近视的并发症风险，其中视网膜脱离是RLE重要的并发症。完成一个成功的屈光性晶状体置换手术的技术要素是手术微创，即对角膜内皮、虹膜和其他眼内结构的创伤最小。RLE手术方法中需特别注意如下几点。

①　切口选择：一个小于2.2 mm的、安全且水密性佳的透明角膜微切口，距角膜缘距离小于1 mm，位于最陡的角膜轴线上，以最大限度地减少手术源性的散光或矫正部分原有的角膜散光。比如顺规散光的切口选择应位于12点方位以松解该方向的角膜。在散光眼中，切口尺寸应该根据要矫正的散光屈光度来执行，如果需矫正的散光超过1 D也可通过选择角膜切口位置与联合角膜松解切开来得到有效的解决。最近的研究表明，飞秒激光可以做到损伤小、愈合快，这表明飞秒激光在设计角膜切口时可以保证稳定性、重现性好和精度高。

②　散光型人工晶状体植入术：矫正术前较大的角膜散光度，能够稳定、有效地矫正提高患眼的裸眼视力。

③　三焦点人工晶状体植入术：特别适合中老年屈光不正人群的治疗。

11.4　有晶状体眼人工晶状体植入

11.4.1　概述

有晶状体眼人工晶状体植入术（Phakic Intraocular Lens Implantation，PIOL）属于眼内屈

光手术，开始于 20 世纪 90 年代末，主要手术原理是在虹膜和晶状体之间植入人工晶状体，即是在患眼原有的屈光系统中添加了一个光学元件，建立了一个新的光学系统，以达到矫正屈光不正的目的；该手术主要适用于年龄大于 18 岁、屈光度数保持稳定且有手术意愿的患者，尤其适用于各种不适宜角膜屈光手术又需要保留原有自然晶状体的患者。

11.4.2　有晶状体眼人工晶状体的分类

有晶状体眼人工晶状体包括前房型和后房型两种。

1. 前房型 PIOL

前房型 PIOL 包括房角支撑型和虹膜夹持型两种。

房角支撑型　与无晶状体眼人工晶状体相似，弹性开放袢，用 PMMA 材料制作，晶状体稳定性较好。用于矫正-7.00～-24.00 D 的近视。但存在青光眼、角膜失代偿病变、虹膜睫状体炎等远期并发症发生率较高的缺点，现已较少应用于临床。

虹膜夹持型　是一种固定于虹膜中部组织的人工晶状体，为夹型设计，将虹膜组织部分嵌顿于夹口内而起到固定人工晶状体的作用，用 PMMA 材料制作，光学直径达 5.0～6.0 mm，手术方便，但存在术后角膜内皮进行性丢失、虹膜萎缩、虹膜脱色素、瞳孔变形等并发症的缺点。

2. 后房型 PIOL

后房型 PIOL 主要有两种类型：可植入式接触镜（Implantable Collamer Lens，ICL）和有晶状体眼屈光镜（Phakic Refractive Lens，PRL）。这类晶状体为中央光学区，周边 4 个襻设计，晶体的 4 个襻分别放入睫状体的睫状沟内，位于自身晶状体和瞳孔之间。

ICL 是目前矫正中重度近视的最常用的折叠型后房型人工晶状体。其材料由多聚亲水性羟甲基丙烯酸酯（HEMA）水凝胶、水及胶原组成，具有高度生物相容性，使其对气体及代谢产物具有良好的通透性。可矫正的屈光度范围为-0.50～-23.0 D，环曲面 ICL 可矫正的散光范围为+0.50～+6.00 D。ICL 晶体采用了中央孔设计，中央孔直径为 360 μm，模拟房水生理流出通道，减少了因房水循环不良引起的白内障或者透明晶体前囊膜下混浊，使眼压更稳定。

PRL 由硅树脂制作，具有柔软、有弹性、疏水的特性，植入切口为 3.2 mm。由于 PRL 的无脚板设计及材质的疏水特性，它漂浮于后房中，不会对透明晶状体产生任何压力或与透明晶状体的前表面产生接触。

11.4.3　有晶状体眼人工晶状体的临床应用

1. 有晶状体眼人工晶状体的适应证

① 年龄: 18～55 周岁。②近视度数为-0.5～-18 D。一般近视和散光度数之和不超过-18 D，如果超过-18 D，手术矫正的残留近视度数可以佩戴眼镜或者联合角膜屈光手术。③近两年的屈光度数比较稳定，两年之内屈光度变化最好在 1 D 之内。④术前需停戴：软性隐形眼镜需停戴 1 周，硬性 RGP 需停戴 3 周，OK 镜需停戴 3 个月左右。⑤眼部没有器质性疾病，

没有活动性炎症。⑥身体健康，没有严重疾病，心理健康。

2. 有晶状体眼人工晶状体手术过程

做辅助穿刺侧切口，前房注入黏弹剂，做透明角膜切口，注入 IOL，通过辅助切口调整 IOL 位置至准确位置，洗出黏弹剂，水密角膜切口。

3. 有晶状体眼人工晶状体的并发症

① 白内障：手术可能碰到自身晶状体前囊而导致前囊膜下混浊和白内障的发生。

② 角膜内皮细胞丢失：晶状体植入时可能会触碰角膜内皮而导致角膜内皮丢失。

③ 眩光、光晕：ICL 植入术后较前房型人工晶体植入术后有更明显的眩光、光晕。

④ 其他：大泡性角膜病变、慢性炎症、视网膜脱离，发生率较低。

它的优势主要是不需要对患眼的屈光介质直接进行人为的改造，术后视觉质量得到保证甚至提高；相对可逆，若术后发生并发症，或因为其他眼病治疗的需要，可以摘除人工晶状体。

本章小结

随着晶状体设计及材质的不断完善，手术设备的不断更新，手术技术的不断娴熟，人工晶状体手术日渐成熟完美。后房型人工晶状体植入的临床需求日益增长，手术适应证的范围从白内障到远视、老视、散光等屈光不正矫正，得到不断扩展，但是相关的手术并发症依旧存在，如损伤角膜内皮、持续存在的慢性炎症；而且远期的并发症，如后发障依然无法避免。如何通过设计和材料学的发展，减少后发障的发生是今后的一个研究重点和难点。精确的术前生物学检查对人工晶状体的选择非常重要，对人工晶状体手术的选择，要根据患者年龄、眼部情况及手术医师的技术，综合考虑患者的利益风险比，选择最为安全、有效、稳定性好的手术方式。人工晶状体材料学的发展，为临床提供了各式各样的人工晶状体，但是与自身晶状体的差别依然无法跨越，单薄的人工晶状体仍然无法完美解决眼球适应工作距离变化时调节需求。目前，仿生型的人工晶状体或重塑式人工晶状体等可以完美地解决调节需求的人工晶状体将是今后的主要发展方向。

习题

1. 请简述晶状体的解剖和生理特点。
2. 简述白内障的分类。
3. 按照人工晶状体植入的位置，简述各个类型的特点和缺陷。

第 12 章 视网膜假体

在过去数十年中，眼科在外科视力矫正和疾病诊断方面取得了令人瞩目的发展，但对于失明患者的视力恢复却无能为力。如今，随着生物医学工程、神经科学、视觉认知科学、先进材料和微制造、计算机信息科学等多学科领域的交叉发展，科学家和眼科医生成功研制出以电刺激作为神经调控手段的植入式假体设备——视网膜假体，使得盲人能够重新获得部分视力。

视网膜假体（Retinal Prosthesis）又称为视网膜植入装置或人工视网膜，是将特定刺激模式的电脉冲施加于残存的视网膜神经元，诱发这些神经元的膜电位改变，产生动作电位，从而在初级视觉皮层诱发光幻视，实现视觉功能修复。本章将详细介绍视网膜假体这一多学科交叉的前沿领域。通过对本章内容的学习，读者将了解到：①视觉功能修复的背景及视网膜假体的历史；②视网膜假体的主要类型、工作原理及其工程实现过程中的关键技术；③视网膜假体的临床效果；④视网膜假体在临床应用中的主要挑战；⑤目前正在研究中的其他视网膜假体。

12.1 视网膜假体概述

12.1.1 视觉残疾

视觉残疾是最严重的残疾之一，不仅严重影响个人的身心健康和日常生活，也给家庭和社会带来巨大的负担。视觉残疾包括盲和低视力。根据 2017 年世界卫生组织（WHO）报道，全球约有 2.53 亿人患有视觉残疾，其中 3600 万为盲人，而约 90% 的视觉残疾患者分布在发展中国家。我国是全世界视觉残疾患者最多的国家之一，约有 7500 万人，其中盲人约有 820 万。更加值得警惕的是，全球 82% 的盲人年龄在 50 岁以上。当前，我国人口老龄化的速度不断加快，不难预测，未来我国盲人的数量会加速增长，由此带来的社会问题也将愈发严峻。视觉残疾已成为当前我国乃至全世界最为严重的公共卫生问题之一。

在全球范围内，未经矫正的屈光不正（包括近视、远视、散光）是中度和重度视力残疾的主要原因，约占视力残疾总数的 43%。而白内障（Cataract）是致盲的主要原因，约占盲人总数的 55%，主要分布在低、中等收入国家。其他致盲的视觉疾病主要包括：青光眼（Glaucoma）、老年性黄斑变性（Age-related Macular Degeneration，AMD）、糖尿病视网膜病变（Diabetic Retinopathy，DR）、视网膜色素变性（Retinitis Pigmentosa，RP）、沙眼（Trachoma）、角膜混浊（Corneal Opacities），以及早产儿维生素 A 缺乏症等。其中，视网膜类疾病（如 AMD、DR 和 RP）主要集中在中、高等收入国家。在我国，白内障、RP、青光眼、AMD、DR 是引起致盲的主要原因，其中，AMD 和 RP 属于视网膜退行性致盲疾病，目前尚无有效的临床治愈手段。

12.1.2 不可治愈的视网膜退行性致盲疾病

AMD 主要发患者群在 50 岁以上，其发病机理是由于视网膜中心视野（黄斑区）的光感受细胞退化而引起的视网膜退行性疾病。在 AMD 的早、中期阶段，患者的高视敏度中心视力丢失，但仍然保留着外周视力，而发展到后期会导致患者全盲。据统计，2014 年全球约有 5000 万人患有 AMD，其中视力严重受损患者达 1400 万人，而致盲患者约有 340 万人，占全球盲人的 8.7%；在我国 50 岁以上人群中，每 7 个人就有 1 人患有 AMD。并且 AMD 发病率呈逐年上升的趋势，据权威杂志《柳叶刀》预测，到 2040 年 AMD 患者人数将突破 2.88 亿。目前引起 AMD 的发病原因仍不清楚，但有研究表明，AMD 的发病率受到年龄、抽烟、饮食习惯和遗传倾向性的影响。

AMD 以干性和湿性两种形式发生。大约 90%的 AMD 患者被诊断为干性黄斑变性，目前仅能通过抗氧化剂对其进行缓解治疗，疗效十分有限。而对于湿性 AMD，在早中期时，可选择使用抗血管内皮生长药物进行周期性注射治疗，但也仅部分有效。此外，也可以使用光动力疗法和激光手术等物理疗法进行局部治疗，但其疗效也不理想。因此，当前治疗 AMD 的临床手段仅能起到缓解病情的作用，无法治愈和阻止病情的进一步发展。

与 AMD 相似，RP 的发病机理也是由于患者视网膜的光感受细胞逐渐退化而引起的视网膜退行性疾病，且具有遗传性和变异性，目前已发现超过 200 种的 RP。然而，与 AMD 不同的是，RP 起始于视网膜外围光感受细胞（视杆细胞）退化，早期症状表现为丧失周边视力和夜视，随着视杆细胞的逐渐退化，患者中后期的视野会越来越窄，仅能保留部分的管状视野，直至最终失明。目前 RP 的全球发病率约为 1/4000，在我国群体发病率约为 1/3500。目前可用于治疗 RP 的方法非常有限，一些研究团队提出使用干细胞移植和基因修复等手段来治疗早期的 RP 患者。其中，基因修复治疗或许是可行的方法，但是该技术的发展仍处于初期研究阶段。

尽管 AMD 和 RP 患者的光感受细胞发生了不可逆的损坏，但是其视网膜内层神经元仍然大部分保持完好，并且后继的视觉神经通路依旧正常。例如，在 RP 致盲患者的视网膜中，78%～88%的双极细胞和 30%～48%的神经节细胞仍然存活且功能完好；AMD 患者视网膜的大部分内层神经元均保持相对完好。因此，可以采用以电刺激作为神经调控手段的视网膜假体来对这些残存的神经元进行超级化和去极化，从而再度形成对光和黑暗的感知，实现对 AMD 和 RP 致盲患者的视觉功能修复。

12.1.3 视网膜假体的历史

在视网膜假体的概念被提出之前，人类就已经开始对盲人的视觉功能修复进行了探索。早在 18 世纪中叶，法国医生 LeRoy 进行了一次视觉皮层表面刺激实验的尝试，将一个金属线圈缠绕在一个盲人的头上，并给线圈施加电流，致使盲人感知到一个类似火焰般的光感，但不幸的是，该试验对被试者造成了严重的伤害。1929 年，德国神经外科医生 Foerster 通过电刺激清醒患者的视觉皮层表面时，患者表述能够感知到一个小的光点，该光点被 Foerster 正式定义为"光幻视"（Phosphene）。两年后，德国的 Krause 和 Schum 医生在一位失明 8 年的患者通过上重复了 Foerster 医生的实验，得到了相同的结果。尽管这些实验设计极为粗糙，但却证明了关于电刺激盲人视觉皮层表面实现视觉功能恢复的 3 个至关重要的结论：①电刺激可以代替光以诱发视觉感知；②视觉皮层在空间上是具有视网膜拓扑关系的，因而刺激皮层表面的给定区域会在视野的相应部分产生光幻视；③盲人的视觉皮层功能并没有丧失。

基于对这些结论的理解，英国生理学家 Brindley 在 20 世纪 60 年代后期设计了第一个可长期植入的视觉皮层视觉假体。一位 52 岁的女性盲人是第一个接受该假体的被试。一个由 80 个铂电极组成的阵列通过外科手术固定在她的视觉皮层表面上，并将植入头骨和头皮之间的 80 个接收器阵列连接到每个电极上。为了激活给定的接收器及其相应的电极，射频信号通过头皮从接收器上方的振荡器线圈传入。该植入者报告，在 39 个不同的位置看到了光幻视，表明近一半的电极能够正常工作，而且大多数情况下，视野中每个光幻视的位置与每个电极在皮层上的位置相对应。在 20 世纪 70 年代，美国生物医学工程师 William Dobelle 在该领域做出了另一项重大贡献。Dobelle 设计了一种新的视觉皮层假体，使患者能够识别简单的图案，包括字母。他甚至将电视摄像机集成到假体中，使得来自摄像机的图像被转换成电信号并传送给电极。2000 年，Dobelle 的研究结果指出，一位盲人于 1978 年在视觉皮层表面植入 64 通道电极，而且该电极阵列的有效性一直保持了 20 年。尽管 Brindley 和 Dobelle 在视觉功能恢复领域取得了开创性成果，但他们设计的视觉假体并没有实现商业化。这是因为使用相对较大的平面电极（~1 mm²）需要提供相对较高的电流（mA 量级），所以当相邻的电极同时被激活时，植入者仅能感知到单一的光幻视。因此，视觉皮层表面多电极刺激不能引起离散的光幻视阵列，极大地限制了这些假体的实际应用。

为了解决视觉皮层表面刺激电流阈值过大的问题，1979 年，美国亨廷顿医学研究所首次提出使用视觉皮层内刺激方式来恢复盲人的视觉功能。直到 20 世纪 90 年代，美国国立卫生研究院（National Institutes of Health，NIH）的视觉假体研究小组才将一个 38 通道的电极阵列植入在一位 48 岁的盲人视觉皮层上 4 个月。此外，美国犹他大学和密歇根州大学的研究小组也分别针对视觉皮层内刺激，研制了基于微机电系统（Micro-Electro-Mechanical Systems，MEMS）加工工艺的二维和三维刺激微电极阵列。2013 年，澳大利亚莫纳什大学的研究小组研制了一种高密度视觉皮层视觉假体。为了减小电极的尺寸，提高电极的密度，该植入设备的微电极阵列由多组模块化的穿刺电极阵列构成。目前该小组已完成该系统原理样机研制，并正在羊和猕猴身上开展生物相容性和功能性测试。尽管视觉皮层假体取得了一定的进展，但是其手术植入过程对大脑的机械损伤较大，容易引起严重的术后并发症，因此，未来的临床应用仍然面临着巨大的挑战。

1998 年，比利时的 Veraart 教授在一位因 RP 引起失明的患者的右侧视神经上植入了有 4 个平面接触点的螺旋式 Cuff 电极，开创了在视网膜神经节细胞轴突延伸部分的视神经进行电刺激的先河。2000 年 8 月，其研究小组再次通过手术将接收线圈埋入该患者的脑颅顶骨，实现了植入体与体外元件通过射频联系的无线通信。2005 年，中国视觉假体研究小组首次在动物模型上实验验证了可刺入式微电极阵列刺激视神经诱发视觉皮层响应的可行性。相较于视觉皮层视觉假体，视神经视觉假体具有电流刺激阈值较低、视觉感知视野诱发范围大等优点。然而，高度密、集收缩有序排列的视神经纤维束限制了可植入电极的数量，因此可诱发的视觉感知分辨率较差。此外，手术植入会导致不可逆的机械损伤，并存在长期固定困难等问题。

事实上，视网膜假体电子装置的概念最早可以追溯到澳大利亚 Tassicker 的专利，他在 1956 年描述了如何将电子假体设备放置在盲人的视网膜后面进行刺激诱发光幻视。但直到 20 世纪 60 年代末才有研究表明，电刺激 RP 致盲患者视网膜残存的神经元能够使其获得光感。然而，受到当时生物材料、电子技术和手术水平的限制，电刺激视网膜无法实现多点离散的阵列式视觉感知。直到 20 世纪 90 年代末，来自美国南加州大学的 Humayun 教授和德国图宾根大学的 Zrenner 教授才分别使用微电子设备验证了视网膜电刺激和产生光幻视的视网膜拓扑相关性，论证了使用多电极阵列诱发视觉的可行性。由于视网膜假体直接电刺激完好的视网膜神经元，具有手术植入简单、术后并发症风险小、视网膜拓扑关系清楚、最大程度利用自身视觉神经通路处理视觉信息等优势，从那时起，视网膜假体就已成为盲人视觉功能恢复的研究热点，并伴随着人工耳蜗的成功得以快速发展。从 1996 年至今，多个研究团队开展了视网膜假体的研究，相继设计出多款视网膜假体，并开展了大量的临床实验研究。目前已有 3 款视网膜假体相继获得欧盟 EMA 认证和/或美国 FDA 授权，进入临床应用阶段，使得 RP 和 AMD 植入者重新获得一定的视力。

12.2　视网膜假体的分类

　　为了实现对 AMD 和 RP 致盲患者的视觉功能修复，视网膜假体的设计必须使其具备以下几个基本功能：

　　① 必须能够检测假体植入者周围环境的光线，并且将光信号转换为电刺激；

　　② 人工电刺激必须传递给视网膜，并能够诱发其神经元兴奋；

　　③ 作为一个系统，视网膜假体必须保证在植入者眼内长期的安全性和有效性。

　　由于视网膜假体电刺激残存的视网膜神经元，因而可以利用相对完好的视觉传导通路进行视觉信息处理。如图 12-1 所示，根据手术植入微电极阵列在视网膜的位置不同，视网膜假体可分为：视网膜上（Epiretinal）假体、视网膜下（Subretinal）假体和脉络膜上腔（Suprachoroidal）假体 3 种类型。

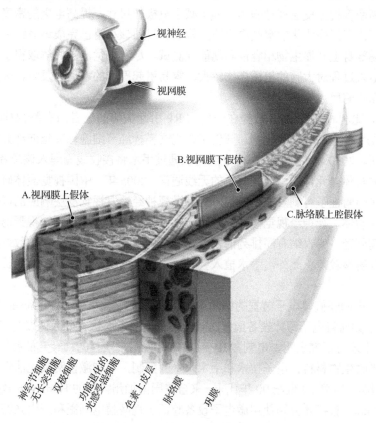

图 12-1　植入不同位置的视网膜假体

12.3　视网膜上假体

视网膜上假体（Epiretinal Prosthesis）通过钛钉将微电极阵列固定在视网膜最内层，直接刺激神经节细胞。其基本工作原理如图 12-2 所示，通过外置摄像头捕捉视觉场景图像，并通过导线传送到视频处理单元；视频处理单元是可佩戴的外置设备，将局部像素特征编码为特定刺激指令序列；然后，连同电能通过体外收发电路的线圈以射频载波的形式穿透皮肤发送至皮下的收发线圈。射频信号通过整流滤波后产生的能量作为微电流刺激芯片及外围电路的电源，而体内线圈接收到的信号经过射频接收电路解调和微电流刺激芯片解码后，通过导线以双相恒流脉冲形式加载到微电极阵列上，直接刺激神经节细胞，通过视觉信息传导通路在植入者初级视觉皮层产生光幻视，恢复植入者的部分视觉功能。此外，射频收发电路还能将体内电极的相关参数经体内外线圈传送至视频处理单元，用以监测电极的工作状态。

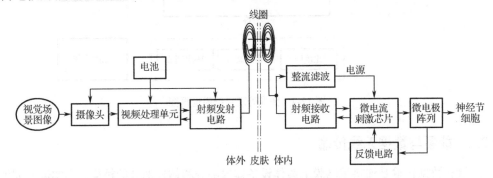

图 12-2　视网膜上假体基本原理框图

12.3.1　图像采集与视频处理单元

外置摄像头和视频处理单元是视网膜上假体的重要组成部分。为了外在的美观和隐蔽性，外置摄像头通常被集成在一副眼镜上，因此摄像头的尺寸必须足够小。其次，由于视网膜假体的电极数量有限，需要视频处理单元对采集的图像信息进行图像降采样以匹配电极数目，因此对于摄像头的分辨率配置并无过高的要求。此外，为了保证设备可以长期佩戴使用，低功耗也是选取摄像头时需要考虑的一个重要因素。基于 CMOS 传感器阵列的摄像头具有体积小、功耗低、易集成等优点，是作为视网膜上假体图像采集模块较合适的选择。然而，由于外置摄像头通常被集成在一副眼镜上，因此植入者不得不通过头动来凝视外界的场景。更合理的解决方案是设计一款可植入眼内的微型摄像头，以实现通过植入者的眼动来控制凝视。

视频处理单元最为核心的功能是将采集到的外界图像信息编码为脉冲刺激指令序列；而在此之前，视频处理单元也允许使用图像处理算法进行图像信息优化。然而，由于电极产生的刺激形式只有植入后才能确定，因此，为了保证视频处理单元的硬件和算法必须符合植入体的标准配置，视频处理单元必须具备刺激模式可调控的功能，以适应假体植入者在不同环境下对刺激响应的变化。

视频处理单元可以由通用数字信号处理（DSP）芯片或专用芯片来实现。图像处理核心芯片首先应满足实时处理的要求，以便能够响应摄像头的输入变化和对诱发视觉电刺激的快速更新。同时，要求视频处理单元应易于携带，所以能够集成在眼镜上的设计是较为理想的结构。由于目前商用摄像头的最小分辨率为 320×240 像素，与目前可植入的电极数目相差至少两个数量级，因此视频处理单元应包含降采样算法，以匹配电极的数量。视频处理单元还需包含一些可供选择的图像处理算法，实现用户自定义控制，如放大、亮度调节、对比度调节、边缘检测与增强、前景物体提取与增强等。图像处理系统的原理框图如图 12-3 所示。

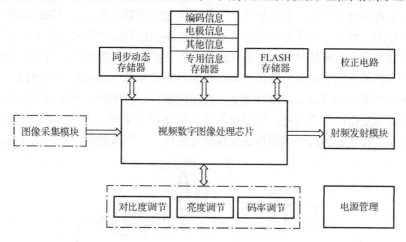

图 12-3　图像处理系统原理框图

12.3.2　能量与数据无线传输

　　能量和数据传输是连接视网膜上假体设备体内部分和体外部分的桥梁。为实现长期可植入式视网膜假体，必须解决微电流刺激芯片的供能和数据传输问题。源于电子耳蜗的电磁耦合式无线传输方式在视网膜假体中得到了广泛的研究（基本工作原理见 7.2.3 节）。整个磁感应传输装置主要包括能量传输、正向数据传输和反向数据传输。能量传输为体内电路提供能量；正向数据传输将体外信号传输至体内微电流刺激芯片进行解码；反向数据传输则将体内信号传输至体外电子装置，用于检测电极工作状态（电极电压、电极阻抗等），以确认电极是否能正常工作。

　　然而，与人工耳蜗相比，视网膜上假体的电极数量较多，因此需要更高的数据传输速率和更大的能量传输。使用同一个频率传输能量和数据，在保持能量高效的同时又保证数据的快速传输是不可能的，因为高效率的能量传输需要 Q 值较高的谐振回路。同时，为了较好地穿透皮肤和生物组织，应采用低频载波传输，以减少能量在传输过程中的损失；而高速率数据传输则要求较高的载波频率和 Q 值较低的谐振回路，这是两个矛盾的条件。因此，为消除能量传输和数据传输中的干扰问题，采用数据/能量双频段传输已成为未来视网膜上假体能量/数据无线传输的主要设计方案之一。

　　此外，为进一步减小能量传输对数据传输的干扰，数据传输一般采用相移键控（Phase Shift Keying，PSK）调制。在相同信噪比的情况下，PSK 调制比幅移键控（Amplitude Shift Keying，ASK）、移频键控（Frequency Shift Keying，FSK）等常用调制具有更低的误码率。但是，在 PSK 数据接收端，需要锁相环（Phase Locked Loop，PLL）电路提取相干载波，增加了电路的复杂性。为了解决这一问题，可以采用差分相移键控（Differential Phase Shift

Keying，DPSK）调制和非相干解调方案，以避免使用 PLL 和高阶滤波器，降低了电路功耗，同时有效地抑制了能量传输的干扰。

12.3.3　微电流刺激芯片

向电极阵列提供刺激电流的微电流刺激芯片是视网膜假体最为关键的核心器件之一。该芯片接收来自图像处理器解码后的输入，并将其编码为微电流刺激脉冲序列，以驱动电极阵列，电刺激神经节细胞，进而诱发视觉感受。一个典型的视网膜上假体微电流刺激芯片主要由能量恢复单元、正向数据恢复单元、全局控制器、数–模转换器、压控电流源组、多路选择开关矩阵和测量反馈电路等构成，是一个数字电路和模拟电路混合的专用集成电路（ASIC），其原理框图如图 12-4 所示。

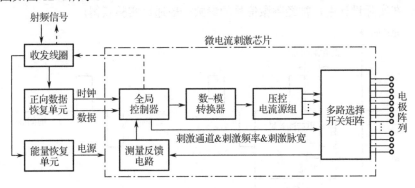

图 12-4　微电流刺激芯片原理框图

1. 能量恢复单元

能量恢复单元由整流器、稳压器和电复位电路组成。

① 整流器是为了将体内线圈接收到的交流电输入转换为直流电。

② 稳压器负责调节整流器的输出电压，为模拟模块和数字电路提供所需的稳定电压。

③ 电复位电路主要起两个作用，一是启动全局控制器开始工作。然而，在电源通电或正常工作时会有一些不稳定的因素，例如，电源有可能出现电压异常或干扰，为全局控制器工作的稳定性带来严重的影响。因此，电复位电路的另一个作用是监视正常工作时的电源电压。例如，若电源异常，则会进行强制复位，以初始化全局控制器内部的初始状态。

2. 正向数据恢复单元

体内收发线圈接收的调制信号经过解调产生包含图像编码信息的数字信号，并输入微电流刺激芯片内全局控制器的数据输入端。同时，调制信号经过恢复电路中的单稳态电路，生成的输出信号作为微电流刺激芯片的工作时钟。

3. 全局控制器

全局控制器主要用于处理解码后的数据和系统时钟，然后通过数字逻辑的方式配置扫描参数、扫描方式及电刺激参数。其中，电刺激参数包括刺激通道选择、幅值、频率和脉宽，并按照既定的协议解码后分别输出到不同模块。刺激幅值参数经过数–模转换后经压控电流源组产生所需强度的刺激电流；刺激通道选择、刺激频率和脉宽参数输出到多路选择开关矩阵后，用于确定电极的选择、刺激频率及刺激维持时间。

由于植入者本身存在个体差异，因此，增加系统可配置性将很好地提升视网膜上假体的适用范围。然而，高度的可配置性必然需要更高的数据传输速率。更高的传输速率也意味着必然带来更高的功耗和更高的电路复杂度。同时，为了避免错误的神经刺激以及对安全性的考虑，必要的错误检测机制尤为关键。

（1）可配置性

视网膜上假体芯片中的可配置性有两个级别：像素（Pixel）级别和帧（Frame）级别。前者决定神经刺激信号的波形，后者决定神经刺激像素阵列的扫描方式。图 12-5 中表示了双向脉冲神经刺激信号的一些参数，包括电荷注入量、脉冲宽度、脉冲幅值、正负脉冲间隔和脉冲频率。在实际设计中，神经刺激信号的参数一般通过实验获得。

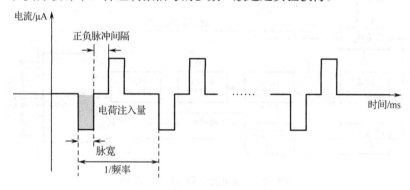

图 12-5　双向脉冲波形及参数

（2）数据传输速率

最小数据传输速率主要由像素数量和刺激参数的位数确定。例如，某一个视网膜上假体可提供 512 个像素，每个像素需要 10 bits 地址数据，32 bits 刺激参数数据，为了达到 60 帧·秒$^{-1}$ 的传输速率，最小的数据传输速率为（32+10）×512×60≈1.29 Mbps。更高的无线数据传输速率可以为假体提供更强的可配置性，即能设置更多的神经刺激参数，然而这又会导致芯片功耗的提高和占用更多的基板面积。因此，工程师在设计时必须在这些性能指标之间进行折中。

（3）扫描方式

视网膜上假体的扫描方式决定了各个像素单元出现刺激信号的先后次序，以及信号的时间间隔。配置扫描方式一般通过配置全局定时器（Global Timer）或局部定时器（Local Timer）来完成。由于时钟频率越高，功耗越大，因此定时器中的时钟信号频率设置不能太高。视网膜上假体可用的扫描方式有线扫描（Line Scanning）和子阵列扫描（Sub-Array Scanning）两种。其中，线扫描方式如图 12-6（a）所示；子阵列扫描方式如图 12-6（b）所示，该扫描方式提供了一种在分辨率和刺激强度之间可以折中和优化的方案，可使相邻的多个像素单元同时产生刺激信号，并使总的刺激电流与子阵列中的像素数量成比例，进而提高总的刺激电流。

（4）数据校验机制和安全性

作为人体的植入设备，安全性非常重要。在传输中产生的错误数据会导致出现错误的神经刺激信号，若其幅值过大，或时间过长，则可能导致视网膜神经元的损害。但在无线数据传输中不可避免的会产生错误数据，所以必须设计一种错误检测机制。一般来说，在每个数据包中都应包含校验码（Error Detection Codes）或校正码（Error-Correcting Codes）。如果一个数据包中的任何一个比特数据出现错误，整个数据包便会被系统丢弃。尽管校验码可以阻止错误的神经刺激，但是随着误码率（Bit Error Ratio，BER）的升高，将导致无效传输数据的增加。单个比特的数据错误会导致整个数据包无效，因此在设计系统时，应该根据 BER 来确定数据包的长度，这样才能有效降低无效数据量。

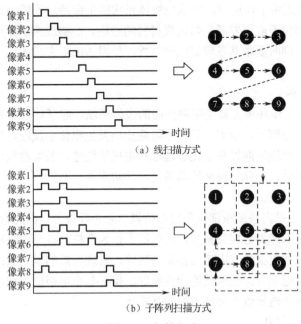

(a) 线扫描方式

(b) 子阵列扫描方式

图 12-6　扫描方式

4. 测量反馈电路

为了在手术植入视网膜上假体的过程中和术后康复训练中对电极工作状态进行测试评估，微电流刺激芯片必须具备测量反馈的功能。当体内微电流刺激芯片接收到体外图像处理系统发送来的测量指令时，会通过测量反馈电路对体内的电极阻抗、视网膜上诱发神经电位等关键参数进行测量并传送到体外，以了解电极是否损坏以及电极与神经节细胞的耦合程度。

12.3.4　微电极阵列

微电极阵列（Microelectrode Array，MEA）作为与视网膜直接接触的神经接口，是视网膜上假体系统中最为核心的部件。视网膜上假体通过 MEA 向视网膜注入小的双相电流引起神经元细胞膜电位改变，从而诱发光感。其空间分辨率在一定程度上取决于电极密度和被单个电极所激活的视网膜神经元的数量；此外，为了保证与具有一定曲率的视网膜进行安全、有效的接触，MEA 必须具有一定的柔性和薄度。因此，视网膜上假体的多通道柔性薄膜 MEA 需要使用 MEMS 工艺进行制作。

1. 用于制作 MEA 的材料

由于 MEA 需要长期植入眼球内部，因此，对用于制作 MEA 的材料具有严格的要求，需满足以下几个方面。

1）符合制作工艺条件

首先用于制作 MEA 的材料应适用于 MEMS 工艺。此外，在 MEA 加工过程中会涉及金属的溅射、离子刻蚀等非常温过程，或者酸液的浸泡等非常态 pH 环境，因此，材料需要能够在一定程度上适应温度、环境 pH 等的变化。

2）无毒副作用

MEA 在植入后正常工作期间，要求生物体正常的生命活动不能因为电极而受到影响，具体来说，被植入部位不能引发源自微电极材料的感染、细胞或组织坏死，不能影响生物组织正常的生理活动。同时要求具备较好的透气性，使得 MEA 在植入后尽可能避免阻断周围细胞的气体交换。

3）耐腐蚀、防水

MEA 植入后的工作环境主要是生物体内的液体环境，除了体液本身具有的酸碱性等因素，生物体体液含有电解质，通电之后将不可避免地发生电化学反应，这要求电极材料能够同时抵抗体液本身对电极的腐蚀和电化学过程对电极的侵蚀。长期浸泡还需要考虑的一个问题是对水分子的耐受性，因此材料必须具备足够的防水性。

4）电学电化学性能优异

MEA 的主要作用是向被刺激部位释放电荷以引起神经电位，因此除了必要的导电能力，材料的电荷储存和注入能力直接关系到该材料能否作为合格的神经电极材料。较强的电荷储存和注入能力能够完成电极位点电荷的富集与转移，实现有效的电刺激，这是对导电部分的要求。同时，对非导电部分，要求其绝缘性能好，保证各个电极位点和导线之间能够相互绝缘，且能够防止体液渗透导致不同通道的相互干扰。

5）适应外科手术操作

手术植入的可操作性包括两个方面。一个方面是用于制作 MEA 的材料必须具备一定的机械、力学性能，杨氏模量符合某个范围，不能太脆或太硬，同时也不能太软，不能影响手术的正常植入。另一方面，MEA 属于介入材料，植入前必须经过严格的消毒程序，如紫外线消毒、化学消毒等去除附着在上面的微生物，但消毒过程不能破坏电极本身，这要求用于制作 MEA 的材料能承受消毒程序而不发生变性。

MEA 主要由导电层和绝缘层两部分组成。而从 MEA 的结构上来说，MEA 由刺激电极、绝缘衬底、连线及焊盘构成，如图 12-7 所示。其中刺激电极、连线及焊盘通常使用同一导电材料制成。

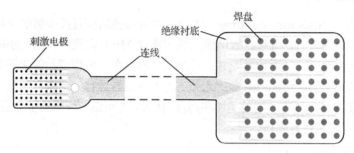

图 12-7　MEA 的结构示意图

（1）导电层

对 MEA 的导电层来说，最重要的是满足刺激点和电解质溶液或者生物组织表面的电荷"平衡"，即能引起生物体相对应的神经冲动，又不会导致电极被电化学腐蚀。因此，电极刺激点必须具有较强的电荷储存和注入能力，同时在施加脉冲刺激时必须限制电流和脉宽，以控制电荷注入大小，保护电极本身和被刺激组织的安全。

MEA 通常使用具有良好生物相容性的铂（Pt）或铱（Ir）作为电极材料，金属氧化物氮化钛（TiN）或氧化铱（IrO_x）作为 MEA 涂层。这些涂层可以作为电解质，在电极和周围组织形成的电解质之间形成双层的电容界面。电极上的负相阴极脉冲会使电解质中的正离子电流流向电极，引发神经元细胞膜的去极化。随后的正相阳极脉冲会逆转离子电流，保证净零电荷注入，使细胞受损伤的可能性最小化。

（2）绝缘层

MEA 的绝缘衬底材料必须具有良好的生物相容性，不能引发局部组织的毒性、免疫反应和坏死，同时需要抵抗眼球内生理环境的腐蚀，起到支持和保护刺激电极的作用；另一方面，材料应当具有合适的柔韧性、弹性和应力，以便与视网膜表面进行有效紧密的贴合，同时对神经组织不产生机械损伤。

在视网膜上假体中，较为常用的薄膜电极衬底材料包括聚酰亚胺（Polyimide，PI）、聚对二甲苯（Parylene）和聚二甲基硅氧烷（Polydimethylsiloxane，PDMS）。PI 是较早用作 MEA 衬底的柔性材料，具有极好的密封性，能有效地防止水汽和离子的进入；而且其绝缘系数较高，可以减小信号间的串扰并增大信号的传输速率。PI 也是聚合物中热稳定性最高的品种之一，开始分解的温度一般都在 500℃ 左右。Parylene 是 20 世纪 60 年代中期首先由美国的 Union Carbide 公司开发的新型高分子材料，它具有良好的防护性能和介电性能，能够在真空室中涂敷在各种形状的基材上，并能完全敷形沉积为一层厚度均匀的透明绝缘涂层，给基材提供一个完整的优质防护涂层；Parylene 还具有良好的保形性，作为保护性涂层材料在生物医学领域应用广泛。其变体 Parylene-C 具有很低的化学渗透性，在眼球内的生物相容性良好，是优良的衬底材料。另一种材料 PDMS 具有良好的氧气通透性和生物相容性，也是视网膜上假体绝缘衬底的选择材料之一；它本身是一种广泛应用于微流体等领域的聚合物材料，成本低廉，使用简单，同硅片之间具有良好的黏附性，而且化学惰性良好，因此也常用于芯片封装等领域。PDMS 表面能低，与金属材料的热膨胀系数差异较大，以至于其上的金属电极容易脱落，且金属层会出现龟裂的现象，使得电极无法正常工作。PDMS 目前在植入式微电极衬底应用方面不是很广泛，尚处在研究和开发新型合成材料的阶段。三者比较来看，PI 和 Parylene 作为植入式 MEA 的衬底材料目前应用得非常普遍和成熟。不过常规的非光敏型 PI 和 Parylene 用于 MEA 的加工制作，成本较高、周期较长，需要多次金属沉积、光刻、反应离子刻蚀等工艺步骤。从 MEA 的制作成本、制作周期和成品率几个方面来看，光敏型 PI 目前仍然是视网膜上视觉假体 MEA 的首选衬底材料。

2．MEA 的设计与制作

1）MEA 的尺寸

在手术植入视网膜上假体的 MEA 时，医生首先需要在眼球上切开一个切口，然后通过该切口将 MEA 插入眼内，并固定在视网膜上。为了对眼球安全操作，切口必须限制在 5 mm

以内，以防止眼球塌陷的风险。因此，视网膜上假体 MEA 的尺寸受到手术植入的限制。目前视网膜上假体 MEA 植入位置通常位于视网膜黄斑区域（Macula），该区域直径约为 5.5mm，是视网膜的中心位置。直射瞳孔的光线会聚在黄斑上，对应约 20° 的中心视野。其中央有一小凹为黄斑中央凹（Fovea），因视锥细胞在中央凹处最多，视杆细胞主要分布在离中央凹较远的视网膜上，故它是视网膜上视觉最敏锐的部位。此外，在视网膜的绝大部分区域，神经节细胞仅为一层，而在黄斑区则高达八至十层，所以在黄斑区植入电极进行刺激能够激活更多的神经节细胞。

2）电极尺寸、数量和间距

由于 MEA 的尺寸受到手术安全的限制，因此，在有限面积内电极的尺寸、数量及电极之间的间距就直接决定着 MEA 为植入者所能提供的空间分辨率。一个拥有 20/20 视力的正常人可以分辨 1′（1/60°）的视角精度，投射到视网膜上的尺寸近似 4.5 μm，因此，如果要达到这一程度的分辨率，那么就需要 4.5 μm 直径的电极。然而，电极尺寸与其电化学阻抗成反比，电极尺寸越小，电刺激阈值就越高，不利于诱发神经细胞兴奋和刺激电极的长期工作。此外，两个相邻电极应具有一定的间距。一方面用于电极引线排布，由于电极引线具有一定的宽度，电极数量增加会导致引线所占用的面积迅速增加；另一方面，也可防止相邻电极在同时工作时产生电场叠加。因此，在进行电极尺寸、数量和间距设计时应进行折中考虑。目前视网膜上假体 MEA 的电极尺寸多在 100～800 μm 之间，而电极的数量多在 100 以内。

3）基于 MEMS 工艺的 MEA 制作

柔性神经 MEA 是经典的三明治结构，即绝缘层-导电层-绝缘层，上层的绝缘层通过光刻或刻蚀的方式开出电极位点和焊点的位置。绝缘层采用的是有机聚合物，如 PI、Parylene、PDMS 等材料，导电（金属）层通常采用 Pt 或 Ir。根据有机聚合物的材料性质不同，MEA 的加工工艺也有所不同。主要区别在于，有机聚合物是否为光敏型。光敏型的聚合物可以直接采用光刻的方式图形化处理；而非光敏型聚合物的加工工艺更加复杂，需要引入反应离子刻蚀（Reactive Ion Etching，RIE）。

（1）基于光敏型聚合物的柔性 MEA 加工工艺流程

如图 12-8 所示为基于光敏型聚合物的柔性神经微电极制作工艺流程，其具体实现过程如下。

① 制作牺牲层：通过电子束蒸发、溅射制作铝或铬等牺牲层金属，或者通过氧化的方式制作 SiO_2 牺牲层，如图 12-8（a）所示。

② 制作绝缘层：旋涂聚合物（见图 12-8（b））和光刻胶（见图 12-8（c）），并进行光刻，显影，固化等过程，图形化有机聚合物层（见图 12-8（d））。

③ 制作金属层：溅射金属层（见图 12-8（e）），并采用 Lift-off（剥离金属化）工艺图形化金属层，去除光刻胶，剥离金属，使附着在光刻胶上的金属随光刻胶一起去除，如图 12-8（f）所示。

④ 制作上绝缘层：旋涂聚合物（见图 12-8（g））和光刻胶（见图 12-8（h）），并进行光刻、显影、固化等过程，图形化有机聚合物层，如图 12-8（i）所示。

⑤ 释放电极阵列：通过电化学腐蚀等方法将牺牲层去除后，释放电极阵列，完成柔性微电极阵列的制作（见图 12-8（j））。

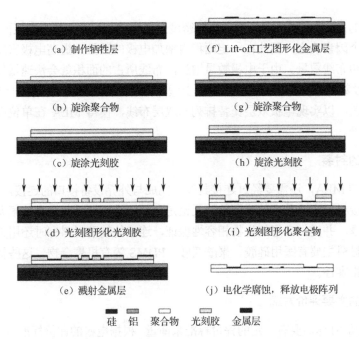

图 12-8　基于光敏型聚合物的柔性神经微电极制作工艺流程

（2）基于非光敏型聚合物的柔性 MEA 加工工艺流程

如图 12-9 所示为基于非光敏型聚合物的柔性神经微电极制作工艺流程。与基于光敏型聚合物的柔性 MEA 加工工艺相比，其在制作上绝缘层时，需要使用反应离子刻蚀进行刻蚀，除去电极位点和焊点位置上的有机聚合物，从而暴露出刺激位点，如图 12-9（i）所示。除此之外，其余加工步骤均与基于光敏型聚合物的柔性 MEA 加工流程相同。

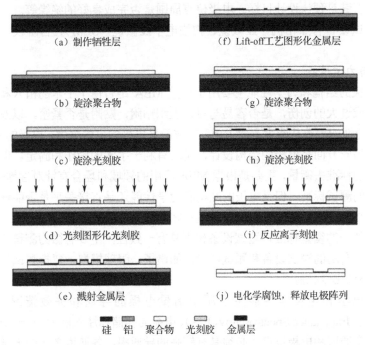

图 12-9　基于非光敏型聚合物的柔性神经微电极制作工艺流程

需要指出的是，由于柔性 MEA 的电极密度主要由阵列尺寸、单个电极面积、电极数量、引线宽度等几个因素决定，因此在一定面积内增加电极的数量，提高电极密度，需要考虑单个电极的大小和布线数量。由于电极数量增加，布线所占的面积就会快速增加，极大地限制了 MEA 的电极数量。在目前高密度视网膜上假体的研究中，研究人员提出使用基于 MEMS 的双层制作工艺，以实现电极双层交替排列和双层布线，使得 MEA 在单位面积上的电极数量能够提高 1 倍。

3．MEA 的封装

加工完成的 MEA，还需要经过连接封装，完成与外界设备接口的连接，才能投入使用。通常电极的连接材料主要是金丝或铜丝，无论是金丝还是铜丝都包裹有特氟龙材料，保证导线之间相互绝缘，并提供良好的生物相容性保证，连接的辅助材料有时还用无铅焊锡或导电银胶等。封装材料主要有医用硅胶、聚酰亚胺、PDMS 等有机聚合物。这些材料具有良好的绝缘性和生物相容性。

4．MEA 的主要评价方式

MEA 的性能好坏需要有一定的评价标准来衡量，根据电极的评价标准可以指导 MEA 的设计与制作，对 MEA 的改进提供依据和方向。目前主要的评价标准有以下几个方面：外部形貌特征、结构与力学性能、电学与电化学性能、生物学性能。

1）外部形貌特征

MEA 的初步评价方式就是通过外部形貌特征表示，通过对电极的外部形貌进行记录和测量，来评判是否满足设计要求，达到设计精度。记录和测量的主要对象包括电极的尺寸（长度、宽度、厚度等），是否符合植入部位的需求，是否会造成过大的手术切口；电极位点的形貌和尺寸，是否满足预计设计目标；电极位点周围是否完成良好的绝缘等。

主要的测试设备有照相机、显微镜、扫描电子显微镜（SEM）、台阶仪、接触角测量仪等。

2）结构与力学性能

神经微电极的结构和力学性能主要用于衡量 MEA 是否便于手术的植入和固定，是否会对神经组织造成过大的创伤，是否容易与目标组织贴附，贴附是否紧密，以及电极的机械强度等。该部分的性能大致从两大方面考虑，一方面是电极的机械强度，电极的刚性和柔韧性、弹性等情况；另一方面是电极的结构设计，是否有利于手术的操作和固定。但是目前这一方面还没有统一的标准去衡量，主要是根据 MEA 应用的领域和场合有针对性地去设计和改进。尽管没有统一的测试标准，但是电极的结构和力学性能还是直接关乎是否能够成功进行电刺激，诱发神经兴奋，因此也是目前研究的重点之一。

由于没有统一的衡量标准，测试设备也不具有一致性，主要有微力测量仪、拉力计，更多的是采用一些自制的测试设备和测试环境，如镊子、眼球模型、弯折测试等。

3）电学与电化学性能

MEA 的电学和电化学性能主要用于衡量电极的导通和失效情况、电化学阻抗（Electrochemical Impedance Spectroscopy，EIS）、电荷的存储和注入能力等。一个良好的 MEA，无论其有多少个通道和电极位点，必须具有较高的导通率，各通道之间的电学和电化学指标具有一致性。还需要较低的电化学阻抗，以便电极将电流信号更有效地传递给神经突触，产生较小的热效应，以免导致机体损伤或引起免疫排斥效应。另外，较小的阻抗可以在同等电流的情况下，使电极位点分担的电压更低，不容易引起电极位点金属发生电化学腐蚀，对于MEA 有保护作用，利于长期植入工作。MEA 需要较强的电荷存储和注入能力，以完成电荷的转移从而诱发细胞兴奋，通常通过循环伏安测试（Cycle Voltammetry，CV）或瞬间电势（Potential Transient）来测量。

　　4）生物学性能

　　生物学性能主要评价微电极的生物相容性，微电极是否具有细胞毒性，是否会对神经组织构成损伤或者破坏，是否引起强烈的免疫排斥反应，是否会在生物体内发生降解或腐蚀等因素。其验证方式主要有体外实验（in vitro）和体内实验（in vivo）两种。体外实验测试的方法有细胞共培养实验，在微电极上培养细胞，与空白对照组比对，观察细胞的生长、贴附及增殖情况，检验其生物相容性；急性细胞毒性实验制备微电极浸提液，使用浸提液与阴性对照组的培养液同时培养细胞，最后检验两组细胞的增殖活性，评价微电极材料的细胞毒性和生物相容性。体内实验主要是微电极植入后的工作响应情况，以及长期植入后的神经组织生长情况，微电极与机体组织相互影响，免疫排斥反应等。

12.4　视网膜下假体

　　视网膜下假体（Subretinal Prosthesis）被植入退化的光感受器细胞层和视网膜色素上皮细胞层之间，通过电刺激将电流传递到视网膜的外部和中间部分（如双极细胞），既利用了这些视网膜层中现有的视觉神经处理的优势，同时又避免了直接刺激神经节细胞突触而引起的视觉感知的扭曲。虽然有限的视网膜下腔体空间限制了植入体的尺寸，但是与视网膜上假体需要使用钛钉来固定植入体不同，视网膜下植入通过注入腔体内的硅油产生的压力来固定植入体。然而，这种注入硅油的方式阻碍了视网膜和脉络膜之间的体液流动，可能不利于散热和对视网膜营养的传递。对这种植入方式是否会导致视网膜组织的萎缩和退化仍存在很大的争议。

　　目前有两种基本的视网膜下刺激方式：一种是使用标准 MEA 的方式，另一种是使用微光电二极管阵列（Microphotodiode Array，MPDA）的方式。从系统结构的角度来看，前者和视网膜上假体的设计相似，仍然通过外置设备来获取并处理外界场景信息，MEA 的功能仅作为经微电流刺激芯片控制的电流刺激输出端口。相反，MPDA 自身检测光，代替光感受细胞的功能，不再需要外置摄像头来捕获外界场景。阵列中每个微光电二极管能够进行独立的工作，并以成比例的方式将局部接收到的亮度转换成电脉冲，直接刺激靠近电极的视网膜神经元细胞。由于 MPDA 植入在眼内，因此植入者需要眼动扫视外界场景信息。

　　使用标准 MEA 方式的视网膜下假体与视网膜上假体的基本结构和工作原理相似，因此，本节仅简要介绍使用 MPDA 方式的视网膜下假体，其基本结构和工作原理如图 12-10 所示。

　　MPDA 方式的原理是通过光电二极管的光电效应来替代光感受器细胞的功能。早期视网膜下假体采用的是无源 MPDA。无源 MPDA 型植入假体不需要外部电源，此举简化了电路结构，提高了系统集成度，使得无源 MPDA 型植入假体电极数和分辨率都相当大。但仅靠光电二极管产生的刺激电流很小，难以激活视网膜神经细胞，而且无法调节输出电流。为了提高 MPDA 芯片的刺激电流，目前的视网膜下假体采用有源 MPDA 型芯片，即增加体外装置，通过电磁耦合式无线传输方式与植入芯片进行能量和数据传输，并通过调控电路实现对驱动电路阵列的整体增益和频率调控。然而，增加能量数据接收装置会导致植入装置体积和系统复杂度增加，而且对于可利用空间狭小的视网膜下层空间而言，该方法增大了外科手术的难度。

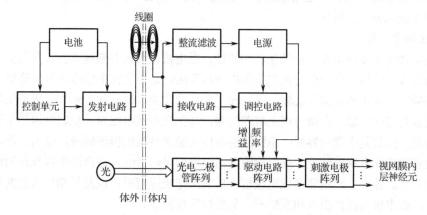

图 12-10 基于 MPDA 的视网膜下假体基本原理框图

12.5 脉络膜上腔假体

脉络膜上腔假体（Suprachoroidal Prosthesis）是将电极阵列植入脉络膜和巩膜之间，比起视网膜上假体和视网膜下假体，其植入的电极阵列相对离视网膜较远，因此会降低因手术和植入体而引发视网膜损伤的风险。此外，脉络膜丰富的血管将使得植入体所产生的热量伴随血流的增加而加快散去。然而，这种电极远离视网膜的刺激方式可能会提高刺激阈值，产生较差的空间分辨率。为了更好地引导电流通过视网膜，回收电极通常位于眼球前部，例如，为了减少创伤，将回收电极放置在玻璃体腔内或角膜内。

脉络膜上腔假体除了植入位置与视网膜上假体有所不同，其基本结构和工作原理与视网膜上假体类似。

12.6 当前视网膜假体及其临床植入效果*

12.6.1 视网膜上假体及其临床效果

当前全球主要有 3 个团队在视网膜上假体领域获得了显著的进展：

- Second Sight Medical Products (SSMP) Inc. in Sylmar, California, USA；
- Intelligent Medical Implants (IMI) GmbH acquired by Pixium Vision SA., France；
- EpiRet GmbH in Germany。

他们研制的设备或原型样机均使用了一个外置摄像头、一个外置图像处理单元和能量/数据无线传输。

1. SSMP 视网膜上假体——Argus Ⅰ 和 Argus Ⅱ

SSMP 第一代视网膜上假体植入系统——Argus Ⅰ，Argus Ⅰ 由一个包含 16 个电极的微电极阵列（4×4）、微电流刺激芯片、外置摄像头和图像处理单元组成。其电极直径为 250 μm和 500 μm，并呈交替排列，电极间距为 800 μm。两种尺寸的电极被用来确定如何影响阻抗和感知阈值，例如，临床结果表明，比起刺激幅值和刺激频率，在产生一个光幻视所需的电流方面，电极尺寸并不是一个重要的影响因素；而且由于刺激阈值足够低，因此可以极大地减小电极的尺寸。

在 2002—2004 年期间，总共有 6 位 RP 患者（因为健康原因，有一位患者被移除）单眼植入了 Argus Ⅰ 系统。研究表明，他们能够确定光线目标，识别黑色背景中的白色物体（恢复视敏度能够达到 20/3240），并在经过短期的训练后，能够执行视觉的空间和运动/移动任务。经过植入后长达 4 年的研究结果表明：①被试描述光幻视的形状多为圆形、椭圆形和拉长的形状；②光幻视的亮度与刺激幅值和刺激频率有关，而光幻视大小却主要与刺激幅值有关；③感知阈值很好地保持低于铂电极的安全限制（电荷密度 $0.35mC\cdot cm^{-2}\cdot pulse^{-1}$），因此允许安全和长期的阈上刺激；④电极到视网膜表面的距离是影响刺激效率的一个关键决定因素，因此保持电极阵列紧贴视网膜是能够产生有效刺激的先决条件；⑤在不同的视网膜位置进行同时刺激，能够产生一定视敏度的视觉感知，可达到与阵列中的电极间距相匹配（理论视敏度）。此外，研究还发现并没有任何组织损伤和电极腐蚀的证据。

2015 年 Humayun 小组报告了一位 RP 患者（植入时年龄 55 岁，植入时间 2004 年 6 月）单眼植入 Argus Ⅰ 10 年时间的追踪研究结果，进一步证实了长期植入 Argus Ⅰ 的安全性和有效性。尽管在该患者手术后的最初几个月里观察到用于固定电极阵列的钛钉周围有纤维化组织形成，但是光学相干断层扫描（Optical Coherence Tomography，OCT）和其他眼成像结果显示了一个稳定的物理视网膜植入接口。在这之后，神经组织纤维化没有进一步发展并扩展到视网膜的其他区域。此外，结果还发现，最初在 250 μm 和 500 μm 电极上能够获得相似的感知阈值，但在植入 10 年后，大尺寸电极展现出显著更低的阈值。这暗示着，系统在长期运行中，大尺寸电极也许能形成一个更加稳定的功能接口，但却要以牺牲空间分辨率为代价。

Argus Ⅱ 视网膜上植入系统（见图 12-11）是第一款可商用的视觉假体系统（2011 年 3 月获得欧盟 EMA 批准，2013 年 2 月获得美国 FDA 批准，开始进入临床应用，美国售价 15 万美元，欧盟售价为 8 万欧元）。其基本构成与 Argus Ⅰ 类似，其电极数量为 6×10，电极直径为200 μm，电极间距为 525 μm，覆盖黄斑区近似 22°（～11°×19°，270 μm 对应视网膜上的近似 1°）的视野。此外，相比 Argus Ⅰ，Argus Ⅱ 的基底材料、电极制作、电极阵列与微电流刺激器的连接与封装工艺均更加先进和可靠。由于植入者的眼动在手术中需要通过注射神经毒素进行抑制，以保持设备与视网膜的稳定贴合，防止图像的不稳定呈现和潜在的植入体脱落，并且 Argus Ⅱ 的外置摄像头被集成在一个眼镜上，因此患者植入后只能通过自身的头动进行扫视外界场景。

截止到 2017 年，不包括临床试验植入，Argus Ⅱ 全球临床植入已达 200 多例。而在2007—2009 年临床试验阶段，共植入 29 位 RP 患者和 1 位脉络膜缺失症患者。在这 30 位植入者中，有一位患者因复发性结膜侵蚀而被移除植入设备。2015 年，英国一位 80 岁的晚期干性 AMD 患者成为世界上第一位植入 Argus Ⅱ 系统的 AMD 患者，作为 AMD 临床 Ⅰ 期实验，用于评估 Argus Ⅱ用于晚期 AMD 疾病的可行性。其临床实验结果表明，经过手术后的康复训练，该患者能够有效地感知日常生活场景中的人和物体轮廓，并能完成简单移动导航任务，例如，围绕着花园散步。

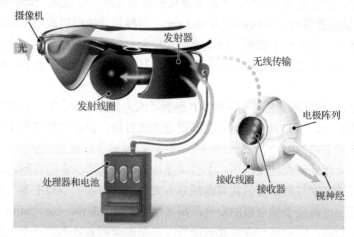

图 12-11　Argus Ⅱ视网膜上假体系统

　　Argus Ⅱ标准的临床视功能测试包括：目标定位，移动检测和光栅视敏度测量。临床试验表明，大部分植入者能够执行这些视觉任务，例如，物体定位（96%的被试）、运动判别（57%的被试）和定向网络识别（23%的被试）。而能够达到的最好的矫正光栅视敏度为 20/1260，但仍比法定盲（20/200）的 6 倍还要低。除了标准的临床测试，11 位被试能够识别具有高对比度的形状图案；21 位被试表现出读字母的能力，速度为从每个字母 6～221 s 不等，其中有两位被试能够执行 10 字/分钟的阅读任务；7 位被试能够识别在高对比度环境中的日常生活常用物体；被试也能够阅读盲文符号。此外，在临床实验中，被试报告有颜色感知被诱发，这取决于刺激参数。例如，使用不同的刺激频率刺激同一视网膜位置就能够产生不同的颜色，并且使用不同的刺激频率同时刺激不同的视网膜位点，被试能够感知到两种有区别的颜色。目前，被试报告诱发的颜色多达 9 种，其中出现最多的是白色、黄色和蓝色。然而，稳定的电诱发颜色感知的机制仍然是未知，所以目前的刺激策略大多仍是基于灰度级的编码。

　　Argus Ⅱ植入系统通过电流刺激视网膜细胞，其电流幅值是一个以像素强度为自变量的线性函数，刺激频率约为 20 Hz，刺激脉宽为 100 μs～1 ms，使用双相刺激、先阴后阳的方式。这种刺激策略为所有类型的神经节细胞提供了完全相同的信息，并没有考虑节细胞类型的差异（ON cells 给光时兴奋/OFF cells 撤掉光时兴奋）。除了这种对所有类型节细胞给予完全相同的刺激，视网膜上的方法也会激活经过外周到视盘的神经纤维。这种神经纤维刺激相对应于植入体的外周神经节细胞的激活，导致不必要的外周光弧的感知。这些与视网膜上刺激相关的各种技术难点能够解释植入 Argus Ⅱ患者在视觉任务中表现出极大的差异性的原因。例如，在前期临床实验中的 30 位被试中，仅有 7 位被试能够可靠地执行复杂的视觉任务。

2．IMI 视网膜上假体和 Pixium Vision——IRIS 视网膜上假体

　　IMI 视网膜植入设备是由德国 IMI 有限公司研制的一款智能视网膜上假体植入系统（见图 12-12），其由一个视觉接口/界面、一个图像处理器和一个视网膜刺激器构成，其构成和工

作原理与 Argus II 的相似。然而，不同的是，Argus II 使用一对射频收发线圈进行能量和数据传输，而 IMI 使用 2 个无线链路：射频传输能量；红外光（Infrared Light，IR）链路传输数据（IR 发射器由数个位于眼前并被嵌入在视觉接口的 IR LED 构成，而 IR 接收器作为植入部分被放置在眼内）。光学链路不仅能够实现数据高速率传输，而且能够通过简单的闭眼来随时中断传输。这类似于正常视力的人所具有的本能反应，闭眼时感知不到外界信息（无数据传输），睁眼时获取外界信息（传输数据）。

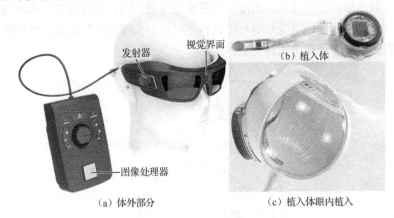

（a）体外部分　　　　　　　　　　（c）植入体眼内植入

图 12-12　IRIS II 视网膜上假体系统

　　IMI 的原理样机有 49 个氧化铱电极，通过电缆与视网膜刺激器电路相连，并使用聚酰亚胺材料进行包覆封装。因为没有额外的密封封装，可能会成为该系统长期使用的一个主要障碍。2007 年 Horning 报告了 20 位植入 IMI 系统的 RP 患者，有 19 位能够获得有效的视觉感知，并且即使仅一个电极激活，被试也能获得不同的形状、尺寸、颜色和灰度级的视觉感知。通过对 15 位患者的测试发现，虽然诱发视觉感知的阈值电荷范围从 20～768 nC 不等，但是都在氧化铱电极电荷容量的安全范围内。4 位患者植入设备长达 9 个月，用于评估设备的长期植入性能。结果显示系统的植入部分并没有引起组织损坏和眼内不正常细胞的增长，并且植入者能够区分两个刺激点，检测到水平方向的运动，识别简单的形状。

　　2007 年，在 IMI 的基础上进一步发展了一个包含 61 个电极的 IRIS 原型系统，并获得多中心临床试验认证，被允许植入 RP 患者，该系统提供了高达 40° 的视野。此外，IRIS 有一个特有的功能，即在其外置图像处理系统中嵌入了一种学习算法。该功能允许软件记住被试训练期间对相关参数所做的选择，以便在将来面对相似环境下做出相关参数的自适应调整。2009 年，该公司研究团队报道了一位接受该系统植入的 RP 患者 4 个月的试验结果，该患者声称能够获得可靠的视觉感知。

　　2016 年，Pixium Vision 公司继承了 IMI 和 IRIS 系统的相关核心技术，并在此基础上开发出 IRIS II 视网膜上植入系统。虽然该系统的技术细节还没有被正式公布，但是已经揭示一些不同的功能：该系统包含 150 个电极，多于现存的视网膜上假体系统电极数量；电极阵列可移除设计，允许电极阵列的安全移除；一个智能摄像头捕获变化的视觉场景，以避免基于帧的图像获取方法所产生的时间冗余。该系统于当年 7 月获得欧盟 EMA 认证，一个植入 10 位视网膜营养不良（Retinal Dystrophy）患者的临床试验正在被开展，以评估 IRIS II 的安全性和有效性。

3. Epi-Ret——EPIRET3 视网膜上假体

EPIRET3 是 Epi-Ret 公司研发的视网膜上假体植入系统，如图 12-13 所示。该系统的一个显著特点是，除了外置摄像头和图像处理器，整个植入体被固定在眼球内（与之不同的是，Argus 和 IMI 都是通过电缆实现眼内电极和眼外微电流刺激芯片的连接）。这种完全的无线设计不需要缝合眼球以外的设备组件。此外，植入体和外置设备之间的射频信号传输是通过放置在眼前的发射线圈和位于晶状体的接受线圈来进行通信的。而接收芯片和刺激芯片被嵌在聚酰亚胺基底上，并通过微电缆与电极阵列相连，使得长度延伸到眼后。电极阵列贴附在视网膜上的黄斑区，并使用两个钛钉将之固定。

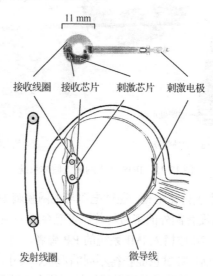

图 12-13　EPIRET3 视网膜假体系统

该系统包含 25 个凸电极，直径为 100 μm，高为 25 μm，并被排成一个六边形阵列，相邻电极之间的间距为 500 μm。电极材料是覆盖有一层薄薄的氧化铱的黄金。整个植入体使用聚氯代对二甲苯来包裹，以确保生物相容性，并通过硅胶来整体封装，以保护电子器件。尽管使用一个共性聚合物层使得该设备的封装形成一个紧凑的尺寸，但比起密封式封装，该设备的封装方式通常会导致设备寿命较短。

2006 年，EPIRET3 被植入 6 位 RP 患者，并于 4 周后移除。所有的被试都报告了设备能够诱发视觉感知。研究表明刺激阈值都在氧化铱电极电荷容量的安全范围内，而且通过改善与视网膜的接触（临近视网膜），凸电极可以降低刺激阈值；被试获得视觉感知主要依赖于刺激脉冲的持续时间，而不是刺激脉冲的幅值。在临床试验中，被试能够区别简单的刺激模板，如圆和线。在对 5 位被试进行设备移除后 2 年的跟踪研究中，除了钛钉位置出现适度的胶质增生，在眼内没有任何主要的结构损坏或改变，暗示着这种整体眼内植入方法的手术安全性。

12.6.2　视网膜下假体及其临床效果

当前基于视网膜下视觉假体的研究团队主要有美国芝加哥光电子仿生学公司（Optobionics）

/Chow 团队德国的视网膜植入有限公司（Retina Implant AG）/Zrenner 团队和 MIT-Harvard 团队。

1. Optobionics——ASR 视网膜下假体

美国芝加哥光电子仿生学公司研发的人工硅视网膜（Artificial Silicon Retina，ASR）设备是第一个进入临床实验的视网膜下假体植入系统，其刺激模块是一个硅基微芯片（直径为 2 mm，厚度为 25 μm）包含近似 5000 个独立的微光电二极管（Microphotodiode，MPD）（彼此间距为 5 μm）。每个 MPD 大小为 $20\times20\ \mu m^2$，并且和一个 $9\times9\ \mu m^2$ 的氧化铱电极紧密粘合连接，因此，对应电极的工作仅靠 MPDA 接收到的光来进行驱动。ASR 被植入 10 位 RP 患者，其中 6 位具有一定的视力。实验结果发现，设备植入后耐受性良好，且改善了大多数患者的视功能，然而，改善的视功能区域大多位于远离植入位点的区域。研究者把这种改善归因于植入体对神经组织的趋化作用，保存了受损的视网膜组织，而不是神经元的电激活。MPDA 的输出电流检测证实，输出的电流大小仅为几纳安，远低于激活神经所需的微安级的电流强度，因此，仅依赖入射光不足以诱发有意义的假体视觉。这意味着需要通过新的技术手段来增强能成功激活视网膜神经元的光电流。

2. Retina Implant——Alpha-IMS 视网膜下假体

与 ASR 系统类似，德国的视网膜植入有限公司（Retina Implant AG）/Zrenner 团队研发的 Alpha-IMS 视网膜下植入设备使用一个 MPDA 来进行光检测和产生电流，但包含了外部驱动电路以放大光电流强度。当前已发展了 2 种电源供应电路的形式：有线和无线。Alpha-IMS 前期的研究版是通过经皮电缆来进行供能的，属于有线版本，而 Alpha-IMS 的商业版（2013 年通过欧盟 EMA 认证）是通过皮下电源模块来进行无线传输的（见图 12-14）。在这两种版本中，能量和控制信号（增益/偏置）都是接收自外置模块（包括一个发射线圈、动力装置和一个控制单元），并沿着皮下电缆和眼内聚酰亚胺贴膜传递到植入中央凹下方的 MPDA。MPDA 芯片有 1500 个独立工作的组件，每个组件单元包括一个光感光电二极管，并与一个差分放大器相连，之后的输出耦合到一个正方形的氮化钛电极（$50\times50\ \mu m^2$）。芯片通过编程，以一定的频率（频率可调，但一般为 5～7 Hz）使得所有光电二极管同步地获取外界场景（接收入射光），并在电极上产生电压脉冲，最后，所有电极的电压脉冲幅值分布能够对应一个 38×40 像素的外界场景亮度图。每个脉冲持续 1 ms 的时间。芯片尺寸为 $3\times3\ mm^2$，大约覆盖一个 11°×11° 的视野，而放置在聚酰亚胺贴膜上的整体厚度为 70 μm。Alpha-IMS 前期的研究版在芯片的顶部有一个额外的 4×4 光感氮化钛电极（$50\times50\ \mu m^2$ 或 $100\times100\ \mu m^2$）阵列，用于直接刺激。添加这些电极是用于电极-视网膜接口的详细研究，例如，使用直接刺激电极研究脉冲极性的相对有效性，结果发现位于视网膜下的单个电极，为了产生视觉感知，其最小电荷转移量为每脉冲 20～60 nC。

11 位盲人参与了 Alpha-IMS 早期临床试验，其中 7 位患有晚期 RP，3 位患有严重的视锥/视杆细胞营养不良（退化），1 位患有脉络膜缺失症。在由实验员控制的直接刺激中，使用多电极刺激时，8 位患者报告了光幻视感知，其中的 6 位报告了单一电极刺激时产生了光幻视感知。研究人员注意到，在图样识别中，电极相继激活可能会比电极同时激活更加理想。6 位患者能够稳定地识别简单的图案，如水平和垂直的条，其中 1 位患者能够识别更加复杂的几何图案和字母。被单一电极刺激所诱发的光幻视大部分被描述为白色/黄色的圆形和斑点，有 2 位患者报告他们看到的是拉长的、弧形的光幻视。此外，研究人员检验了 MPDA 诱发的视觉，已经表明直接视网膜下电刺激呈现出作为一种刺激方法的可行性，能够产生具有空间分辨的视觉感知。测试的 3 位患者没有进行任何训练，但都能够在黑色的桌子上定位明亮的物体；其中 2 位能够分别在低于 0.34 周·度$^{-1}$和 0.22 周·度$^{-1}$（cycles·degree^{-1}，每个单位视角内灰度有几次变化）的空间频率下区别黑白条纹；1 位能够区别不同的字母（高为 5～8 cm，Tahoma 字体），并且能够识别物体（物体具有轮廓相似，但细节上有差异，如一把刀和一个叉子）。

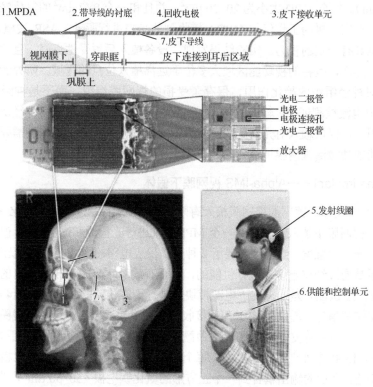

图 12-14　Alpha-IMS 视网膜下假体

2015 年，Zrenner 团队报告了自 2009 年以来，植入 Alpha-IMS 商业无线版的 29 个晚期遗传性眼病患者的中期临床实验结果，其中 25 位为 RP 患者，4 位为视锥/视杆细胞营养不良（退化）。在术后 12 个月内，25 位患者报告了光感知；21 位患者在物体识别、移动能力和视觉引导等日常生活任务中的表现获得了显著的改善；13 位患者认为植入在日常生活中是有用的；而有 3 位患者能够读一些字母。相邻电极间的间距为 70 μm，理论上能够提供一个 20/250 的视敏度。这些患者的光栅视敏度的测量近似地匹配这种理论上的限制，最好的光栅视敏度被报告是 20/200，然而，同样的患者的最高 C 字视力表测量为 20/546。这是由于视功能的结果依赖于中央凹偏心/离心率，因为相比副中央凹与和非中央凹位置，放置设备在中央凹位置会有更加优越的性能。

此外，随着长期的植入，研究人员注意到一些患者的视觉功能开始下降，这是因为在设备植入 3～12 个月后通常会发生技术上的失败。原因之一是和早期设备的问题一样，由于眼动引起对眼眶内电缆的机械压力（应力）而出现电缆损坏。该问题能够通过手术使应力最小化而成功解决。密封性问题是另一个引起设备损坏的主要问题，因为芯片的腐蚀而逐渐丧失其功能。当前，研究人员正着手于新的封装技术，并已在动物研究上获得令人鼓舞的结果，当下正在进行临床实验上的评估。理想情况下，改善的封装将会对入射光是透明的，以便使得光电二极管的光子吸收最大化。

3. MIT-Harvard——BRI 视网膜下假体

MIT-Harvard 是最早开展视网膜假体研究的小组之一，组建了 Boston Retinal Implant Project，研发出一款视网膜下假体系统，如图 12-15 所示，该系统的设计类似于视网膜上假体，使用一个电极阵列，而不是 MPDA，并有一个外置摄像头和一个图像处理单元。该系统已经从最初的 15 个电极发展到新一代 256 个通道电极。电极数量的显著增加为电路系统的设计和制作、气密性密封带来了巨大挑战。为了驱动 256 个独立的控制通道，显然还需要增强遥测系统的供电容量和更高的数据传输速率。为了改善与外部发送线圈的电感应耦合效率，研究人员重新设计接收线圈，使其环绕整个角膜，增大了尺寸。此外，集成化的芯片被封装在一个金属盒子里，并将其缝合在鼻侧上象限的巩膜位置。除了要求电路的高度紧凑，256 个独立的高密度通道为全密封封装增加了巨大困难。当前版本的原型机使用新颖的高温陶瓷煅烧技术，使用陶瓷作为基底材料，引出 256 个高密度引脚，最后使用一个钛金属盒进行封装。封装后通过氦气泄漏检测来评估其密封性。研究结果表明测量的泄漏率在 $10^{-9} \sim 10^{-8}$ ml·s^{-1}，这暗示着该系统能够植入的周期长达 5～10 年。

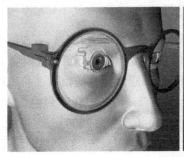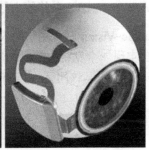

图 12-15　BRI 视网膜下假体

当前，256 个通道的植入系统正处于临床前期阶段，尚无临床研究。而早期的 15 个通道原型机被植入 7 头迷你猪的单眼上，在术后长达 1 年的检测中，显示了该系统具有良好的耐受性和可靠性。

12.6.3　脉络膜上腔假体及其临床效果

当前基于视网膜下视觉假体的研究团队主要有日本的 Fujikado 团队和澳大利亚 Bionoic Vision 联合团队。

1. STS 脉络膜上腔假体

日本的 Fujikado 团队研发了一款 STS 脉络膜上腔假体（见图 12-16），并于 2011 年将其植入 2 位 RP 患者。封装电子器件的金属盒被手术放置在耳后的真皮下，而植入体被放置在通过手术在巩膜处切割的一个面积为 6×5 mm^2 的小口内。刺激芯片包含 49 个电极，每个电极大小为 500 μm，电极间距为 700 μm，由于受到当时电子器件的限制，其中仅有 9 个电极可工作。为了确保神经组织的安全，使用双向电流脉冲，刺激参数为：脉宽 0.5 ms，频率 20 Hz，幅值被控制在小于 1 mA。在这 9 个可工作的电极中仅有 4～6 个电极能够诱发光幻视。尽管如此，被试仍然能够定位物体。术后并未观察到视网膜脱落和出血，设备在植入 4 周后被移除。目前未发现该小组的最新进展。

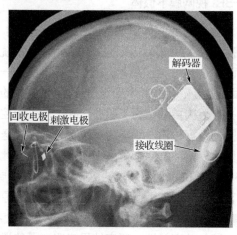

图 12-16　STS 内植部分

2. Bionoic Vision——BVA 脉络膜上腔假体

澳大利亚 Bionoic Vision 联合团队的人员来自多个研究单位，正在同时发展数种类型的视网膜假体，旨在实现一个宽视野的脉络膜假体视觉和高分辨率视网膜上假体视觉。2012—2014 年，临床一期阶段，该团队将早期的脉络膜原型系统植入 3 位 RP 患者身上。如图 12-17（a）所示，插入巩膜切口（见图 12-17（f））内的电极阵列由 33 个铂电极（尺寸为 3×400 μm² 和 30×600 μm² 不等）和 2 个回收电极（直径为 2000 μm）组成，并使用硅胶作为基底（19×8 mm²）。外环 13 个电极短路在一起，形成一个大的公共地线（见图 12-17（c），回收电极）。此外，在耳后皮下植入第三/远端电极（见图 12-17（c）），作为眼外回收电极。因此，植入体总共包含 20 个可单独工作的刺激电极和 4 个可选的回收电极单元。眼内植入的电极阵列通过螺旋引线连接到位于耳朵后的皮插头（见图 12-17（d）和（e））。类似于在电子耳蜗上的应用，该插头作为一个暴露的连接器，直接与外部控制单元相连，允许直接和灵活的刺激，不需要复杂的电路和遥测传输。调查人员指出，新一代设备的研制，将使用无线通信系统来替代。

术后长达 2 年的监测结果表明，在脉络膜上腔内的植入体保持着稳定功能，没有引起显著的视网膜水肿或萎缩。光幻视在 3 位患者中均被可靠地诱发，并且低于 158 μC·cm⁻² 的电荷密度（600 μm 电极）和 237 μC·cm⁻² 的电荷密度（400 μm 电极），其均在铂电极长期刺激的安全限制（350 μC·cm⁻²）内。结果还发现，感知阈值随着电极-视网膜的距离的增加而增加（相似的结果也被发现在视网膜上植入），但产生如此现象的原因目前尚不清楚。几种回收电极被测试，显示了使用单极模式有更好的效果（1 个大的回收电极远离刺激电极）。在视功能测试中，3 位被试均能定位光点，其中仅 1 位被试能够成功进行视敏度测试，其 C 字视力表检测的平均视敏度到达 20/8397。

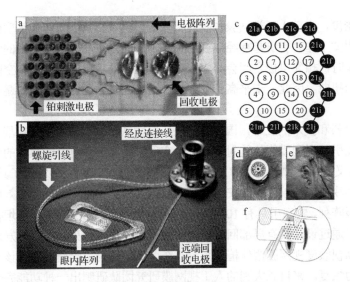

图 12-17　BVA 脉络膜上腔假体系统

12.7　视网膜假体临床应用中的挑战*

　　尽管当前的视网膜假体已被证明能够有效地为视网膜退行性致盲患者提供局部的视觉感知，但其所能提供的视敏度和视野十分有限，极大地制约了植入者的视觉体验。例如，上述的 Argus Ⅱ 视网膜上植入系统和 Alpha-IMS 视网膜下植入系统是当前可商用的两款视网膜假体。然而，这两种假体植入者的视敏度仍然低于法定盲的限制（20/200）（光栅视敏度测试：Argus Ⅱ，平均为 20/6325，最佳为 20/1262；Alpha-IMS 48% 的被试通过光栅视敏度测试，最佳为 20/200，14% 的被试通过 C 字视力表视敏度测试，最佳为 20/546）。

12.7.1　视敏度

　　视敏度是表征视觉系统空间分辨率的测度。对于正常视力的人眼而言，在不考虑屈光不正的情况下，图像能够通过晶状体点对点地投射到视网膜上。光感受细胞的外节横截面范围为 0.5～4 μm。相应地，一个 20/20 的正常视力能够区分相距 1 弧分的两点，相当于视网膜上 4.5 μm 的空间距离。而对于当前的人工视网膜假体，例如 Argus Ⅱ 视网膜上假体植入系统，其微电极阵列的单个电极尺寸和电极之间的间距多达几百微米，即使是密度较高的视网膜下假体；例如 Alpha-IMS 视网膜下假体植入系统，其电极尺寸和电极之间的间距也有几十微米。根据人工视网膜假体视觉最小信息需求的仿真研究表明，完成与视觉引导相关的视觉任务（如导航和阅读）至少需要在初级视觉皮层形成多达 600 个像素点。这就要求视网膜上假体至少需要与之相对应的电极密度；而对于视网膜下假体，则至少需要该电极密度的几倍之多。

　　虽然高密度人工视网膜已然成为当前该领域发展的主要方向之一，但仍然面对着诸多挑战。例如，电极尺寸与电极-神经组织接口处的电荷注入上限密切相关。电极尺寸减小，意味着电极的电荷注入密度增加，会导致潜在的电极失效和组织损伤风险。因此，为了缩小电极尺寸，未来需要探索并研究具有可逆充电存储能力的电极材料。此外，电极密度的增加还对刺激器芯片与电极阵列的布线及连接带来工程上的巨大挑战。

除了电极密度，当前人工视网膜诱发的感知扭曲也是影响植入者视敏度的原因之一。例如，视网膜上假体工作时会引起神经节细胞旁路轴突的兴奋，产生不规则的弧形感知；而视网膜下假体工作时，相邻电极之间会产生极其严重的电场串扰，无法进行空间选择性刺激，引起空间感知的扭曲。因此，未来高密度人工视网膜的研究还需考虑如何避免和消除上述的影响。

随着新型材料和技术的应用，国内外一些研究团队正试图解决上述挑战。例如，Rodger 等人提出一种高引脚视网膜假体的封装技术，实现了高引脚微电流刺激器的片上封装；在此基础上，该团队又提出一种基于聚对二甲苯的多电极阵列制造技术，实现了具有 1024 个电极的阵列，并在动物上实验验证了其安全性。Lee 等人提出一种用纳米线场效应晶体管开关集成的新型微电极阵列，实现了具有 1024 个电极的视网膜假体系统。美国斯坦福大学的人工视网膜研究团队，通过设计具有局部回收电极的微光电二极管阵列，即将开发出一套具有空间选择性刺激的高视敏度视网膜假体植入系统。在前期的动物实验研究中，该系统成功实现了高视敏度的视力恢复。来自意大利的人工视网膜研究团队研制出一种功能完全独立的高分辨率全有机多层视网膜假体。在前期的动物实验中，该团队验证了这种全有机视网膜假体的安全性和有效性。最近，复旦大学和附属中山医院的联合研究团队将光敏纳米线阵列植入盲小鼠的视网膜上，实现了小鼠对光的敏感度和空间分辨率的视觉恢复。此外，有研究表明视网膜上假体引起的旁路轴突兴奋能够通过使用大的刺激脉宽或极小的电极尺寸来避免。因此，随着该领域的不断研究与发展，我们有理由相信未来的人工视网膜将会为盲人提供更佳的视敏度。

然而，相对于正常视网膜百万级的神经节细胞和亿级的双极细胞，目前研制中的高密度电极阵列所能为假体植入者提供的分辨率仍然十分有限。同时，大量的临床实验报告表明，视网膜假体诱发的视觉感受存在可分辨灰度级有限（≤12 级）、诱发的少量颜色信息不可控等现象。因而相对于正常视觉，视网膜假体植入者所能感知到的视觉信息非常有限。因此，如何利用有限数量的电极向假体植入者提供最有用的信息，以改善植入者的视觉感受，提高其完成视觉任务的能力，已成为当前人工视网膜领域的研究热点。

12.7.2 视野

视野是影响人工视网膜植入者视觉体验的另一个关键限制因素。正常人类单眼水平视野横跨近似 180°，垂直视野近似 150°，视网膜黄斑区对应一个直径近似 18°（5.5 mm）的中心视野，中央凹视野近似 5°（1.5 mm）。而对低视力患者的研究表明，增加视野能够显著改善患者的移动能力和整体的视觉感受。研究还发现，早中期 RP 病患者的视野水平和在执行日常视觉任务时的感知困难度呈显著正相关；同时通过对正常视力的被试开展心理物理学实验，结果发现 27°～30° 的视野范围能够为被试提供基于视觉导航的移动能力。因此，为了提高假体植入者完成日常视觉任务的能力，扩大假体视觉的视野是人工视网膜假体未来发展的重要方向之一。然而，当前人工视网膜的实际电极阵列尺寸受到眼球解剖结构和手术的限制，电极阵列仅能覆盖黄斑区以内的视网膜区域，导致植入者仅能获得小视野的假体视觉感知。

由于人眼是球状的，因此视网膜也具有一定的曲率，是一层非常薄（约为 0.5 mm）且结构异常复杂的薄膜。因此，微电极阵列必须匹配视网膜的曲率，以避免曲率上的不匹配而造成的视网膜损伤，同时实现对视网膜神经节细胞有效电刺激。然而，由于受到材料及制作工艺的限制，当前基于 MEMS 工艺的电极阵列仅能制作在一个平坦的薄膜上，无法与视网膜内层曲面紧密贴合，所以使得当前电极阵列的尺寸受到极大的限制。另一方面是来自手术的限制：对于视网膜上假体，在手术植入时，首先需要在眼球上切开一个切口，然后通过该切口将微电极阵列插入到眼内视网膜上。为了对眼球的安全操作，切口必须限制在 5 mm 以下，以防止眼球塌陷的风险。这意味着满足手术安全的眼球切口尺寸势必会约束电极阵列的宽度。例如，Argus Ⅱ 植入系统的电极阵列被贴附在视网膜的黄斑区，尺寸大小为 4×6 mm^2（宽×长），覆盖对角线视野约 22°。而对于视网膜下假体，手术植入时从眼球外切口，将视网膜与脉络膜分离，以便电极阵列向内插入，因此，增加电极阵列尺寸将会引起整个视网膜脱落的风险。例如，Alpha-IMS 的电极阵列尺寸为 3×3 mm^2，仅覆盖一个近似 15° 的对角线视野。此外，即使是脉络膜上腔假体，手术植入时也会受到巩膜切口的限制，以防止肌肉、神经和血管的损伤。

尽管人工视网膜植入者可以通过频繁的头动，扩展观察视野，但势必会影响他们完成视觉任务的效率和视觉感受，并且有研究表明频繁的头动也会增加植入者心理和身体的不适感。由于人工视网膜的视野直接和电极阵列的尺寸相关，因此，已有研究小组开展大视野的电极阵列研究。美国南加州大学的 Humayun 小组研制了一款能够提供 34° 视野的可折叠视网膜微电极阵列。在手术时，该阵列首先被折叠，然后通过一个 5 mm 的切口插入到玻璃体腔内，最后伸展为一个 10 mm 宽的电极阵列，伸展后的电极阵列可以理想的匹配视网膜曲率，在术后 3 个月的时间里，始终和视网膜保持一个良好的接触。然而，该阵列极大地增加了手术难度和操作时间，而且需要多个钛钉进行固定，因此手术风险和术后并发症风险较大。美国犹他大学的 Cha 研究小组研究了使用图像处理的方法将获取的大视野图像压缩到被试的视网膜黄斑区，使得被试能够在小视野范围内感知到大视野中的场景信息。

12.8　假体视觉感受和图像处理策略

12.8.1　植入者的假体视觉感受

假体视觉的基本形式是建立在视觉假体通过电刺激视觉通路而在初级视觉皮层上诱发的光点。早在 1929 年，德国外科医生 Foerster 在一次神经外科手术中通过电刺激一位患者的大脑皮层时首次发现了这一现象，并将之称为"光幻视"（Phosphenes）。随着不同类型的视觉假体相继进入临床实验，其植入者描述的光幻视形状也大同小异。早期视觉皮层视觉假体诱发的视觉感受或光幻视被植入者描述为像"一颗夜空中闪烁的星星"或"大小如米粒的光点"。而在之后的视觉皮层假体临床实验中，诱发的光幻视多被植入者描述为出现在临近视野中心的区域，并且在远离视野中心的位置也会有云状的光感出现；而这些光幻视的形状多被描述为"圆形"，并携带不同的颜色。与之类似的假体视觉感受也相继出现在视网膜上假体、视网膜下假体以及脉络膜上腔假体植入者的临床实验报告中。然而，临床报告指出，假体植入者也会感受到一些特殊形状的光幻视，如圆环状、长线状、点簇状以及一些更复杂的形状，同时，植入者能够分辨的光幻视亮度（或灰度级）十分有限，一般为 4～12 级不等。尽管视网膜假体的设计之初并没有考虑能够产生颜色的感知，但是植入者却能够感知到依赖于刺激参数变化而产生的不同颜色。例如，Argus Ⅱ 视网膜上假体植入者能够感知多达 9 种不同的颜色感知，而感知到最多的颜色是"白色"、"黄色"和"蓝色"，并且使用不同的刺激频率能够在相同的视网膜区域产生不同的颜色。然而，由于电刺激诱发颜色感知的神经机制并不清楚，因此，当前的视网膜假体刺激策略仍是基于灰度级的编码策略。表 12-1 总结了临床上不同类型视网膜假体植入者所描述的光幻视特性。

表 12-1　临床上不同类型视网膜假体植入者所描述的光幻视特性

光幻视特性	视 网 膜 上	视 网 膜 下	脉络膜上腔
形状	圆形、圆环状、线性、点状簇等	圆形	圆形，哑铃状
大小	$0.4°\sim2°$	$5\sim30$ 弧分	N/A
颜色	白色、黄色、蓝色、绿色、红色、红橙色等	白色、黄色、浅灰色等	N/A
融合频率	$4\sim50$ Hz	N/A	$20\sim50$ Hz
位置	伪随机拓扑映射	视网膜拓扑映射	视网膜拓扑映射
可调特性	亮度，大小	亮度，大小	亮度

经过近 30 年的发展，视网膜假体已被证实能够为植入者提供稳定、可重复的光幻视感受。其基于灰度的编码策略能够通过调节刺激频率来控制电刺激诱发的光幻视亮度级，而通过调节刺激幅值控制光幻视的尺寸大小。在不同的刺激参数下，植入者能够在有限的光幻视分辨率下完成一些简单的视觉任务，例如在高对比度环境下的大字母和几何形状识别、导航、运动物体感知等。事实上，在基本视觉功能恢复方面，基于微电极阵列的电极密度，视网膜假体能够提供一定的理论视敏度。然而在实际的临床视敏度测试时，尽管由于头部运动的原因有个别假体植入者的视敏度超过其理论视敏度的上限，但其提供的平均视敏度远没有达到理论值。除了将此归因于个体及其手术植入差异，视网膜假体诱发的感知扭曲也是影响植入者视敏度的主要原因之一。对于视网膜上假体，由于神经节细胞钠离子通道带的存在，电刺激神经节细胞时会潜在地引发旁路轴突的兴奋，产生不规则的弧形感知；而对于视网膜下假体，相邻电极之间会产生极其严重的电场串扰，无法进行空间选择性刺激，引起空间感知的扭曲。

12.8.2　视网膜假体系统中的图像处理策略

对于当前大多数视网膜假体系统，外置摄像头和图像处理单元是其重要组成部分，因此允许使用图像处理算法来改善假体植入者的视觉感受。基于此，研究人员基于视觉科学、认知科学与信息科学，针对低分辨率假体视觉，从图像信息优化表达的角度开展了广泛的研究，旨在通过使用图像处理算法来改善假体植入者的视觉感受，提高其完成各种日常视觉任务的能力。美国 Argus II 研究小组报告了通过对场景进行放大处理来改善假体植入者的视敏度和文字阅读能力。该小组还将人脸检测算法应用在 Argus II 系统中，使得假体植入者能够精确的定位人脸。法国 IRIS II 研究团队将学习算法嵌入在假体装置的图像处理软件系统中，通过记录植入者在术后康复训练期间对相关参数所做的选择，能够在后来的使用中遇到相似的场景时实现自适应匹配。澳大利亚仿生眼团队将图像滤波算法应用在 BVA 脉络膜上腔假体上，显著提高了植入者完成简单视觉任务的表现。

12.9　其他研究中的视网膜假体*

12.9.1　光基因视网膜假体

　　光基因视网膜假体是利用"光基因"技术使视网膜中特定类型的细胞光敏感，从而恢复视力，最适用于因光感受器细胞退化导致的失明。它的基本要求是退化的视网膜中至少存在一些可以被光基因靶向定位的视网膜细胞类型，如视网膜中央凹残存的对光不敏感的视锥细胞、双极细胞、无长突细胞或神经节细胞，并使用高分辨率无创成像观察这些细胞的状态，以决定选择哪种细胞作为靶细胞。光基因的选择取决于衡量每种光基因的利弊，最常用的光感基因是第二型离子通道视紫质蛋白（Channelrhodopsin-2，ChR2）和盐系菌视紫红质蛋白（Halorhodopsins，NpHR）。使用腺相关病毒（Adeno-Associated Virus，AVV）载体实现光基因的靶向定位。

　　在 RP 小鼠模型和离体人视网膜组织的实验中发现，使对光不敏感的变性视锥细胞表达光基因可以代替原生的光导级联，恢复细胞的光敏感性。实验中，RP 小鼠重新具有光敏性的光感受器细胞表现出一个完整的视觉循环，激活大脑皮层回路。通过光基因视网膜假体恢复视力的几点重要的评估要素：靶细胞对运动的反应、检测和达到光敏感的速度，以及靶细胞的吸收光谱红移以避免光损伤。光基因视网膜假体的主要限制是表达光基因的光感受器细胞只对小范围的光强响应。因此，需要外置护目镜捕捉场景信息并将自然光强投射到可以使靶细胞光敏感的范围。

12.9.2　光伏视网膜假体

　　不同于 Alpha-IMS 依靠外部电源来为放大刺激电流提供能量，Stanford 大学的 Palanker 小组发展了一款光伏视网膜下假体系统，提供了一个可省却对复杂电路和经巩膜布线的方案，如图 12-18 所示。该方法采用光学放大，将场景视觉输入转换为高强度近红外（Near Infrared，NIR，880～915 nm）激光脉冲，并将其投射到视网膜下 MPDA 上。该激光投影系统能够将光电流放大近似 1000 倍，足以驱动视网膜神经刺激。该假体系统的具体工作原理：一个头戴式摄像头捕获外界场景图像，在图像经一个便携式图像处理器处理后，通过一个视频护目镜（Video Goggle）将 NIR 激光脉冲投射到视网膜上。该护目镜对可见光是透明的，以至于在视网膜残余的神经元仍能感觉到可见光，而对 NIR 光却非常不敏感。被 MPDA 接收的 NIR 产生局部的电流脉冲，实现对视网膜的刺激。在 MPDA 中，每个工作单元在其中心位置都有一个的氧化铱电极，电极周围环绕着 2～3 个光电二极管（Photodiode，PD），并以串行的方式排列在一个六边形结构内，如图 12-19 所示。因此，PD 能够以串行的方式使输出电压增至 2～3 倍，显著增加了电极电荷注入量的动态范围，同时维持光能处在生理安全水平以内。植入的 MPDA 芯片有两种尺寸的工作单元，分别是 70 μm 和 140 μm，并分别围绕一个 20 μm 和 40 μm 的电极，工作单元之间边-边间距为 5 μm。不同于设计公用回收电极的其他视网膜假体系统，该假体系统设计了局部的回收电极，将其位于每个工作单元的周围，以便约束电场空间分布，减少相邻工作单元的电场串扰。

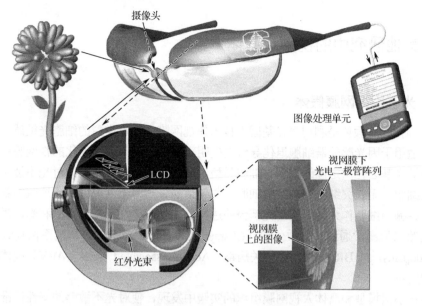

图 12-18　光伏视网膜下假体系统

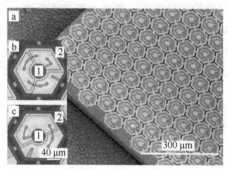

（a）MPDA 排列结构；（b）3 个光电二极管串联；（c）2 个光电二极管串联；1—氧化铱电极；2—回收电极

图 12-19　光伏视网膜假体中的 MPDA 结构图

　　目前，该假体系统尚未进入临床试验，因此其在人体被试上的安全性和有效性有待被检测。尽管如此，该小组将一个 MPDA 芯片（构造为 1 mm 宽的六边形，每个工作单元尺寸为 70 μm）手术植入患有视网膜退化疾病的 RCS 大鼠视网膜下位置，并在皮层记录到一个 64±11 μm 的空间分辨率，相当于正常大鼠视敏度的一半。此外，类似于正常眼睛，使用高刺激频率能够出现闪烁融合现象，暗示着使用光伏刺激可能产生连续的视觉感知。在试验中使用的 NIR 刺激脉宽在 1～20 ms 之间，尖峰辐射度从 0.06～4 mW·mm^{-2} 不等。在 RCS 大鼠上的结果发现尖峰辐射度阈值为～1 mW·mm^{-2}，超出正常的视网膜辐射度 1000 倍。研究人员认为：即使对于长期暴露的视网膜，NIR 以如此强度级进行脉冲传递，所引起的平均辐射度远远低于 NIR 对视网膜的最大允许剂量。然而，从该团队发表的文章来看，随着该系统的长期的植入，目前尚不清楚植入体-视网膜接口、植入者生理状况和视功能是否会发生改变，因此，他们在眼安全性方面的论点还有待进一步验证。此外，在已报告的原理样机中并没有明确地说明其系统的封装策略，这对于系统的长期安全植入是十分关键的因素。

12.9.3　超声视网膜假体

2012 年，以色列理工学院 Shoham 教授首次引入超声波作为视网膜刺激的方式，设想了一种非侵入式视网膜假体装置，塑造能够获得有效的神经刺激的超声场。如图 12-20 所示，该装置由一个外置摄像头，一个图像处理单元和一个多单元相位阵列构成。该阵列通过耦合凝胶被外置地固定在角膜上，经图像处理单元处理的图像信息转换到该阵列，并产生超声波穿透眼睛，从而实现一个投影模板以使视网膜神经元兴奋。尽管相关的动物和人体视网膜实验已经证实该方法的有效性，但是仍然有许多问题有待解决。例如，超声波刺激的生物传导机制仍然是未知的，因此，目前尚不清楚这种效应是否是普遍存在的或者是只传递给特定的神经元细胞。此外，还需要更多的研究来了解超声波长期刺激视网膜神经组织的耐受性和安全性。

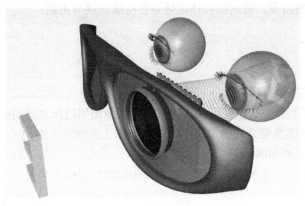

图 12-20　声学视网膜假体系统

12.9.4　光热视网膜假体

光热视网膜假体基本工作原理是通过直接红外刺激（Direct Infrared Neural Stimulation，Direct INS）诱发神经兴奋。具体来说，直接 INS 刺激的主要原理是使用红外激光脉冲调整至组织水分吸收峰；通过组织水分的红外光吸收能够快速地引起细胞膜电位的变化，导致光热诱发的神经元激活。光热方法不仅能够激活神经元兴奋，也能在长时间光照下引起神经元的抑制。因此，这些影响现在也考虑在光伏视网膜假体中。总之，基于外源光吸收器/体的加热的光热调制是一个潜在的高分辨率光学刺激方法，但目前仍然处在生物物理和生理特性研究的早期阶段。

12.9.5　有机视网膜假体

虽然光电视网膜假体优化了光电转换方式，但其效率仍然不高，而意大利科学技术研究所的 Diego 小组通过不断改良经典有机光伏材料，最终使用聚合物制造出一种功能完全独立自主的光电视网膜下假体。这种全有机三层结构的视网膜下假体由表面半导体层 P3HT（3-乙基噻吩聚合物）、中间导体层 PEDOT：PSS（3,4-乙烯二氧噻吩-苯乙烯磺酸聚合物）和钝态衬底丝素蛋白构成，使用旋涂和激光切割等制造工艺。将假体植入 RCS 大鼠模型，验证其有效性和安全性。相比较于其他光电视网膜假体，这种全有机多层视网膜假体具有生物相容性高、功能独立自主、分辨率高、材料柔性好等优点，在未来的发展中将进一步验证其功能。

本章小结

实现盲人的视觉功能康复是科学家和眼科医生长期以来一直探索和追求的目标，经过30 多年的发展，视网膜假体已成为视网膜退行性致盲患者恢复部分视力的最为有效手段。然而，视网膜假体的成功离不开当今生物医学工程、神经科学、视觉认知科学、先进材料与微制造、信息科学、微电子学等学科的发展，本章最为核心的内容在于对当前视网膜假体及其所涉及的技术进行了分解、梳理和总结。虽然视网膜假体仍然面临着诸多挑战，但是随着未来新型材料和技术的出现，视网膜假体也势必会持续发展与更新。

习题

1. 视觉假体的类型有哪些？各自的优缺点是什么？
2. 对于视网膜假体而言，使用什么方法可以减少相邻电极之间的电场干扰？
3. 根据基于光敏性聚合物的单层柔性电极制作工艺流程，画出基于光敏性聚合物的双层柔性电极制作工艺流程图。
4. 结合视网膜假体基本原理框图，画出光伏视网膜假体的基本原理框图。

参 考 文 献

[1] 杜功焕. 声学基础，3 版[M]. 南京：南京大学出版社，2012.

[2] 韩东一，翟所强，韩维举. 临床听力学，2 版[M]. 北京：中国协和医科大学出版社，2008.

[3] 牛金海. 超声原理及生物医学工程应用[M]. 上海：上海交通大学出版社，2017.

[4] 郁道银，谈恒英. 工程光学，2 版[M]. 北京：机械工业出版社，2006.

[5] 姚进. 眼视光应用光学[M]. 北京：人民卫生出版社，2011.

[6] 赵凯华，钟锡华. 光学[M]. 北京：北京大学出版社，1989.

[7] 寿天德. 神经生物学，3 版[M]. 北京：高等教育出版社，2006.

[8] 柏树令. 系统解剖学，2 版[M]. 北京：人民卫生出版社，2010.

[9] 朱大年，王庭槐. 生理学，8 版[M]. 北京：人民卫生出版社，2013.

[10] Kandel E. R., Schwartz J. H., Jessell T. M., et al. Principles of Neural Science, 5th Edition[M]. The McGraw-Hill Education, 2012.

[11] 王永华，徐飞. 诊断听力学[M]. 杭州：浙江大学出版社，2013.

[12] 胡旭军. 助听器学[M]. 杭州：浙江大学出版社，2010.

[13] 邹采荣，梁瑞宇，王青云. 数字助听器信号处理关键技术[M]. 北京：科学出版社，2018

[14] 韩德民. 人工耳蜗[M]. 北京：人民卫生出版社，2003.

[15] 曾凡钢，Arthur N. Popper, Richard R. Fay, et al. 人工听觉——新视野[M]. 北京：科学出版社，2015.

[16] 寿天德. 视觉信息处理的脑机制[M]. 北京：中国科学技术大学出版社，2010.

[17] Bear M F, Connors B W, Paradiso M A. Neuroscience: Exploring the Brain, 3rd Edition[M]. Lippincott Williams & Wilkins. 2007.

[18] 吕帆. 眼视光器械学[M]. 北京：人民卫生出版社，2011.

[19] 黄力宇. 医学成像的基本原理[M]. 北京：电子工业出版社，2009.

[20] 吴乐正，吴德正. 临床视觉电生理学[M]. 北京：科学出版社，1999.

[21] Michael Kaschke, Karl-Heinz Donnerhacke, Micheal Stefan Rill. Optical Device in Ophthalmology and Optometry. Weinheim, Germany: Wiley-Vch Verlag GmbH & Co. KGaA, 2014.

[22] Wolfgang Drexler, James G. Fujimoto. Optical Coherence Tomography. Switzerland: Springer International Publishing AG, 2015.

[23] 孙葆忱. 低视力患者生存质量与康复[M]. 北京：人民卫生出版社，2009.

[24] 朱图陵. 功能障碍者辅助器具基础与应用，2 版[M]. 深圳：海天出版社，2019.

[25] Rra B., Flaxman S. R., Braithwaite T., et al. Magnitude, Temporal Trends, and Projections of the Global Prevalence of Blindness and Distance and Near Vision Impairment: A Systematic Review and Meta-analysis[J]. Lancet Glob Health, 2017, 5 (9).

[26] Organization W. H. Global data on visual impairments 2010, 2012.

[27] Wong, W. L.,Su, X.,Li, X., et al. Global Prevalence of Age-Related Macular Degeneration and Disease Burden Projection for 2020 and 2040: A Systematic Review And Meta-analysis[J]. The Lancet Global Health, 2014, 2 (2): e106-e116.

[28] Schultz C. Age-related Macular Degeneration—Disease, Risk Factors, and Treatments[J]. 2014, 07 (2): 154.

[29] Hartong D. T., Berson E. L., Dryja T. P. Retinitis Pigmentosa[J]. Lancet, 2006, 368 (9549): 1795.

[30] Shepherd R. K., Shivdasani M. N., Nayagam D. A., et al. Visual prostheses for the blind[J]. Trends in biotechnology, 2013, 31 (10): 562-571.

[31] Chai X., Li L., Wu K., et al. C-Sight Visual Prostheses for the Blind[J]. IEEE Engineering in Medicine & Biology Magazine the Quarterly Magazine of the Engineering in Medicine & Biology Society, 2008, 27 (5): 20.

[32] Humayun M. S., de Juan E., Dagnelie G., et al. Visual Perception Elicited by Electrical Stimulation of Retina in Blind Humans[J]. Archives of Ophthalmology, 1996, 114 (1): 40-46.

[33] Picaud S., Sahel J. A. Retinal Prostheses: Clinical Results and Future Challenges[J]. Comptes rendus biologies, Mar, 2014, 337 (3): 214-222.

[34] Yue L., Weiland J. D., Roska B., et al. Retinal Stimulation Strategies to Restore Vision: Fundamentals and Systems[J]. Progress in Retinal and Eye Research, 2016.

[35] Zrenner E. Will Retinal Implants Restore Vision?[J]. Science, 2002, 295 (5557): 1022-1025.

[36] Humayun M S, de Juan E. Artificial Vision[J]. Eye, 1998, 12(3): 605-607.

[37] Artificial vision: a clinical guide[M]. Springer, 2016.

[38] Zhou D D, Greenbaum E S. Implantable Neural Prostheses[M]. Springer, 2009.

[39] Joyce Tombran Tink, Colin J. Barnstable, Joseph F. Rizzo. Visual Prosthesis and Ophthalmic Devices: New Hope in Sight[M]. Springer, 2007.